医学护理学基础与护理方法

庄 凡 主编

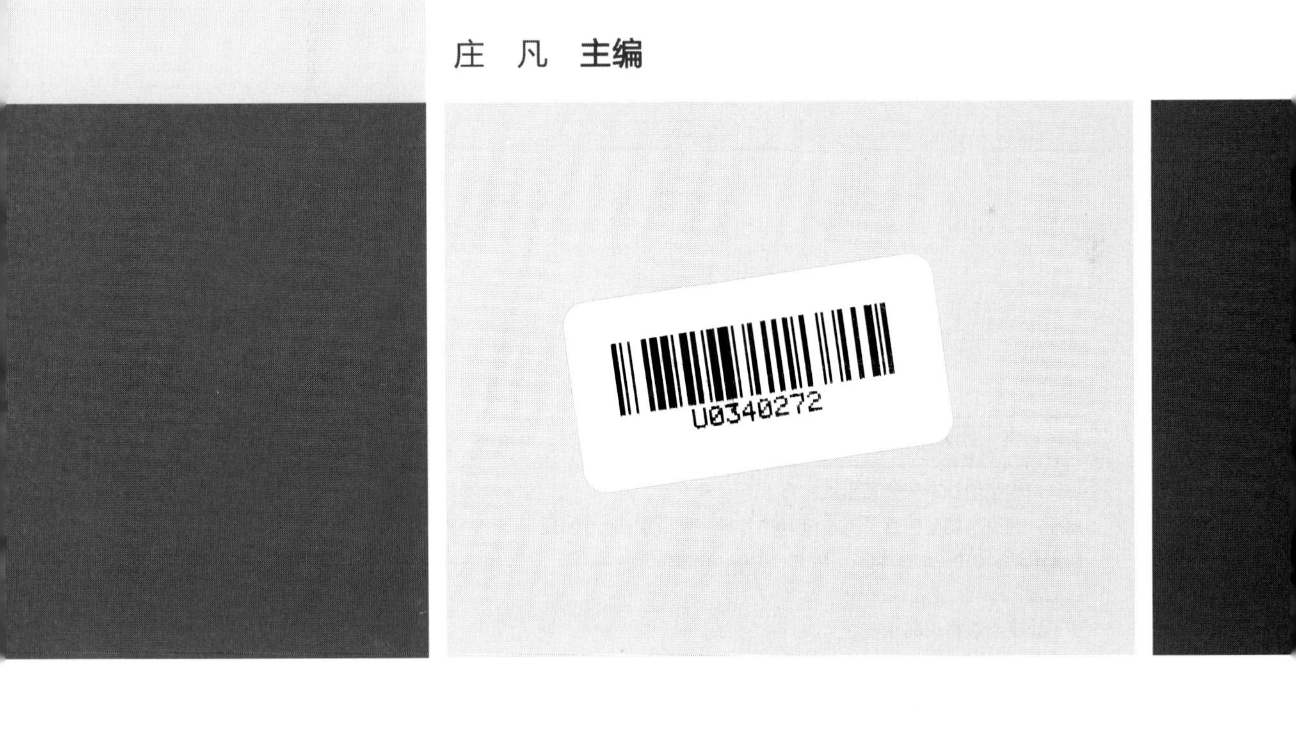

中国纺织出版社有限公司

图书在版编目（CIP）数据

医学护理学基础与护理方法 / 庄凡主编. -- 北京 : 中国纺织出版社有限公司, 2023.5
ISBN 978-7-5229-0561-7

Ⅰ. ①医… Ⅱ. ①庄… Ⅲ. ①护理学 Ⅳ. ①R47

中国国家版本馆CIP数据核字（2023）第075983号

责任编辑：舒文慧　　责任校对：高　涵　　责任印制：王艳丽

中国纺织出版社有限公司出版发行
地址：北京市朝阳区百子湾东里A407号楼　邮政编码：100124
销售电话：010—67004422　传真：010—87155801
http://www.c-textilep. com
中国纺织出版社天猫旗舰店
官方微博 http://weibo.com/2119887771
三河市宏盛印务有限公司印刷　各地新华书店经销
2023年5月第1版第1次印刷
开本：787×1092　1/16　印张：13.25
字数：302千字　定价：88.00元

编 委 会

主　编　庄　凡　徐成程　王　岩

副主编　张　丽　穆　娜　赵涵荻　李献丽　李艳伟

编　委　王　岩　佳木斯大学附属第一医院
王永余　哈尔滨医科大学附属第一医院
王凌云　宿迁市第一人民医院
庄　凡　佳木斯大学附属第一医院
刘晓雪　哈尔滨医科大学附属第一医院
孙雨清　佳木斯大学附属第一医院
孙圆圆　哈尔滨医科大学附属第四医院
李　旭　中国人民解放军联勤保障部队第九六八医院
李　鑫　内蒙古医科大学附属医院
李卓鹏　佳木斯大学附属第一医院
李京淑　佳木斯大学
李艳伟　内蒙古医科大学附属医院
李献丽　内蒙古医科大学附属医院
李源丽　佳木斯大学附属第一医院
杨素倩　哈尔滨医科大学附属第四医院
张　丽　佳木斯大学附属第一医院
张　宏　内蒙古医科大学附属医院
张　洁　辽宁中医药大学附属医院
张宇珊　佳木斯大学附属第一医院
陈美玲　哈尔滨医科大学附属第一医院

邵金花　佳木斯大学附属第一医院
房迎华　佳木斯大学
孟　文　佳木斯大学附属第一医院
赵　蓉　哈尔滨医科大学附属第二医院
赵峰镱　烟台毓璜顶医院
赵涵荻　佳木斯大学附属第一医院
祝美玲　佳木斯大学附属第一医院
徐成程　哈尔滨医科大学附属第二医院
唐文燕　哈尔滨医科大学附属第一医院
董　岩　辽宁中医药大学附属医院
韩　双　佳木斯大学附属第一医院
穆　娜　佳木斯大学附属第一医院
魏红艳　佳木斯大学附属第一医院

前 言

护理工作是为保持和促进人们健康提供的服务，对患者的生命健康负有重大责任，护理工作必须体现以健康为中心的服务思想，对人民大众的健康负责，护理工作人员要不断提高技术水平和服务质量。近年来随着国民经济的不断发展，护理业务范围也不断扩大和深入，护理分工越来越细，这就对护理人员的业务水平提出了更高的要求。临床护理人员既要有扎实的理论知识，也要具备过硬的实践能力，本书正是在此背景下编写的。

本书详细介绍了基础护理的技术操作以及临床常见疾病的护理等内容。本书的作者从事本专业多年，具有丰富的临床经验和深厚的理论功底。希望本书能为护理工作者处理相关问题提供参考，本书也可作为医学院校学生和基层医生、护士学习之用。

本书系多人执笔，写作风格迥异，在格式与内容方面难免有不统一之处，敬请谅解。由于编写经验和组织能力所限，加之时间仓促，书中难免有不妥之处，欢迎广大读者批评指正。同时也建议读者在临床使用过程中，参考本书时应根据临床实际情况判断，以避免产生疏漏。

编　者

2023 年 2 月

目　录

第一章

基础护理技术操作

第一节　口服给药法

药物经口服，经胃肠道吸收后，可发挥局部或全身治疗的作用。

一、摆药

（一）药物准备类型

1. 中心药房摆药

目前国内不少医院均设有中心药站，一般设在医院内距离各病区适中的地方，负责全院各病区患者的日间用药。

病区护士每日上午在医生查房后把药盘、长期医嘱单送至中心药站，由药站专人处理医嘱，并进行摆药、核对。口服药摆每日 3 次量，注射药物按一日总量备齐。然后由病区护士当面核对无误后，取回病区，按规定时间发药。发药前须经另一人核对。

各病区另设一药柜，备有少量常用药、贵重药、针剂等，作为临时应急用。所备的药物须有固定基数，用后及时补充，交接班时按数点清。

2. 病区摆药

由病区护士在病区负责准备自己病区患者的所需药品。

（二）用物

药柜（内有各种药品）、药盘（发药车）、小药卡、药杯、量杯（10～20 mL）、滴管、药匙、纱布或小毛巾、小水壶（内盛温开水）、服药单。

（三）操作方法

1. 准备

洗净双手，戴口罩，备齐用物，依床号顺序将小药卡（床号、姓名）插于药盘上，并放好药杯。

2. 按服药单摆药

一个患者的药摆好后，再摆第 2 个患者的药，先摆固体药再摆水剂药。

（1）固体药（片、丸、胶囊）：左手持药瓶（标签在外），右手掌心及小指夹住瓶盖，拇指、示指和中指持药匙取药，不可用手取药。

（2）水剂：先将药水摇匀，左手持量杯，拇指指在所需刻度，使之与视线处于同一水平，右手持药瓶，标签向上，然后缓缓倒出所需药液。应以药液低面的刻度为准。同时有几种水剂时，应分别倒入不同药杯内。更换药液时，应用温开水冲洗量杯。倒毕，瓶口用湿纱布或小毛巾擦净，然后放回原处。

3. 其他

（1）药液不足 1 mL 须用滴管吸取计量，1 mL = 15 滴。为使药量准确，应滴入已盛好少许冷开水的药杯内，或直接滴于面包上或饼干上服用。

（2）患者的个人专用药，应注明床号、姓名、药名、剂量、时间，以防差错。专用药不可借给他人用。

（3）摆完药后，应根据服药单查对 1 次，再由第 2 人核对无误后，方可发药。

（4）如需磨碎的药，可用乳钵研碎。

（5）用清洁巾盖好药盘待发。清洗滴管、乳钵等，清理药柜。

二、发药

（一）用物

温开水、服药单、发药车。

（二）操作方法

1. 准备

发药前先了解患者情况，暂不能服药者，应做交班。

2. 发药查对，督促服药

按规定时间，携服药单送药到患者处，核对服药单及床头牌的床号、姓名，并询问患者姓名，回答与服药本一致后再发药，待患者服下后方可离开。

3. 根据不同药物的特性正确给药

（1）抗生素、磺胺类药物应准时给药，以保持药物在血液中的有效浓度。

（2）健胃、助消化药物宜在饭前或饭间服用。对胃黏膜有刺激的药宜在饭后服用。

（3）对呼吸道黏膜有安抚作用的保护性镇咳药，服用后不宜立即饮水，以免稀释药液降低药效。

（4）某些由肾排出的药物，如磺胺类，尿少时可析出结晶，引起肾小管堵塞，故应鼓励多饮水。

（5）对牙齿有腐蚀作用和使牙齿染色的药物，如铁剂，可用饮水管吸取，服用后漱口。

（6）服用强心苷类药物应先测脉率、心率及节律，若脉率低于 60 次/分或节律不齐时不可服用。

（7）有配伍禁忌的药物，不宜在短时间内先后服用，如呋喃妥因与碳酸氢钠溶液等碱性药液。

（8）催眠药应就寝前服用。

发药完毕，再次与服药单核对一遍，看有无遗漏或差错。药杯集中处理。清洁药盘放回原处。需要时做好记录。

（三）注意事项

（1）严格遵守三查七对制度（操作前、中、后查，核对床号、姓名、药名、浓度、剂量、方法、时间），防止发生差错。

（2）老、弱、小儿及危重患者应协助服药，鼻饲者应先注入少量温开水，后将药物研碎、溶解后由胃管注入，再注入少量温开水冲洗胃管。更换或停止药物，应及时告诉患者。若患者提出疑问，应重新核对清楚后再给患者服下。

（3）发药后，要密切观察服药后效果及有无不良反应，若有反应，应及时与医生联系，给予必要的处理。

（庄　凡）

第二节　注射给药法

注射给药是将无菌药液或生物制品用无菌注射器注入体内，达到预防、诊断、治疗目的的方法。

一、药液吸取法

1. 从安瓿内吸取药液

将药液集中到安瓿体部，用消毒液消毒安瓿颈部及砂轮，在安瓿颈部划一锯痕，重新消毒安瓿颈部，拭去碎屑，掰断安瓿。将针尖斜面向下放入安瓿内的液面下，手持活塞柄抽动活塞吸取所需药量。抽吸完毕将针头套上空安瓿或针帽备用。

2. 从密封瓶内吸取药液

除去铝盖的中央部分并消毒密封瓶的瓶塞，待干。往瓶内注入与所需药液等量空气（以增加瓶内压力，避免瓶内负压，无法吸取），倒转密封瓶及注射器，使针尖斜面在液面下，轻拉活塞柄吸取药液至所需量，再以示指固定针栓，拔出针头，套上针帽备用。

若密闭瓶或安瓿内系粉剂或结晶时，应先注入所需量的溶剂，使药物溶化，然后吸取药液。黏稠药液如油剂可先加温（遇热变质的药物除外），或将药瓶用双手搓后再抽吸，混悬液应摇匀后再抽吸。

3. 注射器内空气驱出术

一手指固定于针栓上，拇指、中指扶持注射器，针头垂直向上，另一手抽动活塞柄吸入少量空气，然后摆动针筒，并使气泡聚集于针头口，稍推动活塞将气泡驱出。若针头偏于一侧，则驱气时应使针头朝上倾斜，使气泡集中于针头根部，如上法驱出气泡。

二、皮内注射法

皮内注射法是将少量药液注入表皮与真皮之间的方法。

（一）目的

（1）各种药物过敏试验。

（2）预防接种。

（3）局部麻醉。

（二）用物

（1）注射盘或治疗盘内盛2%碘酊、75%乙醇、无菌镊、砂轮、无菌棉签、开瓶器、弯盘。

（2）1 mL 注射器、4½号针头，药液按医嘱。药物过敏试验还需备急救药盒。

（三）注射部位

（1）药物过敏试验在前臂掌侧中、下段。

（2）预防接种常选三角肌下缘。

（四）操作方法

1. 评估

了解患者的病情、合作程度、对皮内注射的认识水平和心理反应，过敏试验还需了解患者的“三史”（过敏史、用药史、家族史）；介绍皮内注射的目的、过程，取得患者配合；评估注射部位组织状态（皮肤颜色，有无皮疹、感染及皮肤划痕阳性）。

2. 准备用物

按医嘱查对后抽好药液，放入铺有无菌巾的治疗盘内，携物品至患者处，再次核对。

3. 清洁

助患者取坐位或卧位，选择注射部位，以 75% 的乙醇消毒皮肤、待干。乙醇过敏者用生理盐水清洁皮肤。

4. 注射

排尽注射器内空气，示指和拇指绷紧注射部位皮肤，右手持注射器，针尖斜面向上，与皮肤呈 5°刺入皮内，放平注射器，平行将针尖斜面全部进入皮内，左手拇指固定针栓，右手快速推注药液 0.1 mL。也可右手持注射器左手推注药液，使局部可见半球形隆起的皮丘，皮肤变白，毛孔变大。

5. 注射结束

注射毕，快速拔出针头，核对后交代患者注意事项。

6. 后续事宜

清理用物，按时观察结果并正确记录。

（五）注意事项

（1）忌用碘酊消毒皮肤，并避免用力反复涂擦。

（2）注射后不可用力按揉，以免影响结果观察。

三、皮下注射法

皮下注射法是将少量药液注入皮下组织的方法。

（一）目的

（1）需迅速达到药效和不能或不宜口服时采用。

（2）局部供药，如局部麻醉用药。

（3）预防接种，如各种疫苗的预防接种。

（二）用物

注射盘，1 ~2 mL 注射器，5 ~6 号针头，药液按医嘱准备。

（三）注射部位

上臂三角肌下缘、上臂外侧、股外侧、腹部、后背、前臂内侧中段。

（四）操作方法

（1）评估患者的病情、合作程度、对皮下注射的认识水平和心理反应；介绍皮下注射的目的、过程，取得患者配合；评估注射部位组织状态。

（2）准备用物，并按医嘱查对后抽好药液，放入铺有无菌巾的治疗盘内，携物品至患者处，再次核对。

（3）助患者取坐位或卧位，选择注射部位，皮肤做常规消毒（2%碘酊以注射点为中心，呈螺旋形向外涂擦，直径在5 cm以上，待干，然后用75%乙醇以同法脱碘2次，待干）或安尔碘消毒。

（4）持注射器排尽空气。

（5）左手示指与拇指绷紧皮肤，右手持注射器、示指固定针栓，针尖斜面向上，与皮肤呈30°~40°，过瘦者可捏起注射部位皮肤，快速刺入针头2/3，左手抽动活塞观察无回血后缓缓推注药液。

（6）推完药液，用干棉签放于针刺处，快速拔出针后，轻轻按压。

（7）核对后助患者取舒适卧位，整理床单位，清理用物，必要时记录。

（五）注意事项

（1）持针时，右手示指固定针栓，切勿触及针梗，以免污染。

（2）针头刺入角度不宜超过45°，以免刺入肌层。

（3）对皮肤有刺激作用的药物，一般不作皮下注射。

（4）少于1 mL药液时，必须用1 mL注射器，以保证注入药量准确无误。

（5）需经常做皮下注射者，应建立轮流交替注射部位的计划，以达到在有限的注射部位吸收最大药量的效果。

四、肌内注射法

肌内注射法是将少量药液注入肌肉组织的方法。

（一）目的

（1）给予需在一定时间内产生药效，而不能或不宜口服的药物。

（2）药物不宜或不能静脉注射，要求比皮下注射更迅速发生疗效时采用。

（3）注射刺激性较强或药量较大的药物。

（二）用物

注射盘，2~5 mL注射器，6~7号针头，药液按医嘱准备。

（三）注射部位

一般选择肌肉较丰厚、离大神经和血管较远的部位，其中以臀大肌、臀中肌、臀小肌最为常用，其次为股外侧肌及上臂三角肌。

1. 臀大肌注射区定位法

（1）十字法：从臀裂顶点向左或向右侧画一水平线，然后从该侧髂嵴最高点做一垂直线，将臀部分为4个象限，选其外上象限并避开内角（内角定位：髂后上棘至大转子连线）即为注射区。

（2）连线法：取髂前上棘和尾骨连线的外上 1/3 处为注射部位。

2. 臀中肌、臀小肌注射区定位法

（1）构角法：以示指尖与中指尖分别置于髂前上棘和髂嵴下缘处，由髂嵴、示指、中指所构成的三角区内为注射部位。

（2）三指法：髂前上棘外侧三横指处（以患者的手指宽度为标准）。

（3）股外侧肌内注射区定位法：在大腿中段外侧，膝上 10 cm，髋关节下 10 cm 处，宽约 7.5 cm。此处大血管、神经干很少通过，范围较大，适用于多次注射或 2 岁以下婴幼儿注射。

（4）上臂三角肌注射区定位法：上臂外侧、肩峰下 2 ~ 3 横指处。此处肌肉不如臀部丰厚，只能做小剂量注射。

（四）患者体位

为使患者的注射部位肌肉松弛，应尽量使患者体位舒适。

（1）侧卧位下腿稍屈膝，上腿伸直。

（2）俯卧位足尖相对，足跟分开。

（3）仰卧位适用于病情危重不能翻身的患者。

（4）坐位座位稍高，便于操作。非注射侧臀部坐于座位上，注射侧腿伸直。一般多为门诊患者所取。

（五）操作方法

（1）评估患者的病情、合作程度、对肌内注射的认识水平和心理反应；介绍肌内注射的目的、过程，取得患者配合；评估注射部位组织状态。

（2）准备用物，并按医嘱查对后抽好药液，放入铺有无菌巾的治疗盘内，携物品至患者处，再次核对。

（3）协助患者取合适卧位，选择注射部位，常规消毒或安尔碘消毒注射部位皮肤。

（4）排气，左手拇指、示指分开并绷紧皮肤，右手执笔式持注射器，中指固定针栓，用前臂带动腕部的力量，将针头迅速垂直刺入肌内，一般刺入 2.5 ~ 3 cm，过瘦者或小儿酌减，固定针头。

（5）松左手，抽动活塞，观察无回血后，缓慢推药液。如有回血，酌情处理，可拔出或进针少许再试抽，无回血方可推药。推药同时注意观察患者的表情及反应。

（6）注射毕，将干棉签放于针刺处，快速拔针并按压。

（7）核对后协助患者穿好衣裤，安置舒适卧位，整理床单位。清理用物，必要时做记录。

（六）Z 径路注射法和留置气泡技术

1. Z 径路注射法

注射前以左手示指、中指和环指使待注射部位皮肤及皮下组织朝同一方向侧移（皮肤侧移 1 ~ 2 cm），绷紧固定局部皮肤，维持到拔针后，迅速松开左手，此时位移的皮肤和皮下组织位置复原，原先垂直的针刺通道随即变成 Z 形，该方法可将药液封闭在肌肉组织内而不易回渗，利于吸收，减少硬结的发生，尤其适用于老年人等特殊人群，以及刺激性大、难吸收药物的肌内注射。

2. 留置气泡技术

方法为用注射器抽吸适量药液后，再吸入0.2～0.3 mL的空气。注射时，气泡在上，当全部药液注入后，再注入空气。其方法优点：将药物全部注入肌肉组织而不留在注射器无效腔中（每种注射器的无效腔量不一，范围为0.07～0.3 mL），以保证药量的准确；同时可防止拔针时，药液渗入皮下组织引起刺激，产生疼痛，并可将药液限制在注射肌肉局部而利于组织的吸收。

（七）注意事项

（1）切勿将针梗全部刺入，以防从根部衔接处折断。万一折断，应保持局部与肢体不动，速用止血钳夹住断端取出。若全部埋入肌肉内，即请外科医生诊治。

（2）臀部注射，部位要选择正确，偏内下方易伤及神经、血管，偏外上方易刺及髋骨，引起剧痛及断针。

（3）推药液时必须固定针栓，推速要慢，同时注意患者的表情及反应。如系油剂药液更应持牢针栓，以防用力过大针栓与乳头脱开，药液外溢；若为混悬剂，进针前要摇匀药液，进针后持牢针栓，快速推药，以免药液沉淀造成堵塞或因用力过猛使药液外溢。

（4）需长期注射者，应经常更换注射部位，并用细长针头，以避免或减少硬结的发生。若一旦发生硬结，可采用理疗、热敷或外敷活血化瘀的中药，如蒲公英、金黄散等。

（5）2岁以下婴幼儿不宜在臀大肌处注射，因幼儿尚未能独立行走，其臀部肌肉一般发育不好，有可能伤及坐骨神经，应选臀中肌、臀小肌或股外侧肌内注射。

（6）两种药液同时注射又无配伍禁忌时，常采用分层注射法。当第一针药液注射完，随即拧下针筒，接上第二副注射器，并将针头拔出少许后向另一方向刺入，试抽无回血后，即可缓慢推药。

五、静脉注射法

（一）目的

（1）用于药物不宜口服、皮下或肌内注射时，需要迅速发生疗效者。

（2）做诊断性检查，由静脉注入药物，如肝、肾、胆囊等检查需注射造影剂或染料等。

（二）用物

注射盘、注射器（根据药量准备）、7～9号针头或头皮针头、止血带、胶布，药液按医嘱准备。

（三）注射部位

1. 四肢浅静脉

肘部的贵要静脉、正中静脉、头静脉；腕部、手背及踝部或足背浅静脉等。

2. 小儿头皮静脉

额静脉、颞静脉等。

3. 股静脉

位于股三角区股鞘内，股神经和股动脉内侧。

（四）操作方法

1. 四肢浅表静脉注射术

（1）评估患者的病情、合作程度、对静脉注射的认识水平和心理反应；介绍静脉注射的目的、过程，取得患者配合；评估注射部位组织状态。

（2）准备用物，并按医嘱查对后抽好药液，放入铺有无菌巾的治疗盘内，携物品至患者处，再次核对。

（3）选静脉，在注射部位上方6 cm处扎止血带，止血带末端向上。皮肤常规消毒或使用安尔碘消毒，同时嘱患者握拳，使静脉显露。备胶布2～3条。

（4）注射器接上头皮针头，排尽空气，在注射部位下方，绷紧静脉下端皮肤并使其固定。右手持针头使其针尖斜面向上，与皮肤呈15°～30°，由静脉上方或侧方刺入皮下，再沿静脉走向刺入静脉，见回血后将针头与静脉的角度调整好，顺静脉走向推进0.5～1 cm后固定。

（5）松止血带，嘱患者松拳，用胶布固定针头。若采血标本者，则止血带不放松，直接抽取血标本所需量，也不必胶布固定。

（6）推完药液，以干棉签放于穿刺点上方，快速拔出针头后按压片刻，无出血为止。

（7）核对后安置舒适卧位，整理床单位。清理用物，必要时做记录。

2. 股静脉注射术

常用于急救时加压输液、输血或采集血标本。

（1）评估、查对、备药同四肢静脉注射。

（2）患者仰卧，下肢伸直略外展（小儿应有人协助固定），局部常规消毒或安尔碘消毒皮肤，同时消毒术者左手示指和中指。

（3）于股三角区扪股动脉搏动最明显处，予以固定。

（4）右手持注射器，排尽空气，在腹股沟韧带下一横指、股动脉搏动内侧0.5 cm垂直或呈45°刺入，抽动活塞见暗红色回血，提示已进入股静脉，固定针头，根据需要推注药液或采集血标本。

（5）注射或采血毕，拔出针头，用无菌纱布加压止血3～5分钟，以防出血或形成血肿。

（6）核对后安置舒适卧位，整理床单位。清理用物，必要时做记录，血标本则及时送检。

（五）注意事项

（1）严格执行无菌操作原则，防止感染。

（2）穿刺时务必沉着，切勿乱刺。一旦出现血肿，应立即拔出，按压局部，另选它处注射。

（3）注射时应选粗直、弹性好、不易滑动而易固定的静脉，并避开关节及静脉瓣。

（4）需长期静脉给药者，为保护静脉，应有计划地由小到大，由远心端到近心端选血管进行注射。

（5）对组织有强烈刺激的药物，最好用一副等渗生理盐水注射器先行试穿，证实针头确在血管内后，再换注射器推药。在推注过程中，应试抽有无回血，检查针梗是否仍在血管内，注意听取患者的主诉，观察局部体征，如局部疼痛、肿胀或无回血时，表示针梗脱出静脉，应立即拔出，更换部位重新注射，以免药液外溢而致组织坏死。

（6）药液推注的速度，根据患者的年龄、病情及药物的性质而定，并随时听取患者的主诉和观察病情变化，以便调节。

（7）股静脉穿刺时，若抽出鲜红色血，提示穿入股动脉，应立即拔出针头，压迫穿刺点5～10 分钟，直至无出血为止。一旦穿刺失败，切勿再穿刺，以免引起血肿，有出血倾向的患者，忌用此法。

（六）特殊患者静脉穿刺法

1. 肥胖患者

静脉较深，不明显，但较固定不滑动，可摸准后再行穿刺。

2. 消瘦患者

皮下脂肪少，静脉较滑动，穿刺时须固定静脉上下端。

3. 水肿患者

可按静脉走向的解剖位置，用手指压迫局部，以暂时驱散皮下水分，显露静脉后再穿刺。

4. 脱水患者

静脉塌陷，可局部热敷、按摩，待血管扩张显露后再穿刺。

六、动脉注射法

（一）目的

（1）采集动脉血标本。

（2）施行某些特殊检查，注入造影剂如脑血管检查。

（3）施行某些治疗，如注射抗癌药物作区域性化疗。

（4）抢救重度休克，经动脉加压输液，以迅速增加有效血容量。

（二）用物

（1）注射盘、注射器（按需准备）7～9 号针头、无菌纱布、无菌手套、药液按医嘱准备。

（2）若采集血标本需另备标本容器、无菌软塞，必要时还需备酒精灯和火柴。一些检查或造影根据需要准备用物和药液。

（三）注射部位

选择动脉搏动最明显处穿刺。采集血标本常用桡动脉、股动脉。区域性化疗时，应根据患者治疗需要选择，一般头面部疾病选用颈总动脉，上肢疾病选用锁骨下动脉或肱动脉，下肢疾病选用股动脉。

（四）操作方法

（1）评估患者的病情、合作程度、对动脉注射的认识水平和心理反应；介绍动脉注射的目的、过程，取得患者配合；评估注射部位组织状态。

（2）准备用物，并按医嘱查对后抽好药液，放入铺有无菌巾的治疗盘内，携物品至患者处，再次核对。

（3）选择注射部位，协助患者取适当卧位，消毒局部皮肤，待干。

（4）戴手套或消毒左手示指和中指，在已消毒范围内摸到欲穿刺动脉的搏动最明显处，固定于两指之间。

（5）右手持注射器，在两指间垂直或与动脉走向呈40°刺入动脉，见有鲜红色回血，右手固定穿刺针的方向及深度，左手以最快的速度注入药液或采血。

（6）操作完毕，迅速拔出针头，局部加压止血5～10分钟。

（7）核对后安置患者舒适卧位，整理床单位。清理用物，必要时做记录，如有血标本则及时送检。

（五）注意事项

（1）采血标本时，需先用1 ：500的肝素稀释液湿润注射器管腔。

（2）采血进行血气分析时，针头拔出后立即刺入软塞以隔绝空气，并用手搓动注射器使血液与抗凝剂混匀，避免凝血。

（庄　凡）

第三节　外周静脉通路的建立与维护

一、外周留置针的置入

（1）经双人核对医嘱，对患者进行评估，告知患者用药的要求，征得同意后，开始评估血管，血管选择应首选粗、直、弹性好的前臂静脉，注意避开关节。

（2）按六步法洗手、戴口罩。按静脉输液，进行物品准备，包括利器盒、6 cm×7 cm透明贴膜、无菌贴膜、清洁手套，22～24 G留置针，要注意观察准备用物的质量有效期。

（3）将用物推至床边，经医患双向核对、协助患者取舒适体位。再次选择前臂显露好、容易固定的静脉。

（4）核对液体后，开始排气排液，连接头皮针时，要将头皮针针尖插入留置针肝素帽前端，进行垂直排气，待肝素帽液体注满后再将头皮针全部刺入，回挂于输液架，准备无菌透明敷料。

（5）用含碘消毒剂，以穿刺点为中心进行螺旋式、由内向外的皮肤消毒3次，消毒范围应大于固定敷料尺寸。

（6）将止血带扎于穿刺点上方10 cm处。戴清洁手套。再次排气，双向核对，调松套管及针芯。

（7）穿刺时，将针头斜面向上，一手的拇指、示指夹住两翼，以血管上方15°～30°进针，见到回血后，压低穿刺角度，再往前进0.2 cm，注意进针速度要慢，另一手将软管全部送入，拔出针芯，要注意勿将已抽出的针芯，再次插入套管内。

（8）穿刺后要及时松止血带、松拳、松调节器。

（9）以穿刺点为中心，无张力方法粘贴透明敷料，要保证穿刺点在敷料中央。脱手套，在粘贴条上注明穿刺的时间和姓名，然后覆盖于白色隔离塞，用输液贴以U形方法固定延长管。

（10）调节滴速，填写输液卡。核对并告知患者注意事项。

二、外周静脉留置针封管

（1）按六步法洗手、戴口罩。

（2）准备治疗盘。无菌盘内备有 3～4 mL 肝素稀释液、无菌透明敷料（贴膜）、棉签、含碘消毒液、弯盘。

（3）显露穿刺部位，关闭调节器。

（4）分离头皮针与输液导管后，用肝素稀释液以脉冲式方法冲管，当剩至 1 mL 时，快速注入，夹闭留置针，拔出针头。用输液贴以 U 形方法固定延长管。

（5）整理床单位，取下输液软袋及导管按要求进行处理。

三、外周静脉留置针置管后再次输液

（1）经双人核对医嘱后，按照六步法洗手、戴口罩。准备用物，包括浓度 75% 的乙醇、小纱布、输液贴、头皮针、输入液体、弯盘。

（2）查对床号姓名，对患者说明操作目的、观察穿刺局部，查对液体与治疗单，排气排液。

（3）揭开无菌透明敷料，反垫于肝素帽下，用 75% 乙醇棉球（棉片）摩擦消毒接口持续 10 秒（来回摩擦 10 遍）。

（4）再次排气排液后，将头皮针插入肝素帽内，打开留置针及输液调节器，无菌透明敷料固定肝素帽，头皮针导管。

（5）调节滴速，填写输液卡。整理好患者衣被，整理用物并做好观察记录。

四、外周静脉留置针拔管

（1）按六步法洗手后，准备治疗盘，内装：棉签、无菌透明敷料、含碘消毒液、弯盘。

（2）显露穿刺部位，去除固定肝素帽的无菌透明敷料，轻轻地将透明敷料边缘搓起，以零角度揭开敷料，用含碘消毒液消毒穿刺点 2 遍。

（3）用干棉签按压局部，拔出留置针，无渗血后用输液贴覆盖穿刺点。

（4）整理床单位并做好拔管记录。

（徐成程）

第四节　中心静脉通路的建立与维护

一、中心静脉穿刺置管术

中心静脉置管术是监测中心静脉压（CVP）及建立有效输液给药途径的方法，主要是经颈内静脉或锁骨下静脉穿刺，将静脉导管插到上腔静脉，用于危重患者抢救、休克患者、大手术患者、静脉内营养、周围静脉穿刺困难、需要长期输液及使需经静脉输入高渗溶液或强酸强碱类药物者。局部皮肤破损、感染，有出血倾向者是其禁忌证。

（一）锁骨下静脉穿刺

锁骨下静脉是腋静脉的延续，起于第一肋骨的外侧缘，成年人长 3～4 cm。

1. 选择穿刺点

锁骨上路、锁骨下路。后者临床常用。

2. 穿刺部位

为锁骨下方胸壁，该处较为平坦，可进行全面的消毒准备，穿刺导管易于固定，敷料不易跨越关节，易于清洁和更换；不影响患者颈部和上肢的活动，利于置管后护理。

3. 置管操作步骤

以右侧锁骨下路穿刺点为例。

（1）穿刺点为锁骨与第一肋骨相交处，即锁骨中 1/3 段与外 1/3 交界处，锁骨下缘 1 ~ 2 cm 处，也可由锁骨中点附近进行穿刺。

（2）体位：平卧位，去枕、头后仰，头转向穿刺对侧，必要时肩后垫高，头低位 15° ~ 30°，以提高静脉压使静脉充盈。

（3）严格遵循无菌操作原则，局部皮肤常规消毒后铺无菌巾。

（4）局部麻醉后用注射器细针做试探性穿刺，使针头与皮肤呈 30° ~45°向内向上穿刺，针头保持朝向胸骨上窝的方向，紧靠锁骨内下缘徐徐推进，可避免穿破胸膜及肺组织，边进针边抽动针筒使管内形成负压，一般进针 4 cm 可抽到回血。若进针 4 ~5 cm 仍见不到回血，则不要再向前推进以免误伤锁骨下动脉，应慢慢向后退针，并边退边抽回血，若在撤针过程中仍无回血，可将针尖撤至皮下后改变进针方向，使针尖指向甲状软骨，以同样的方法徐徐进针。

（5）试穿确定锁骨下静脉的位置后，即可换用导针穿刺置管，导针穿刺方向与试探性穿刺相同，一旦进入锁骨下静脉位置，即可抽得大量回血，此时再轻轻推进 0. 1 ~0. 2 cm，使导针的整个斜面在静脉腔内，并保持斜面向下，以利导管或导丝推进。

（6）嘱患者吸气后屏气，取下注射器，以一只手固定导针并以手指轻抵针尾插孔，以免发生气栓或失血，将导管或导丝自导针尾部插孔缓缓送入，使管腔达上腔静脉，退出导针。如用导丝，则将导管引入中心静脉后再退出导丝。

（7）抽吸与导管相连接的注射器，如回血通畅则说明管端位于静脉内。

（8）取下输液器，将导管与输液器连接，先滴入少量等渗液体。

（9）妥善固定导管，无菌透明敷料覆盖穿刺部位。

（10）导管放置后需常规行 X 线检查，以确定导管的位置。插管深度，左侧不宜超过 15 cm，右侧不宜超过 12 cm，以能进入上腔静脉为宜。

（二）颈内静脉穿刺

颈内静脉起源于颅底，上部位于胸锁乳突肌的前缘内侧；中部位于胸锁乳突肌锁骨头前缘的下面和颈总动脉的后外侧；下行至胸锁关节处与锁骨下静脉汇合成无名静脉，继续下行与对侧的无名静脉汇合成上腔静脉进入右心房。

1. 选择穿刺点部位

颈内静脉穿刺的进针点和方向，根据颈内静脉与胸锁乳突肌的关系，分为前路、中路、后路 3 种。

2. 置管操作步骤

（1）以右侧颈内中路穿刺点为例，确定穿刺点位，锁骨与胸锁乳突肌的锁骨头和胸骨头所形成的三角区的顶点，颈内静脉正好位于此三角区的中心位置，该点距锁骨上缘 3 ~

5 cm。

（2）体位：患者平卧，去枕，头后仰，头转向穿刺对侧，必要时肩后垫一薄枕，头低位 15°~30°使颈部充分外展。

（3）严格遵循无菌操作原则，局部皮肤常规消毒后铺无菌巾。

（4）局部麻醉后用注射器细针做试探性穿刺，使针头与皮肤呈 30°，与中线平行直接指向足端。进针深度一般为 3.5~4.5 cm，进针深度以不超过锁骨为宜。边进针边回抽，抽到静脉血即表示针尖位于颈内静脉。如穿入较深，针已对穿颈静脉，则可慢慢退出，边退针边回抽，抽到静脉血后，减少穿刺针与额平面的角度（约 30°）。

（5）确定颈内静脉的位置后，即可换用导针穿刺置管，导针穿刺方向与试探性穿刺相同。当导针针尖到达颈静脉时旋转取下注射器，从穿刺针内插入引导钢丝，插入时不能遇到阻力。有阻力时应调整穿刺位置，包括角度、斜面方向和深浅等。插入导丝后退出穿刺针，压迫穿刺点同时擦净钢丝上的血迹。需要静脉扩张器的导管，可插入静脉扩张器扩张皮下或静脉。将导管套在引导钢丝外面，导管尖端接近穿刺点，引导钢丝必须伸出导管尾端，用手抓住，右手将导管与钢丝一起部分插入，待导管进入颈静脉后，边退钢丝、边插导管。一般成年人从穿刺点到上腔静脉右心房开口处约 10 cm，退出钢丝。

（6）抽吸与导管相连接的注射器，如回血通畅说明管端位于静脉内。

（7）用生理盐水冲洗导管后即可接上输液器或 CVP 测压装置进行输液或测压。

（8）妥善固定导管，用无菌透明敷料（贴膜）覆盖穿刺部位。

二、外周静脉置入中心静脉导管

外周静脉置入中心静脉导管，是指经外周静脉穿刺置入的中心静脉导管，其导管尖端的最佳位置在上腔静脉的下 1/3 处，临床上常用于 7 天以上的中期和长期静脉输液治疗，或需要静脉输注高渗性、有刺激性药物的患者，导管留置时间可长达 1 年。

（一）置管操作步骤

（1）操作前，要先经双人核对医嘱。再对患者进行穿刺前的解释工作，得到患者的理解和配合。

（2）对患者的穿刺部位静脉和全身情况进行评估。血管选择的标准：在患者的肘关节处，取粗而直，静脉瓣少的贵要静脉、正中静脉或头静脉，要注意避开穿刺周围有皮肤红肿、硬结、皮疹和感染的情况。当血管选择好以后，要再次向患者告知穿刺时可能发生的情况，以及穿刺配合事项，经同意，签署知情同意书。

（3）操作前，要按照六步法进行洗手、戴口罩。准备用物，具体包括：治疗盘内装有 75% 的乙醇、含碘消毒液、生理盐水 100 mL、利多卡因 1 支；治疗盘外装有三向瓣膜 PICC 穿刺导管套件 1 个、PICC 穿刺包（穿刺包内装有测量尺、无菌衣、无粉手套 2 副、棉球 6 个、镊子 2~3 把、止血带、大单 1 条、治疗巾 2 块、洞巾 1 块、20 mL 空针 2 副、5 mL 空针 1 副、1 mL 空针 1 副、大纱布 3 块、小纱布 2 块、剪刀、10 cm×12 cm 无菌透明敷料 1 张）、免洗手消毒液。

（4）查对患者床号与姓名，嘱患者身体移向对侧床边，打开 PICC 穿刺包，手臂外展与身体呈 90°，拉开患者袖管，测量置管的长度与臂围，具体测量方法是：从穿刺点沿静脉走行，到右胸锁关节，再向下至第 3 肋间，为置入导管的长度。接着，在肘横纹上 10 cm 处，绕上臂一圈，测出臂围值，做好测量的记录。

（5）戴无菌手套，取出无菌巾垫于穿刺手臂下方，助手协助倒消毒液。消毒皮肤要求是先用乙醇棉球，以穿刺点为中心，进行螺旋式摩擦消毒，范围为直径≥10 cm，当去除皮肤油脂后，再用碘剂以同样的方法，顺时针方向与逆时针方向分别交叉，重复两次进行消毒。建立无菌屏障。铺治疗巾，将止血带放于手臂下方，为扩大无菌区域，还应铺垫大单，铺洞巾。

（6）穿无菌衣、更换无粉手套，先抽取 20 mL 生理盐水 2 次，再用 2 mL，最后用 1 mL 注射器抽取利多卡因 0.5 mL。打开 PICC 穿刺导管套件。用生理盐水预冲导管，用拇指和示指轻轻揉搓瓣膜，以确定导管的完整性。再分别预冲连接器、减压套筒、肝素帽和导管外部，最后，将导管浸入生理盐水中充分润滑导管，以减少对血管的刺激。打开穿刺针，去除活塞，将穿刺针连接 5 mL 注射器。

（7）扎止血带，并嘱患者握拳，在穿刺点下方，皮下注射利多卡因呈皮球状，进行局部麻醉。静脉穿刺时，一手固定皮肤，另一手持针以进针角度呈 15°～30°的方向进行穿刺。见到回血后，保持穿刺针与血管的平行，继续向前推进 1～2 mm，然后，保持针芯位置，将插管鞘单独向前推进，要注意避免推进钢针，造成血管壁的穿透。

（8）松开止血带，嘱患者松拳，以左手拇指与示指固定插管鞘，中指压住插管鞘末端处血管，防止出血，接着，从插管鞘内撤出穿刺针。一手固定插管鞘，另一手将导管自插管鞘内缓慢、匀速地以每次 2 cm 长度推进。当插入 20 cm 左右时，嘱患者头侧向穿刺方，转头并低头，以确保穿刺导管的通畅。在送管过程中，左手的中指要轻压血管鞘末端，以防出血。当导管置入预定的长度时，在插管鞘远端，用纱布加压止血并固定导管。将插管鞘从血管内撤出，连接注射器抽回血，冲洗导管。双手分离导管与导丝衔接处，一手按压穿刺点并固定导管，另一手将导丝以每次 3～5 cm 均匀的速度轻轻抽出，然后撤出插管鞘。当确认预定的置入长度后，在体外预留 5～6 cm，以便于安装连接器。

（9）修剪导管长度，注意勿剪除毛茬，安装连接器。先将减压套筒套到导管上，将导管连接到连接器翼形部分的金属柄上，使导管完全平整地套住金属柄，再将翼形部分的倒钩和减压套筒上的沟槽对齐锁定，最后，轻轻牵拉导管以确保连接器和导管完全锁定。用生理盐水，以脉冲式方法进行冲管，当推至剩余 1 mL 液体时，迅速推入生理盐水，连接肝素帽。

（10）导管的固定，是将距离穿刺点 0.5～1 cm 处的导管安装在固定翼的槽沟内。在穿刺点上方，放置一块小纱布吸收渗血，使导管呈弧形，用胶带固定接头，撤出洞巾，再用无菌透明敷料固定导管，要注意无菌透明敷料下缘与胶带下缘平齐。用第 2 条胶带，以蝶形交叉固定于贴膜上，用第 3 条胶带，压在第 2 条胶带上，将签有穿刺时间与患者姓名的胶带固定于第 3 条胶带上。用小纱布或输液贴，包裹导管末端，固定在皮肤上。为保护导管以防渗血，用弹力管状绷带加压包扎穿刺处。

（11）向患者交代注意事项。整理用物并洗手。摄胸部 X 线片，以确定导管末端的位置，应在上腔静脉下 1/3 处。

（12）最后在病历上填写置管情况并签名。

（二）PICC 置管后输液

（1）输液前，要先进行双人核对医嘱和治疗单，按照六步洗手法进行洗手、戴口罩。准备治疗盘，盘内装有：乙醇棉片、无菌贴膜、已经连有头皮针的含 20 mL 生理盐水的注射器、预输入的液体、弯盘、治疗单，以及免洗手消毒液。

（2）进入病房先查对床号姓名，并与患者说明操作的目的，观察穿刺部位，必要时测量臂围。

（3）查对液体与治疗单，常规排气、排液。揭开输液无菌透明敷料反垫于肝素帽下。用75%的乙醇棉球擦拭消毒接口约10秒。再接入头皮针，抽回血，确定导管在血管腔内后，以脉冲式方法冲洗导管，当推至所剩液体为1 mL时，快速推入。

（4）分离注射器，连接输液导管，松调节器。最后，用无菌透明敷料固定肝素帽和头皮针，在固定头皮针时，固定完毕后，整理患者衣被，调节滴数，交代注意事项并做好记录。

（三）PICC冲洗与正压封管

为了预防导管堵塞，保持长期使用，给药前、后，使用血液制品，静脉采血后应冲管。休疗期应每周冲洗1次并正压封管。

（1）用六步洗手法洗手、戴口罩。

（2）准备治疗盘，内装贴膜、含10～20 mL生理盐水注射器1副、弯盘。

（3）经查对床号姓名，观察穿刺部位，关闭输液调节器。

（4）揭开输液无菌透明敷料反垫于肝素帽下分离输液导管与头皮针，接10～20 mL生理盐水注射器，以脉冲式方法冲洗导管。推至最后1 mL时，进行正压封管。具体方法是：将头皮针尖斜面退至肝素帽末端，待生理盐水全部推入后，拔出头皮针，用无菌透明敷料固定肝素帽。

（5）整理患者衣被，做好观察记录。

（四）PICC维护操作

为保证外周中心静脉导管的正常使用，应保证每天对患者进行消毒维护。

（1）要按六步洗手法进行洗手、戴口罩。

（2）准备用物。治疗盘内装有石油烷、免洗手消毒液、棉签、皮尺、胶布、肝素帽、头皮针连接预冲注射器、弯盘、PICC维护包（包内装有无菌手套2副、75%乙醇、碘附棉棒各3根、乙醇棉片3块、小纱布1块、10 cm×12 cm高潮气通透贴膜1张、胶带4条）。

（3）查对床号和姓名，与患者说明导管维护的目的。观察穿刺部位情况，必要时测量臂围。

（4）揭敷料时，要注意由下往上揭，以防带出导管，同时，还要避免直接接触导管。消毒双手，用石油烷擦除胶布痕迹。

（5）戴无菌手套。用消毒棉片消毒固定翼10秒。用75%的乙醇棉棒去除穿刺点直径约1 cm以外的胶胨，再用碘附棉棒，以穿刺点为中心进行皮肤消毒3次，消毒范围应大于无菌透明敷料范围，包括消毒导管。预冲肝素帽，去除原有肝素帽，用75%乙醇棉片，擦拭导管末端。

（6）将注满生理盐水的肝素帽连接导管，用生理盐水，以脉冲式方法进行冲管，当冲至剩1 mL液体时，将头皮针拔出，使针尖位于肝素帽内，快速推入，然后拔出头皮针。

（7）更换无菌手套，安装固定翼，随后，将导管呈弧形进行胶带固定接头。用透明敷料固定导管，固定时，要保证贴膜下缘与胶带下缘平齐，第2条胶带以蝶形交叉固定于无菌透明敷料上，第 3 条胶带压在第 2 条胶带上，第 4 条签上姓名与时间后固定于第 3 条胶带上。用无菌小纱布包裹导管末端，用胶带固定于皮肤，做好维护记录。

三、植入式输液港建立与维护

（一）操作前准备

1. 置管部位的选择

置管部位的选择要综合比较其发生机械性并发症、导管相关性血流感染的可能性。置管部位会影响发生继发导管相关性血流感染和静脉炎的危险度。置管部位皮肤菌群的密度是造成 CRBSI 的一个主要危险因素。由经过培训的医生依不同的治疗方式和患者体型来选输液港植入的途径：大静脉植入、大动脉植入、腹腔内植入，输液座放于皮下。输液港导管常用的植入部位主要为颈内静脉与锁骨下静脉。非随机实验证实了颈内静脉置管发生相关性感染的危险率高。研究分析显示，床旁超声定位的锁骨下静脉置管与其他部位相比，可以显著降低机械性并发症。对于成年患者，锁骨下静脉对控制感染来说是首选部位。当然，在选择部位时其他的一些因素也应该考虑在内。目前临床应用较多的是锁骨下静脉，实际植入的位置要根据患者的个体差异决定。植入位置解剖结构应该能保证注射座稳定，不会受到患者活动的影响，不会产生局部压力升高或受穿衣服的影响，注射座隔膜上方的皮下组织厚度在 0.5 ~ 2 cm 为适宜厚度。

2. 经皮穿刺导管植入点选择

自锁骨中外 1/3 处进入锁骨下静脉，然后进入胸腔内血管。

（二）输液港的选择

由医生依不同的治疗方式和患者体型做出选择。标准型及急救凹形输液港适用于不同体型的成年人及儿童患者。双腔输液港适用于同时输入不兼容的药物。术中连接式导管可于植入时根据需要决定静脉导管长度。

输液港种类：①单腔末端开口式导管输液港或单腔三向瓣膜式导管输液港；②小型单腔末端开口式导管输液港或小型单腔式三向瓣膜式导管输液港；③双腔末端开口式导管输液港或双腔三向瓣膜式导管输液港。

输液港附件——无损伤针的选择：①蝶翼针输液套件适用于连续静脉输注；②直形及弯形无损伤针适用于一次性静脉输注。

（三）穿刺输液操作步骤

（1）向患者说明操作过程并做好解释工作。

（2）观察穿刺点和局部皮肤有无红、肿、热、痛等炎性反应，若有应随时更换敷料或暂停使用。

（3）消毒剂及消毒方法：先用乙醇棉球清洁脱脂，向外用螺旋的方式涂擦，其半径 10 ~ 12 cm。以输液港为圆心，再用碘附棉球消毒 3 遍。

（4）穿刺输液港：触诊定位穿刺隔，一手找到输液港注射座的位置，拇指与示指、中指呈三角形，将输液港拱起；另一手持无损伤针自三指中心处垂直刺入穿刺隔，直达储液槽基座底部。穿刺时动作要轻柔，感觉有阻力时不可强行进针，以免针尖与注射座底部推磨，形成倒钩。

(5) 穿刺成功后，应妥善固定穿刺针，不可任意摆动，防止穿刺针从穿刺隔中脱落。回抽血液判断针头位置无误后即可开始输液。

(6) 固定要点：用无菌纱布垫在无损伤针针尾下方，可根据实际情况确定纱布垫的厚度，用无菌透明敷料固定无损伤针，防止发生脱落。注明更换无菌透明敷料的日期和时间。

(7) 输液过程中如发现药物外渗，应立即停止输液，并即刻给予相应的医疗处理。

(8) 退针：为防止血液反流回导管尖端而发生导管堵塞，撤针应轻柔，当注射液剩下最后0. 5 mL时，为维持系统内的正压，以两指固定泵体，边推注边撤出无损伤针，做到正压封管。

(9) 采血标本时，用 10 mL 以上注射器以无菌生理盐水冲洗，初始至少抽 5 mL 血液并弃置，儿童减半，在更换注射器抽出所需的血液量，诸如备好的血标本采集试管中。

(10) 连接输液泵设定压力超过 25psi（磅/平方英寸）时自动关闭。

(11) 以低于插针水平位置换肝素帽。

(12) 封管，以加压的形式从圆形注射港的各角度边推注药液边拔针的方法拔出直角弯针针头暂停输注，每月用肝素盐水封管 1 次即可。

(四) 维护时间及注意事项

1. 时间

(1) 连续性输液，每 8 小时冲洗 1 次。

(2) 治疗间歇期，正常情况下每 4 周维护 1 次。

(3) 动脉植入、腹腔植入时，每周维护 1 次。

2. 维护注意事项

(1) 冲、封导管和静脉注射给药时必须使用 10 mL 以上的注射器，防止小注射器的压强过大，损伤导管、瓣膜或导管与注射座连接处。

(2) 给药后必须以脉冲方式冲管，防止药液残留于注射座。

(3) 必须正压封管，防止血液反流进入注射座。

(4) 不能用于高压注射泵推注造影剂。

(徐成程)

第二章

呼吸内科疾病的护理

第一节　急性呼吸道感染

一、急性上呼吸道感染

急性上呼吸道感染简称上感，为外鼻孔至环状软骨下缘包括鼻腔、咽或喉部急性炎症的概称。其特点是起病急、病情轻、病程短、可自愈，预后好，但发病率高，并具有一定的传染性。本病是呼吸道最常见的一种感染性疾病，发病不分年龄、性别、职业和地区，免疫功能低下者易感。全年皆可发病，以冬春季节多见，多为散发，但在气候突变时可小规模流行。

主要病原体是病毒，少数是细菌。人体因病毒感染后而产生的免疫力较弱、短暂，病毒间也无交叉免疫，故可反复发病。

（一）病因与发病机制

1. 病因

常见病因为病毒，少数由细菌引起，可单纯发生或继发于病毒感染之后发生。病毒包括鼻病毒、冠状病毒、腺病毒、流感和副流感病毒以及呼吸道合胞病毒、埃可病毒和柯萨奇病毒等。细菌以口腔定植菌溶血性链球菌为多见，其次为流感嗜血杆菌、肺炎链球菌和葡萄球菌等，偶见革兰阴性杆菌。

2. 发病机制

正常情况下健康人的鼻咽部有病毒、细菌存在，一般不会发病。接触病原体后是否发病，取决于传播途径和人群易感性。淋雨、受凉、气候突变、过度劳累等可降低呼吸道局部防御功能，致使原存的病毒或细菌迅速繁殖引起发病。老幼体弱，免疫功能低下或有慢性呼吸道疾病如鼻窦炎、扁桃体炎者更易发病。病原体主要通过飞沫传播，也可由于接触病人污染的手和用具而传染。

（二）临床表现

1. 临床类型

（1）普通感冒：俗称“伤风”，又称急性鼻炎或上呼吸道卡他。以冠状病毒和鼻病毒为主要致病病毒。起病较急，主要表现为鼻部症状，如打喷嚏、鼻塞、流清水样鼻涕，早期有咽部干痒或烧灼感。2～3 天后鼻涕变稠，可伴咽痛、流泪、味觉迟钝、呼吸不畅、声嘶、咳嗽等，有时由于咽鼓管炎致听力减退。严重者有发热、轻度畏寒和头痛等。体检可见鼻腔黏膜充血、水肿、有分泌物，咽部可轻度充血。若无并发症，一般经 5～7 天痊愈。

（2）急性病毒性咽炎和喉炎：急性病毒性咽炎常由鼻病毒、腺病毒、流感病毒、副流感病毒以及肠病毒、呼吸道合胞病毒等引起。临床表现为咽痒和灼热感，咽痛不明显，但合并链球菌感染时常有咽痛。体检可见咽部明显充血、水肿。急性喉炎多为流感病毒、副流感病毒及腺病毒等引起，临床表现为明显声嘶、讲话困难，可有发热、咽痛或咳嗽，咳嗽时咽喉疼痛加重。体检可见喉部充血、水肿，颌下淋巴结轻度肿大和触痛，有时可闻及喉部的喘息声。

（3）急性疱疹性咽峡炎：多由柯萨奇病毒 A 引起，表现为明显的咽痛、发热，病程约为一周。查体可见咽部充血，软腭、腭垂、咽及扁桃体表面有灰白色疱疹及浅表溃疡，周围伴红晕。多发于夏季，儿童多见，成人偶见。

（4）急性咽结膜炎：主要由腺病毒、柯萨奇病毒等引起。表现为发热、咽痛、畏光、流泪、咽及结膜明显充血。病程 4～6 天，多发于夏季，由游泳传播，儿童多见。

（5）急性咽扁桃体炎：病原体多为溶血性链球菌，其次为流感嗜血杆菌、肺炎链球菌、葡萄球菌等。起病急，以咽、扁桃体炎症为主，咽痛明显、伴发热、畏寒，体温可达 39 ℃以上。查体可发现咽部明显充血，扁桃体肿大、充血，表面有黄色脓性分泌物。有时伴有颌下淋巴结肿大、压痛，而肺部查体无异常体征。

2. 并发症

一般预后良好，病程常在 1 周左右。少数患者可并发急性鼻窦炎、中耳炎、气管—支气管炎。以咽炎为表现的上呼吸道感染，部分患者可继发溶血性链球菌引起的风湿热、肾小球肾炎等，少数患者可并发病毒性心肌炎。

（三）辅助检查

1. 血液检查

病毒感染者，白细胞计数常正常或偏低，伴淋巴细胞比例升高。细菌感染者可有白细胞计数与中性粒细胞增多和核左移现象。

2. 病原学检查

因病毒类型繁多，一般无须进行此检查。需要时可用免疫荧光法、酶联免疫吸附法、血清学诊断或病毒分离鉴定等方法确定病毒的类型。细菌培养可判断细菌类型并做药物敏感试验以指导临床用药。

（四）诊断

根据鼻咽部的症状和体征，结合周围血象和阴性胸部 X 线检查可作出临床诊断。一般无须病因诊断，特殊情况下可进行细菌培养和病毒分离，或病毒血清学检查等确定病原体。但须与初期表现为感冒样症状的其他疾病鉴别，如过敏性鼻炎、流行性感冒、急性气管—支气管炎、急性传染病前驱症状等。

（五）治疗

治疗原则以对症处理为主，以减轻症状，缩短病程和预防并发症。

1. 对症治疗

病情较重或发热者或年老体弱者应卧床休息，忌烟，多饮水，室内保持空气流通。如有发热、头痛，可选用解热镇痛药，如复方阿司匹林、索米痛片等口服。咽痛可用消炎喉片含服，局部雾化治疗。鼻塞、流鼻涕可用1%麻黄素滴鼻。

2. 抗菌药物治疗

一般不需用抗生素，如有白细胞升高、咽部脓苔、咯黄痰和流鼻涕等细菌感染证据，可根据当地流行病学史和经验用药，选口服青霉素、第一代头孢菌素、大环内酯类或喹诺酮类。

3. 抗病毒药物治疗

如无发热，免疫功能正常，发病超过2天一般无须应用。对于免疫缺陷患者，可早期常规使用广谱的抗病毒药，如利巴韦林和奥司他韦，可缩短病程。具有清热解毒和抗病毒作用的中药亦可选用，有助于改善症状，缩短病程，如板蓝根冲剂、银翘解毒片等。

（六）主要护理诊断/问题

（1）舒适的改变：鼻塞、流涕、咽痛、头痛与病毒和（或）细菌感染有关。

（2）体温过高与病毒和（或）细菌感染有关。

（3）清理呼吸道无效与呼吸道感染、痰液黏稠有关。

（4）睡眠形态紊乱与剧烈咳嗽、咳痰影响休息有关。

（5）潜在并发症：鼻窦炎、中耳炎、心肌炎、肾炎、风湿性关节炎。

（七）护理措施

1. 生活护理

症状轻者适当休息，避免过度疲劳；高热病人或年老体弱者应卧床休息。保持室内空气流通，温湿度适宜，定时空气消毒，进行呼吸道隔离，病人咳嗽或打喷嚏时应避免对着他人，防止交叉感染。饮食应给予高热量、高维生素的流质或半流质，鼓励病人多饮水及漱口，保持口腔湿润和舒适。病人使用的餐具、毛巾等可进行煮沸消毒。

2. 对症护理

高热者遵医嘱物理降温，如头部冷敷，冰袋置于大血管部位，温水或乙醇擦浴，4 ℃冷盐水灌肠等。注意30分钟后测量体温并记录。必要时遵医嘱药物降温。咽痛者可用淡盐水漱咽部或含服消炎喉片，声嘶者可行雾化疗法。

3. 病情观察

注意观察生命体征，尤其是体温变化及咽痛、咳嗽等症状的变化。警惕并发症，如中耳炎病人可有耳痛、耳鸣、听力减退、外耳道流脓；并发鼻窦炎者会出现发热、头痛加重、伴脓涕，鼻窦有压痛。

4. 用药护理

遵医嘱用药，注意观察药物不良反应。

（八）健康教育

积极体育锻炼，增强机体免疫力。生活饮食规律、改善营养。避免受凉、淋雨、过度疲劳等诱发因素，流行季节避免到公共场所。注意居住、工作环境的通风换气。年老体弱易感者应注意防护，上呼吸道感染流行时应戴口罩。

二、急性气管—支气管炎

急性气管—支气管炎是由生物、物理、化学刺激或过敏等因素引起的气管—支气管黏膜的急性炎症。临床症状主要为咳嗽和咳痰。常发生于寒冷季节或气候突变时，也可继发于上呼吸道感染，或为一些急性呼吸道传染病（麻疹、百日咳等）的一种临床表现。

（一）病因与发病机制

1. 感染

病毒或细菌是本病最常见的病因。常见的病毒有呼吸道合胞病毒、副流感病毒、腺病毒等。细菌以肺炎球菌、流感嗜血杆菌、链球菌和葡萄球菌较常见。

2. 理化因素

冷空气、粉尘、刺激性气体或烟雾对气管—支气管黏膜的急性刺激。

3. 过敏反应

花粉、有机粉尘、真菌孢子、动物毛皮及排泄物等的吸入，钩虫、蛔虫的幼虫在肺移行，或对细菌蛋白质的过敏均可引起本病。

感染是最主要的病因，过度劳累、受凉是常见诱因。

（二）临床表现

1. 症状

起病较急，通常全身症状较轻，可有发热，体温多于 3 ~ 5 天内恢复正常。大多先有上呼吸道感染症状，以咳嗽为主，初为干咳，以后有痰、黏液或黏液脓性痰，偶伴血痰。气管受累时在深呼吸和咳嗽时感胸骨后疼痛；伴支气管痉挛，可有气急和喘鸣。咳嗽、咳痰可延续 2 ~ 3 周才消失，如迁延不愈，可演变成慢性支气管炎。

2. 体征

体检肺部呼吸音粗，可闻及不固定的散在干、湿啰音，咳嗽后可减少或消失。

（三）辅助检查

病毒感染者白细胞正常或偏低，细菌感染者可有白细胞总数和中性粒细胞增高。胸部 X 线检查多无异常改变或仅有肺纹理增粗。痰涂片或培养可发现致病菌。

（四）诊断

（1）肺部可闻及散在干、湿性啰音，咳嗽后可减轻。

（2）胸部 X 线检查无异常改变或仅有肺纹理增粗。

（3）排除流行性感冒及某些传染病早期呼吸道症状，即可作出临床诊断。

（4）痰涂片或培养有助于病因诊断。

（五）治疗

1. 病因治疗

有细菌感染证据时应及时应用抗生素。可首选青霉素、大环内酯类，亦可选用头孢菌素类或喹诺酮类等药物或根据细菌培养和药敏实验结果选择药物。多数口服抗菌药物即可，症状较重者可肌内注射或静脉滴注给药。

2. 对症治疗

咳嗽剧烈而无痰或少痰可用右美沙芬、喷托维林镇咳。咳嗽痰黏而不易咳出，可口服祛痰剂如复方甘草合剂、盐酸氨溴索或溴己新等，也可行超声雾化吸入。支气管痉挛时可用平喘药，如茶碱类等。

（六）主要护理诊断/问题

同“急性上呼吸道感染”。

（七）护理措施

1. 保持呼吸道通畅

（1）保持室内空气清新，温湿度适宜，减少对支气管黏膜的刺激，以利排痰。

（2）注意休息，经常变换体位，叩击背部，指导并鼓励患者有效咳嗽，必要时行超声雾化吸入，以湿化呼吸道，利于排痰，促进炎症消散。

（3）遵医嘱使用抗生素、止咳祛痰剂、平喘剂，密切观察用药后的反应。

（4）哮喘性支气管炎的患者，注意观察有无缺氧症状，必要时给予吸氧。

2. 发热的护理

（1）密切观察体温变化，体温超过 39 ℃时采取物理降温或遵医嘱给予药物降温。

（2）保证充足的水分及营养的供给：多饮水，给予营养丰富、易于消化的饮食。保持口腔清洁。

（八）健康教育

（1）增强体质，避免劳累，防治感冒。

（2）改善生活卫生环境，防止有害气体污染，避免烟雾刺激。

（3）清除鼻、咽、喉等部位的病灶。

（王　岩）

第二节　慢性阻塞性肺疾病

慢性阻塞性肺疾病（COPD）是一组以气流受限为特征的肺部疾病，气流受限不完全可逆，呈进行性发展。COPD 是一种慢性气道阻塞性疾病的统称，主要指具有不可逆性气道阻塞的慢性支气管炎和肺气肿两种疾病。患者在急性发作期过后，临床症状虽有所缓解，但其肺功能仍在继续恶化，并且由于自身防御和免疫功能的降低以及外界各种有害因素的影响，经常反复发作，而逐渐产生各种心肺并发症。

COPD 是呼吸系统疾病中的常见病和多发病，患病率和病死率均居高不下。因肺功能进行性减退，严重影响患者的劳动力和生活质量，给家庭和社会造成巨大的负担，根据世界卫生组织发表的研究，COPD 是 2019 年全球死因排名前三的疾病，预计在 2030 年将成为世界疾病经济负担的第五位。

一、病因与发病机制

确切的病因不清楚，但认为与肺部对香烟烟雾等有害气体或有害颗粒的异常炎症反应有关。这些反应存在个体易感因素和环境因素的互相作用。

1. 吸烟

吸烟为重要的发病因素，吸烟者慢性支气管炎的患病率比不吸烟者高 2 ~ 8 倍，烟龄越长，吸烟量越大，COPD 患病率越高。烟草中含焦油、尼古丁和氢氰酸等化学物质，可损伤气道上皮细胞和纤毛运动，促使支气管黏液腺和杯状细胞增生肥大，黏液分泌增多，气道净化能力下降。还可使氧自由基产生增多，诱导中性粒细胞释放蛋白酶，破坏肺弹力纤维，诱发肺气肿形成。

2. 职业粉尘和化学物质

接触职业粉尘及化学物质，如烟雾、变应原、工业废气及室内空气污染等，浓度过高或时间过长时，均可能产生与吸烟类似的 COPD。

3. 空气污染

大气中的有害气体如二氧化硫、二氧化氮、氯气等可损伤气道黏膜上皮，使纤毛清除功能下降，黏液分泌增加，为细菌感染增加条件。

4. 感染因素

感染亦是 COPD 发生发展的重要因素之一。病毒感染以流感病毒、鼻病毒、腺病毒和呼吸道合胞病毒为常见。细菌感染常继发于病毒感染，常见病原体为肺炎链球菌、流感嗜血杆菌、卡他莫拉菌和葡萄球菌等。这些感染因素造成气管、支气管黏膜的损伤和慢性炎症。

5. 蛋白酶—抗蛋白酶失衡

蛋白水解酶对组织有损伤、破坏作用；抗蛋白酶对弹性蛋白酶等多种蛋白酶具有抑制功能，其中 α-抗胰蛋白酶是活性最强的一种。蛋白酶增多或抗蛋白酶不足均可导致组织结构破坏并产生肺气肿。吸入有害气体、有害物质可以导致蛋白酶产生增多或活性增强，而抗蛋白酶产生减少或灭活加快；同时氧化应激、吸烟等危险因素也可以降低抗蛋白酶的活性。先天性 α-抗胰蛋白酶缺乏，多见北欧血统的个体，我国尚未见正式报道。

6. 氧化应激

有许多研究表明 COPD 患者的氧化应激增加。氧化物主要有超氧阴离子（具有很强的氧化性和还原性，过量生成可致组织损伤，在体内主要通过超氧歧化酶清除）、氢氧根（OH^-）、次氯酸（HClO）和一氧化氮（NO）等。氧化物可直接作用并破坏于许多生化大分子如蛋白质、脂质和核酸等，导致细胞功能障碍或细胞死亡，还可以破坏细胞外基质；引起蛋白酶—抗蛋白酶失衡；促进炎症反应，如激活转录因子，参与多种炎症因子的转录，如 IL-8、TNF-α、NO 诱导合成酶和环氧化物诱导酶等。

7. 炎症机制

气道、肺实质及肺血管的慢性炎症是 COPD 的特征性改变，中性粒细胞、巨噬细胞、T 淋巴细胞等炎症细胞均参与了 COPD 发病过程。中性粒细胞的活化和聚集是 COPD 炎症过程的一个重要环节，通过释放中性粒细胞弹性蛋白酶、中性粒细胞组织蛋白酶 G、中性粒细胞蛋白酶 3 和基质金属蛋白酶引起慢性黏液高分泌状态并破坏肺实质。

8. 其他

自主神经功能失调、营养不良、气温变化等都有可能参与 COPD 的发生、发展。

二、临床表现

（一）症状

起病缓慢、病程较长。主要症状如下。

1. 慢性咳嗽

咳嗽时间持续在 3 周以上，随病程发展可终身不愈。常晨间咳嗽明显，夜间有阵咳或排痰。

2. 咳痰

一般为白色黏液或浆液性泡沫性痰，偶可带血丝，清晨排痰较多。急性发作期痰量增多，可有脓性痰。

3. 气短或呼吸困难

早期在劳动时出现，后逐渐加重，以致在日常活动甚至休息时也感到气短，是 COPD 的标志性症状。

4. 喘息和胸闷

部分患者特别是重度患者或急性加重时支气管痉挛而出现喘息。

5. 其他

晚期患者有体重下降、食欲减退等。

（二）体征

早期体征可无异常，随疾病进展出现以下体征。

1. 视诊

胸廓前后径增大，肋间隙增宽，剑突下胸骨下角增宽，称为桶状胸。部分患者呼吸变浅，频率增快，严重者可有缩唇呼吸等。

2. 触诊

双侧语颤减弱。

3. 叩诊

肺部过清音，心浊音界缩小，肺下界和肝浊音界下降。

4. 听诊

两肺呼吸音减弱，呼气延长，部分患者可闻及湿性啰音和（或）干性啰音。

（三）并发症

1. 慢性呼吸衰竭

常在 COPD 急性加重时发生，其症状明显加重，发生低氧血症和（或）高碳酸血症，可具有缺氧和二氧化碳潴留的临床表现。

2. 自发性气胸

如有突然加重的呼吸困难，并伴有明显的发绀，患侧肺部叩诊为鼓音，听诊呼吸音减弱或消失，应考虑并发自发性气胸，通过 X 线检查可以确诊。

3. 慢性肺源性心脏病

由于 COPD 肺病变引起肺血管床减少及缺氧致肺动脉痉挛、血管重塑，导致肺动脉高压、右心室肥厚扩大，最终发生右心功能不全。

三、辅助检查

1. 肺功能检查

这是判断气流受限的主要客观指标，对 COPD 诊断、严重程度评价、疾病进展、预后及治疗反应等有重要意义。吸入支气管舒张药后第一秒用力呼气容积占用力肺活量百分比（FEV_1/FVC）<70% 及 FEV_1 <80% 预计值者，可确定为不能完全可逆的气流受限。肺总量（TLC）、功能残气量（FRC）和残气量（RV）增高，肺活量（VC）减低，表明肺过度充气，有参考价值。由于 TLC 增加不及 RV 增高程度明显，故 RV/TLC 增高大于 40% 有临床意义。

2. 胸部影像学检查

X 线胸片改变对 COPD 诊断特异性不高，早期可无变化，以后可出现肺纹理增粗、紊乱等非特异性改变，也可出现肺气肿改变。高分辨胸部 CT 检查对有疑问病例的鉴别诊断有一定意义。

3. 血气检查

对确定发生低氧血症、高碳酸血症、酸碱平衡失调以及判断呼吸衰竭的类型有重要价值。

4. 其他

COPD 合并细菌感染时，外周血白细胞增高，核左移。痰培养可能查出病原菌，常见病原菌为肺炎链球菌、流感嗜血杆菌、卡他莫拉菌、肺炎克雷伯杆菌等。

四、诊断

1. 诊断依据

主要根据吸烟等高危因素史、临床症状、体征及肺功能检查等综合分析确定诊断。不完全可逆的气流受限是 COPD 诊断的必备条件。

2. 临床分级

根据 FEV_1/FVC、$FEV_1\%$ 预计值和症状可对 COPD 的严重程度做出分级（表 2-1）。

表 2-1　COPD 的临床严重程度分级

分级	临床特征
Ⅰ级（轻度）	$FEV_1/FVC < 70\%$ $FEV_1 \geq 80\%$ 预计值 伴或不伴有慢性症状（咳嗽，咳痰）
Ⅱ级（中度）	$FEV_1/FVC < 70\%$ $50\% \leq FEV_1 < 80\%$ 预计值 常伴有慢性症状（咳嗽，咳痰，活动后呼吸困难）
Ⅲ级（重度）	$FEV_1/FVC < 70\%$ $30\% \leq FEV_1 < 50\%$ 预计值 多伴有慢性症状（咳嗽，咳痰，呼吸困难），反复出现急性加重
Ⅳ级（极重度）	$FEV_1/FVC < 70\%$ $FEV_1 < 30\%$ 预计值或 $FEV_1 < 50\%$ 预计值 伴慢性呼吸衰竭，可合并肺心病及右心功能不全或衰竭

3. COPD 病程分期

（1）急性加重期：指在慢性阻塞性肺疾病过程中，短期内咳嗽、咳痰、气短和（或）喘息加重，痰量增多，呈脓性或黏液脓性，可伴发热等症状。

（2）稳定期：指患者咳嗽、咳痰、气短等症状稳定或症状较轻。

五、治疗

（一）稳定期治疗

1. 祛除病因

教育和劝导患者戒烟；因职业或环境粉尘、刺激性气体所致者，应脱离污染环境。接种流感疫苗和肺炎疫苗可预防流感和呼吸道细菌感染，避免它们引发的急性加重。

2. 药物治疗

主要是支气管舒张药，如 β_2 肾上腺素受体激动剂、抗胆碱能药、茶碱类和祛痰药、糖皮质激素，以平喘、祛痰，改善呼吸困难症状，促进痰液排泄。某些中药具有调理机体状况的作用，可予辨证论治。

3. 非药物治疗

（1）长期家庭氧疗（LTOT）：长期氧疗对 COPD 合并慢性呼吸衰竭患者的血流动力学、呼吸生理、运动耐力和精神状态产生有益影响，可改善患者生活质量，提高生存率。①氧疗指征（具有以下任何一项）。a. 静息时，$PaO_2 \leqslant 55$ mmHg 或 $SaO_2 < 88\%$，有或无高碳酸血症。b. 56 mmHg $\leqslant PaO_2 < 60$ mmHg，$SaO_2 < 89\%$ 伴下述之一：继发红细胞增多（血细胞比容 $>55\%$）；肺动脉高压（平均肺动脉压 $\geqslant 25$ mmHg）；右心功能不全导致水肿。②氧疗方法。一般采用鼻导管吸氧，氧流量为 1.0～2.0 L/min，吸氧时间 >15 小时/天，使患者在静息状态下，达到 $PaO_2 \geqslant 60$ mmHg 和（或）使 SaO_2 升至 90% 以上。

（2）康复治疗：康复治疗适用于中度以上 COPD 患者。其中呼吸生理治疗包括正确咳嗽、排痰方法和缩唇呼吸等；肌肉训练包括全身性运动及呼吸肌锻炼，如步行、踏车、腹式呼吸锻炼等；科学的营养支持与加强健康教育亦为康复治疗的重要方面。

（二）急性加重期治疗

最多见的急性加重原因是细菌或病毒感染。根据病情严重程度决定门诊或住院治疗。治疗原则为抗感染、平喘、祛痰、低流量持续吸氧。

六、主要护理诊断/问题

1. 气体交换受损

与呼吸道阻塞、呼吸面积减少引起通气和换气功能受损有关。

2. 清理呼吸道无效

与呼吸道炎症、阻塞、痰液过多有关。

3. 营养失调：低于机体需要量

与长期咳痰、呼吸困难致食欲下降或感染机体代谢加快有关。

4. 焦虑

与日常活动时供氧不足、疲乏、经济支持不足有关。

5. 活动无耐力

与疲劳、呼吸困难有关。

七、护理措施

1. 气体交换受损

与呼吸道阻塞、呼吸面积减少引起通气和换气功能受损有关。

（1）休息与体位：保持病室内环境安静、舒适，温度 20～22 ℃，湿度 50%～60%。卧床休息，协助病人生活需要以减少病人氧耗。明显呼吸困难者摇高床头，协助身体前倾位，以利于辅助呼吸肌参与呼吸。

（2）病情观察：监测病人的血压、呼吸、脉搏、意识状态、血氧饱和度，观察病人咳嗽、咳痰情况，痰液的量、颜色及形状，呼吸困难有无进行性加重等。

（3）有效氧疗：COPD 氧疗一般主张低流量低浓度持续吸氧。对患者加强正确的氧疗指导，避免出现氧浓度过高或过低而影响氧疗效果。氧疗装置定期更换、清洁、消毒。急性加重期发生低氧血症者可鼻导管吸氧，或通过文丘里面罩吸氧。鼻导管给氧时，吸入的氧浓度与给氧流量有关，估算公式为吸入氧浓度（%）＝21＋4×氧流量（L/min）。一般吸入氧浓度为 28%～30%，应避免吸入氧浓度过高引起二氧化碳潴留。

（4）呼吸功能锻炼：在病情允许的情况下指导病人进行，以加强胸、膈呼吸肌肌力和耐力，改善呼吸功能。①缩唇呼吸。目的是增加气道阻力，防止细支气管由于失去放射牵引和胸内高压引起的塌陷，以利于肺泡通气。方法：患者取端坐位，双手扶膝，舌尖放在下颌牙齿内底部，舌体略弓起靠近上颌硬腭、软腭交界处，以增加呼气时气流阻力，口唇缩成“吹口哨”的嘴形。吸气时闭嘴用鼻吸气，呼气时缩唇，慢慢轻轻呼出气体，吸气与呼气之比为 1：2，慢慢呼气达到 1：4。吸气时默数 1、2，呼气时默数 1、2、3、4。缩唇口型大小以能使距嘴唇15～20 cm 处蜡烛火焰随气流倾斜但不熄灭为度。呼气是腹式呼吸组成部分，应配合腹式呼吸锻炼。每天 3～4 次，每次 15～30 分钟。②腹式呼吸。目的为锻炼膈肌，增加肺活量，提高呼吸耐力。方法：根据病情采取合适的体位，初学者以半卧位为宜。

仰卧位的腹式呼吸。让患者髋关节、膝关节轻度屈曲，全身处于舒适的体位。患者一只手放在腹部上，另一只手放在上胸部，此时治疗师的手与患者的手重叠放置，进行缩唇呼吸。精神集中，让患者在吸气和呼气时感觉手的变化，吸气时治疗师发出指令让患者放置于腹部的手轻轻上抬，治疗师在呼气的结束时，快速地徒手震动并对横膈膜进行伸张，以促进呼吸肌的收缩，此训练是呼吸系统物理治疗的基础，要对患者进行充分的指导，训练的时间每次 5～10 分钟，训练的效果随次数增加显现。训练时注意以下几点：a. 把握患者的呼吸节律。顺应患者的呼吸节律进行呼吸指导可避免加重患者呼吸困难程度。b. 开始时不要进行深呼吸。腹式呼吸不是腹式深呼吸，在开始时期指导患者进行集中精力的深呼吸，可加重患者的呼吸困难。腹式呼吸的指导应在肺活量 1/3～2/3 通气量的程度上进行练习。应理解腹式深呼吸是充分的腹式呼吸。c. 应了解横膈的活动。横膈在吸气时向下方运动，腹部上升，了解横膈的运动，易理解腹式呼吸。

坐位的腹式呼吸。坐位的腹式呼吸的基础是仰卧位的腹式呼吸。患者采用的体位是坐在床上或椅子上足跟着地，让患者的脊柱伸展并保持尽量前倾坐位。患者一手放在膝外侧支撑体重，另一手放在腹部。治疗师一手放在患者的颈部，触及斜角肌的收缩。另一手放在患者的腹部，感受横膈的收缩。这样能够发现患者突然出现的意外和不应出现的胸式呼吸。正确的腹式呼吸是吸气时横膈膜开始收缩，然后斜角肌等呼吸辅助肌使收缩扩大，呼气时吸气肌放松处于迟缓状态。

立位的腹式呼吸。手法：患者用单手扶床栏或扶手支撑体重。上半身取前倾位。治疗师按照坐位的腹式呼吸指导法指导患者训练。

（5）用药护理：按医嘱给予支气管舒张气雾剂、抗生素等药物，并注意用药后的反应。应用氨茶碱后，患者在21日出现心率增快的症状，停用氨茶碱加用倍他乐克减慢心率治疗后好转。

2. 清理呼吸道无效

与呼吸道炎症、阻塞、痰液过多有关。

（1）减少尘埃与烟雾刺激，避免诱因，注意保暖。

（2）补充水分：饮水（保持每天饮水1.5～2 L以上）、雾化吸入（每日2次，每次20分钟）及静脉输液，有利于痰液的稀释便于咳出。

（3）遵医嘱用药，口服及静滴沐舒坦祛痰，静滴氨茶碱扩张支气管。

（4）注意无菌操作，加强口腔护理。

（5）定时巡视病房，加强翻身、叩背、吸痰。指导患者进行深呼吸和有效的咳嗽咳痰，定期（每2小时）进行数次随意的深呼吸（腹式呼吸），吸气末屏气片刻，然后进行咳嗽；嘱患者经常变换体位以利于痰液咳出，保证呼吸道的通畅，防止肺不张等并发症。

3. 焦虑

与日常活动时供氧不足、疲乏、经济支持不足有关。

（1）入院时给予热情接待，注意保持病室的整洁、安静，为患者创造一个舒适的周围环境。

（2）鼓励家属陪伴，给患者心理上带来慰藉和亲切感，消除患者的焦虑。

（3）随时了解患者的心理状况，多与其沟通，讲解本病有关知识及预后情况，使患者对疾病有一定的了解，说明不良情绪对病情有害无利，积极配合有助于取得良好的效果。

（4）加强巡视病房，在患者夜间无法入睡时适当给予镇静治疗。

4. 营养失调：营养低于机体需要量

与长期咳痰、呼吸困难致食欲下降或感染机体代谢加快有关。

（1）评估营养状况并了解营养失调原因，宣传饮食治疗的意义和原则。

（2）制订适宜的饮食计划，呼吸困难可使热量和蛋白质消耗增加，因此应制定高热量、高蛋白、高维生素的饮食计划，不能进食或输注过多的糖类，以免产生大量CO_2，加重通气负担。改善病人进食环境，鼓励病人进食。少量多餐，进软食，细嚼慢咽，避免进食易产气食物。

（3）便秘者给予高纤维素食物和水果，有心衰或水肿者应限制水钠的摄入。

（4）必要时静脉补充营养。

八、健康教育

(1) COPD 的预防主要是避免发病的高危因素、急性加重的诱发因素以及增强机体免疫力。戒烟是预防 COPD 的重要措施，也是最简单易行的措施，在疾病的任何阶段戒烟都有益于防止 COPD 的发生和发展。

(2) 控制职业和环境污染，减少有害气体或有害颗粒的吸入，可减轻气道和肺的异常炎症反应。

(3) 积极防治婴幼儿和儿童期的呼吸系统感染，可能有助于减少以后 COPD 的发生。流感疫苗、肺炎链球菌疫苗、细菌溶解物、卡介菌多糖核酸等对防止 COPD 患者反复感染可能有益。

(4) 指导病人呼吸功能锻炼，防寒保暖，锻炼身体，增强体质，提高机体免疫力。

(5) 对于有 COPD 高危因素的人群，应定期进行肺功能监测，以尽可能早期发现 COPD 并及时予以干预。

（韩　双）

第三节　急性呼吸窘迫综合征

急性呼吸窘迫综合征（ARDS）是多种原因引起的急性呼吸衰竭。ARDS 不是独立的疾病，是多种疾病的一种严重并发症。ARDS 晚期多诱发或合并多脏器功能障碍综合征，甚至多脏器功能衰竭（MOF），病情凶险，预后恶劣，病死率高达 50% ~70% 。

一、病因与发病机制

休克、创伤、淹溺、严重感染、吸入有毒气体、药物过量、尿毒症、糖尿病酮症酸中毒、弥散性血管内凝血、体外循环等原因均可导致 ARDS。

虽然 ARDS 病因各异，但发病机制基本相似，不依赖于特定病因。大量研究表明，感染、创伤等各种原因引发的全身炎症反应综合征（SIRS）是 ARDS 的根本原因。其中炎症细胞如多形核白细胞的聚集和活化、花生四烯酸代谢产物以及其他炎症介质为促进 SIRS 和 ARDS 发生发展的主要因素，彼此之间错综存在，互为影响。

二、临床表现

急性呼吸窘迫综合征通常发生于原发疾病或损伤起病后 24 ~48 小时以内。最初的症状为气促，伴有呼吸浅快，肺部可有湿啰音或哮鸣音。患者皮肤可见花斑状或青紫。随着病情进展，出现呼吸窘迫，吸气费力，发绀，烦躁不安，动脉血氧分压（PaO_2）明显降低、二氧化碳分压（$PaCO_2$）低。如病情继续恶化，呼吸窘迫和发绀继续加重，并出现酸中毒、MOF 甚至死亡。凡存在可能引起 ARDS 的各种基础疾病或诱因，一旦出现呼吸改变或血气异常，均应警惕有 ARDS 发生的可能。

三、辅助检查

急性呼吸窘迫综合征患者检查的目的包括：诊断与鉴别诊断、治疗监测与指导治疗、危重程度及预后评测。

与诊断与鉴别诊断有关的检查包括：致病原检测、动脉血气分析、影像学检查（胸片、胸部 CT）、脉搏指数连续心输出量（PICOO）监测技术、肺动脉导管监测技术、超声技术应用等。

与治疗监测及指导治疗有关的检查包括：机械通气—呼吸力学监测（呼吸驱动监测、气道阻力与肺顺应性监测、气道压力监测、呼吸功能监测）、脉搏指数连续心输出量（PI—COO）监测、中心静脉压与肺动脉压力监测、氧代谢动力监测、纤维支气管镜检查与治疗、呼气末二氧化碳监测、肺泡灌洗液及肺组织病理检查。

与危重程度及预后评测有关的检查包括：APACHEII 评分、LIS 评分、SOFA 评分法以及肺损伤特异性标志物检测等。

四、诊断

1. 起病时间

已知临床病因后 1 周之内或新发/原有呼吸症状加重。

2. 胸部影像

即胸片或 CT 扫描，可见双侧阴影且不能完全用胸腔积液解释、肺叶/肺萎陷、结节。

3. 肺水肿

其原因不能通过心衰或水负荷增多来解释的呼吸衰竭，如果没有危险因素，就需要客观评估排除静水压水肿。

4. 缺氧程度

①轻度：$200\ mmHg < PaO_2/FiO_2 \leqslant 300\ mmHg$，PEEP 或 $CPAP \geqslant 5\ cmH_2O$，轻度 ARDS 组中可能采用无创通气。②中度：$100\ mmHg < PaO_2/FiO_2 \leqslant 200\ mmHg$，$PEEP \geqslant 5\ cmH_2O$。③重度：$PaO_2/FiO_2 \leqslant 100\ mmHg$，$PEEP \geqslant 5\ cmH_2O$。说明：如果所在地区纬度高于 1000 m，应引入校正因子计算：[PaO_2/FiO_2（气压/760）]。

此外，急性呼吸窘迫综合征患者诊疗过程中，常出现呼吸机相关性肺炎、呼吸机相关肺损伤、深静脉血栓形成、机械通气困难脱机、肺间质纤维化等症。

五、治疗

治疗原则是改善换气功能、纠正缺氧，及时去除病因、控制原发病等。ARDS 治疗的关键在于原发病及其病因。包括氧疗、机械通气等呼吸支持治疗，输新鲜血、利尿维持适宜的血容量，根据病因早期应用肾上腺皮质激素，纠正酸碱和电解质紊乱，营养支持及体位治疗。

六、主要护理诊断/问题

1. 有清理呼吸道无效的危险

与分泌物增加及有创通气有关。

2. 有感染的危险

与有创通气有关。

3. 低效性呼吸型态

与肺损伤有关。

4. 潜在并发症

多脏器功能障碍等。

七、护理措施

在救治ARDS过程中，精心护理是抢救成功的重要环节。护士应做到及早发现病情，迅速协助医生采取有力的抢救措施。密切观察患者生命体征，做好各项记录，准确完成各种治疗，备齐抢救器械和药品，防止机械通气和气管切开的并发症。

1. 护理目标

（1）及早发现ARDS的迹象，及早有效地协助抢救。维持生命体征稳定，挽救病人生命。

（2）做好人工气道的管理，维持病人最佳气体交换，改善低氧血症，减少机械通气并发症。

（3）采取俯卧位通气护理，缓解肺部压迫，改善心脏的灌注。

（4）积极预防感染等各种并发症，提高救治成功率。

（5）加强基础护理，增加患者舒适感。

（6）减轻病人心理不适，使其合作、平静。

2. 护理措施

（1）及早发现病情变化：ARDS通常在疾病或严重损伤的最初24～48小时后发生。首先出现呼吸困难，通常呼吸浅快。吸气时可存在肋间隙和胸骨上窝凹陷。皮肤可出现发绀和斑纹，吸氧不能使之改善。

护士发现上述情况要高度警惕，及时报告医生，进行动脉血气和胸部X线等相关检查。一旦诊断考虑ARDS，立即积极治疗。若没有机械通气的相应措施，应尽早转至有条件的医院。病人转运过程中应有专职医生和护士陪同，并准备必要的抢救设备，氧气必不可少。若有指征行机械通气治疗，可以先行气管插管后转运。

（2）迅速连接监测仪，密切监护心率、心律、血压等生命体征，尤其是呼吸的频率、节律、深度及血氧饱和度等。观察病人意识、发绀情况、末梢温度等。注意有无呕血、黑粪等消化道出血的表现。

（3）氧疗和机械通气的护理：治疗ARDS最紧迫问题在于纠正顽固性低氧，改善呼吸困难，为治疗基础疾病赢得时间。需要对患者实施氧疗甚至机械通气。

严密监测病人呼吸情况及缺氧症状。若单纯面罩吸氧不能维持满意的血氧饱和度，应予辅助通气。首先可尝试采用经面罩持续气道正压吸氧等无创通气，但大多需要机械通气吸入氧气。遵医嘱给予高浓度氧气吸入或使用呼气末正压呼吸（PEEP）并根据动脉血气分析值的变化调节氧浓度。

使用PEEP时应严密观察，防止病人出现气压伤。PEEP是在呼气终末时给予气道一恒定正压使之不能回复到大气压的水平。可以增加肺泡内压和功能残气量改善氧合，防止呼气使肺泡萎陷，增加气体分布和交换，减少肺内分流，从而提高PaO_2。由于PEEP使胸腔内压升高，静脉回流受阻，致心搏减少，血压下降，严重时可引起循环衰竭。另外，正压过高，肺泡过度膨胀、破裂有导致气胸的危险。所以在监护过程中，注意 PEEP 观察有无心率增快、突然胸痛、呼吸困难加重等相关症状，发现异常立即调节 PEEP 压力并报告医生处理。

帮助病人采取有利于呼吸的体位，如端坐位或高枕卧位。

人工气道的管理有以下几方面。

妥善固定气管插管，观察气道是否通畅，定时对比听诊双肺呼吸音。经口插管者要固定好牙垫，防止阻塞气道。每班检查并记录导管刻度，观察有无脱出或误入一侧主支气管。套管固定松紧适宜，以能放入一指为准。

气囊充气适量。充气过少易产生漏气，充气过多可压迫气管黏膜导致气管食管瘘，可以采用最小漏气技术，用来减少并发症发生。方法：用 10 mL 注射器将气体缓慢注入，直至在喉及气管部位听不到漏气声，向外抽出气体每次 0.25～0.5 mL，至吸气压力到达峰值时出现少量漏气为止，再注入 0.25～0.5 mL 气体，此时气囊容积为最小封闭容积，气囊压力为最小封闭压力，记录注气量。观察呼吸机上气道峰压是否下降及患者能否发音说话，长期机械通气患者要观察气囊有无破损、漏气现象。

保持气道通畅。严格无菌操作，按需适时吸痰。过多反复抽吸会刺激黏膜，使分泌物增加。先吸气道再吸口、鼻腔，吸痰前给予充分气道湿化、翻身叩背、吸纯氧 3 分钟，吸痰管最大外径不超过气管导管内径的 1/2，迅速插吸痰管至气管插管，感到阻力后撤回吸痰管 1～2 cm，打开负压边后退边旋转吸痰管，吸痰时间不应超过 15 秒。吸痰后密切观察痰液的颜色、性状、量及患者心率、心律、血压和血氧饱和度的变化，一旦出现心律失常和呼吸窘迫，立即停止吸痰，给予吸氧。

用加温湿化器对吸入气体进行湿化，根据病情需要加入盐酸氨溴索、异丙托溴铵等，每日 3 次雾化吸入。湿化满意标准为痰液稀薄、无泡沫、不附壁，能顺利吸出。

呼吸机使用过程中注意电源插头要牢固，不要与其他仪器共用一个插座；机器外部要保持清洁，上端不可放置液体；开机使用期间定时倒掉管道及集水瓶内的积水，集水瓶安装要牢固；定时检查管道是否漏气、有无扭折、压缩机工作是否正常。

（4）维持有效循环，维持出入液量轻度负平衡。循环支持治疗的目的是恢复和提供充分的全身灌注，保证组织的灌流和氧供，促进受损组织的恢复。在能保持酸碱平衡和肾功能的前提下达到最低水平的血管内容量。①护士应迅速帮助完成该治疗目标。选择大血管，建立 2 个以上的静脉通道，正确补液，改善循环血容量不足。②严格记录出入量、每小时尿量。出入量管理的目标是在保证血容量、血压稳定前提下，24 小时出量大于入量 500～1000 mL，利于肺内水肿液的消退。充分补充血容量后，护士遵医嘱给予利尿剂，消除肺水肿。观察病人对治疗的反应。

（5）俯卧位通气护理：由仰卧位改变为俯卧位，可使 75% ARDS 病人的氧合改善。可能与血流重新分布，改善背侧肺泡的通气，使部分萎陷肺泡再膨胀达到“开放肺”的效果有关。随着通气/血流比例的改善进而改善了氧合。但存在血流动力学不稳定、颅内压增高、脊柱外伤、急性出血、骨科手术、近期腹部手术、妊娠等为禁忌实施俯卧位。①患者发病 24～36 小时后取俯卧位，翻身前给予纯氧吸入 3 分钟。预留足够的管路长度，注意防止气管插管过度牵拉致脱出；②为减少特殊体位给患者带来的不适，用软枕垫高头部 15°～30°，嘱患者双手放在枕上，并在髋、膝、踝部放软枕，每 1～2 小时更换 1 次软枕的位置，每 4 小时更换 1 次体位，同时考虑患者的耐受程度；③注意血压变化，因俯卧位时支撑物放置不当，可使腹压增加，下腔静脉回流受阻而引起低血压，必要时在翻身前提高吸氧浓度；④注意安全、防坠床。

（6）预防感染的护理：①注意严格无菌操作，每日更换气管插管切口敷料，保持局部清洁干燥，预防或消除继发感染；②加强口腔及皮肤护理，以防护理不当而加重呼吸道感染及发生褥疮；③密切观察体温变化，注意呼吸道分泌物的情况。

（7）心理护理，减轻恐惧，增加心理舒适度：①评估病人的焦虑程度，指导病人学会自我调整心理状态，调控不良情绪，主动向病人介绍环境，解释治疗原则，解释机械通气、监测及呼吸机的报警系统，尽量消除病人的紧张感；②耐心向病人解释病情，对病人提出的问题要给予明确、有效和积极的信息，消除心理紧张和顾虑；③护理病人时保持冷静和耐心，表现出自信和镇静；④如果病人由于呼吸困难或人工通气不能讲话，可提供纸笔或以手势与病人交流；⑤加强巡视，了解病人的需要，帮助病人解决问题；⑥帮助并指导病人及家属应用松弛疗法、按摩等。

（8）营养护理：ARDS 患者处于高代谢状态，应及时补充热量和高蛋白、高脂肪营养物质。能量的摄取既应满足代谢的需要，又应避免糖类的摄取过多，蛋白摄取量一般为每天 1.2 ~ 1.5 g/kg。

尽早采用肠内营养，协助患者取半卧位，充盈气囊，证实胃管在胃内后，用加温器和输液泵匀速泵入营养液。若有肠鸣音消失或胃潴留，暂停鼻饲，给予胃肠减压。一般留置 5 ~ 7 天后拔除，更换到对侧鼻孔，以减少鼻窦炎的发生。

八、健康教育

在疾病的不同阶段，根据病人的文化程度做好有关知识的宣传和教育，让病人了解病情的变化过程。

（1）提供舒适安静的环境以利于病人休息，指导病人正确卧位休息，讲解由仰卧位改变为俯卧位的意义，尽可能减少特殊体位给患者带来的不适。

（2）向病人解释咳嗽、咳痰的重要性，指导病人掌握有效咳痰的方法，鼓励并协助病人咳嗽，排痰。

（3）指导病人自己观察病情变化，如有不适及时通知医护人员。

（4）嘱病人严格按医嘱用药，按时服药，不要随意增减药物剂量及种类。服药过程中，需密切观察患者用药后的反应，以指导用药剂量。

（5）出院指导：指导病人出院后仍以休息为主，活动量要循序渐进，注意劳逸结合。此外，病人病后生活方式的改变需要家人的积极配合和支持，应指导病人家属给病人创造一个良好的身心休养环境。出院后 1 个月内来院复查 1 ~ 2 次，出现情况随时来院复查。

（王凌云）

第三章

心内科疾病的护理

第一节　高血压

高血压是一种以动脉压升高为主要特征，同时伴有心、脑、肾、血管等靶器官功能性或器质性损害以及代谢改变的全身性疾病。我国目前采用的高血压诊断标准是《2005 年中国高血压诊治指南》，是在未用降压药的情况下，收缩压≥140 mmHg 和（或）舒张压≥90 mmHg，按血压水平将高血压分为 3 级。收缩压≥140 mmHg 和舒张压 <90 mmHg 单列为单纯性收缩期高血压。患者既往有高血压史，目前正在用抗高血压药，血压虽然低于 140/90 mmHg，亦应该诊断为高血压，见表 3-1。

表 3-1　高血压诊断标准

类别	收缩压（mmHg）	舒张压（mmHg）
正常血压	<120	<80
正常高值	120～139	80～89
高血压	≥140	≥90
1 级高血压（轻度）	140～159	90～99
2 级高血压（中度）	160～179	100～109
3 级高血压（重度）	≥180	≥110
单纯收缩期高血压	≥140	<90

注：若患者的收缩压与舒张压分属不同的级别时，则以较高的分级为准。单纯收缩期高血压也可按照收缩压水平分为 1、2、3 级。

临床上高血压见于两类疾病，第一类为原发性高血压，又称高血压病，是一种以血压升高为主要临床表现而病因尚不明确的独立疾病（占所有高血压病患者的 90% 以上）。第二类为继发性高血压，又称症状性高血压，在这类疾病中病因明确，高血压是该种疾病的临床表现之一，血压可暂时性或持续性升高，如继发于急慢性肾小球肾炎、肾动脉狭窄等肾疾病之后的肾性高血压；继发于嗜络细胞瘤等内分泌疾病之后的内分泌性高血压；继发于脑瘤等疾病之后的神经源性高血压等。下面主要介绍原发性高血压。

一、病因与发病机制

（一）病因

高血压的病因尚未完全明了，可能与下列因素有关。

1. 遗传因素

调查表明，60%左右的高血压病患者有家族史，但遗传的方式未明。某些学者认为属单基因常染色体显性遗传，但也有学者认为属多基因遗传。

2. 环境因素

包括饮食习惯（如饮食中热能过高以至肥胖或超重，高盐饮食等）、职业、噪声、吸烟、气候改变、微量元素摄入不足和水质硬度等。

3. 神经精神因素

缺少运动或体力活动，精神紧张或情绪创伤与本病的发生有一定的关系。

（二）发病机制

有关高血压的发病原理的学说较多，包括精神神经源学说、内分泌学说、肾源学说、遗传学说以及钠盐摄入过多学说等。各种学说各有其根据，综合起来认为高级神经中枢功能失调在发病中占主导地位，体液、内分泌因素、肾脏以及钠盐摄入过多也参与本病的发病过程。

外界环境的不良刺激以及某些不利的内在因素，引起剧烈、反复、长时间的精神紧张和情绪波动，导致大脑皮质功能障碍和下丘脑神经内分泌中枢功能失调。由此可通过下列几条途径促使周围小动脉痉挛，进而形成高血压：①皮质下血管舒缩中枢形成了以血管收缩神经冲动占优势的兴奋灶，引起细小动脉痉挛，外周血管阻力增加，血压增高；②大脑皮质功能失调可引起神经垂体释放更多的血管升压素，后者可直接引起小动脉痉挛，也可通过肾素—醛固酮系统，引起钠潴留，进一步促使小动脉痉挛；③大脑皮质功能失调也可引起垂体前叶促肾上腺皮质激素（ACTH）和肾上腺皮质激素分泌增加，促使钠潴留；④大脑皮质功能失调还可引起肾上腺髓质激素分泌增多，后者可直接引起小动脉痉挛，也可通过增加心排血量进一步加重高血压。

二、临床表现

（一）一般表现

大多数的高血压患者在血压升高早期仅有轻微的自觉症状，如头痛、头晕、失眠、耳鸣、烦躁、工作和学习精力不易集中、容易出现疲劳等。

（二）并发症

疼痛或出现颈背部肌肉酸痛紧张感。血压持久升高可导致心、脑、肾、血管等靶器官受损的表现。当出现心慌、气促、胸闷、心前区疼痛时表明心脏已受累；出现尿频、多尿、尿液清淡时表明肾脏受累；如果高血压患者突然出现神志不清、呼吸深沉不规则、大小便失禁等提示可能发生脑出血；如果是逐渐出现一侧肢体活动不利、麻木甚至麻痹应当怀疑是否有脑血栓的形成。

（三）高血压危险度分层

据心血管危险因素和靶器官受损的情况分层如下。

1. 低危组

男性年龄<55岁、女性年龄<65岁，高血压1级、无其他危险因素者，属低危组。典型情况下，10年随访中患者发生主要心血管事件的危险<15%。

2. 中危组

高血压2级或1~2级同时有1~2个危险因素，患者应否给予药物治疗，开始药物治疗前应经多长时间的观察，医生需予十分缜密的判断。典型情况下，该组患者随后10年内发生主要心血管事件的危险为15%~20%，若患者属高血压1级，同时有一种危险因素，10年内发生心血管事件危险约15%。

3. 高危组

高血压水平属1级或2级，同时有3种或更多危险因素、兼患糖尿病或靶器官损害或高血压水平属3级但无其他危险因素患者属高危组。典型情况下，10年随访中患者发生主要心血管事件的危险为20%~30%。

4. 很高危组

高血压3级同时有1种以上危险因素或兼患糖尿病或靶器官损害，或高血压1~3级并有临床相关疾病。典型情况下，10年随访中患者发生主要心血管事件的危险≥30%，应迅速开始最积极的治疗。

（四）几种特殊高血压类型

1. 高血压危象

在高血压疾病发展过程中，因为劳累、紧张、精神创伤、寒冷所诱发，出现烦躁不安、心慌、多汗、手足发抖、面色苍白、异常兴奋等临床表现，可伴有心绞痛、心力衰竭，也可伴有高血压脑病的临床表现。血压升高以收缩压升高为主，往往收缩压>200 mmHg。

2. 高血压脑病

在高血压疾病发展过程中，因为劳累、紧张、情绪激动等诱发，急性脑血液循环障碍，引起脑水肿和颅内压增高，出现头痛、呕吐、烦躁不安、心跳慢、视物模糊、意识障碍甚至昏迷等临床表现。血压升高以舒张压升高为主，往往舒张压>120 mmHg。

3. 恶性高血压

恶性高血压又称急进性高血压，是指舒张压和收缩压均显著增高，病情进展迅速，常伴有视网膜病变，多见于青年人，常常出现头晕、头痛、视物模糊、心慌、气短、体重减轻等临床表现，舒张压常>130 mmHg，易并发心、脑、肾等重要脏器的严重并发症，短时间内可因肾衰竭而死亡。

三、辅助检查

1. 体格检查

（1）正确测量血压。由于血压有波动性，且情绪激动、体力活动时会引起一时性的血压升高，因此应至少2次在非同日静息状态下测得血压升高时方可诊断高血压，而血压值应以连续测量3次的平均值计。仔细的体格检查有助于发现继发性高血压线索和靶器官损害情况。

（2）测量体重指数（BMI）、腰围及臀围。

（3）检查四肢动脉搏动和神经系统体征，听诊颈动脉、胸主动脉、腹部动脉和股动脉有无杂音。

（4）观察有无库欣病面容、神经纤维瘤性皮肤斑、甲状腺功能亢进性突眼征或下肢水肿。

（5）全面的心肺检查。

（6）全面详细了解患者病史。

2. 实验室检查

可帮助判断高血压的病因及靶器官功能状态。常规检查项目有血常规、尿常规（包括蛋白、糖和尿沉渣镜检）、肾功能、血糖、血脂、血钾、超声心动图、心电图、胸部X线、眼底、动态血压监测等。

可根据需要进一步检查眼底以及颈动脉超声等。24小时动态血压监测有助于判断血压升高的严重程度，了解血压昼夜节律，监测清晨血压，指导降压治疗以及评价降压药物疗效。

四、诊断

根据患者的病史、体格检查和实验室检查结果，可确诊高血压。诊断内容应包括：确定血压水平及高血压分级；无合并其他心血管疾病危险因素；判断高血压的原因，明确有无继发性高血压；评估心、脑、肾等靶器官情况；判断患者出现心血管事件的危险程度。

五、治疗

（一）药物治疗

临床上常用的降压药物主要有六大类：利尿药、α受体阻断药、钙通道阻滞药（CCBs）、血管紧张素转换酶抑制药（ACEI）、β受体阻断药以及血管紧张素Ⅱ受体拮抗药（ARBs）。临床试验结果证实几种降血压药物，均能减少高血压并发症。

1. 治疗目标

抗高血压治疗的最终目标是减少心血管和肾脏疾病的发病率和病死率。多数高血压患者，特别是50岁以上者SBP达标时，DBP也会达标，治疗重点应放在SBP达标上。普通高血压患者降至140/90 mmHg以下，糖尿病、肾病等高危患者降压目标是$<$130/80 mmHg以下，老年高血压患者的收缩压降至150 mmHg以下。

需要说明的是，降压目标是140/90 mmHg以下，而不仅仅是达到140/90 mmHg。如患者耐受，还可进一步降低，如对年轻高血压患者可降至130/80 mmHg或120/80 mmHg。

2. 治疗原则

高血压的治疗应全面考虑患者的血压水平、危险因素、临床情况以及靶器官损害，确定合理的治疗方案。对不同危险等级的高血压患者应采用不同的治疗原则。选择抗高血压药物时应考虑对其他伴随疾病存在的影响。

（1）潜在的有利影响：噻嗪类利尿药有助于延缓骨质疏松患者的矿物质脱失。β受体阻断药可治疗心房快速房性心律失常或心房颤动、偏头痛、甲状腺功能亢进（短期应用）、特发性震颤或手术期高血压。CCBs治疗雷诺综合征和某些心律失常。α受体阻断药可治疗前列腺疾病。

（2）潜在的不利影响：噻嗪类利尿药慎用于痛风或有明显低钠血症史的患者。β 受体阻断药禁用于哮喘、反应性气道疾病、二度或三度心脏传导阻滞。ACEI 和 ARBs 不适于准备怀孕的妇女，禁用于孕妇。ACEI 不适于有血管性水肿病史的患者。醛固酮拮抗药和保钾利尿药会导致高钾血症，应避免用于服药前血清钾超过 5.0 mEq/L 的患者。

3. 治疗的有效措施

（1）降低高血压患者的血压水平是预防脑卒中及冠心病的根本，只要降低高血压患者的血压水平，就对患者有益处。

（2）由于大多数高血压患者需要两种或以上药物联合应用才能达到目标血压，故提倡小剂量降压药的联合应用或固定剂量复方制剂的应用。

（3）利尿药、β 受体阻断药、ACE 抑制药、钙通道阻滞药、血管紧张素受体拮抗药及小剂量复方制剂均可作为初始或维持治疗高血压的药物。

（4）推荐应用每日口服 1 次，降压效果维持 24 小时的降压药，强调长期有规律的抗高血压治疗，达到有效、平稳、长期控制的要求。

（二）非药物治疗

非药物治疗是高血压的基础治疗，主要通过改善不合理的生活方式，减低危险因素水平，进而使血压水平下降。对 1 级高血压患者，仅通过非药物治疗就有可能使血压降至正常水平。对于必须接受药物治疗的 2、3 级高血压患者，非药物治疗可以提高药物疗效，减少药物用量，从而降低药物的不良反应，减少治疗费用（表 3-2）。

表 3-2　防治高血压的非药物措施

措施	目标	收缩压下降范围
减重	减少热量，膳食平衡，增加运动，BMI 保持 20～24 kg/m^2	5～20 mmHg/减重 10 kg
膳食限盐	北方首先将每人每日平均食盐量降至 8 g，以后再降至 6 g，南方可控制在 6 g 以下	2～8 mmHg
减少膳食脂肪	总脂肪＜总热量的 30%，饱和脂肪＜10%，增加新鲜蔬菜每日 400～500 g，水果 100 g，肉类 50～100 g，鱼虾类 50 g，蛋类每周 3～4 枚，奶类每日 250 g，每日食油 20～25 g，少吃糖类和甜食	—
增加及保持适当体力活动	一般每周运动 3～5 次，每次持续 20～60 分钟。如运动后自我感觉良好，且保持理想体重，则表明运动量和运动方式合适	4～9 mmHg
保持乐观心态，提高应激能力	通过宣教和咨询，提高人群自我防病能力。提倡选择适合个体的体育、绘画等文化活动，增加老年人社交机会，提高生活质量	—
戒烟、限酒	不吸烟；不提倡饮酒，如饮酒，男性每日饮酒精量不超过 25 g，即葡萄酒小于 100～150 mL（相当于 2～3 两），或啤酒小于 250～500 mL（相当于 0.5～1 斤），或白酒小于 25～50 mL（相当于 0.5～1 两）；女性则减半量，孕妇不饮酒。不提倡饮高度烈性酒。高血压及心脑血管病患者应尽量戒酒	2～4 mmHg

注：BMI（体重指数）＝体重/身高^2（kg/m^2）。

（三）特殊人群高血压治疗方案

1. 老年高血压

65 岁以上的老年人中 2/3 以上有高血压，老年人降压治疗强调平缓降压，应给予长效制剂，对可耐受者应尽可能降至 140/90 mmHg 以下，但舒张压不宜低于 60 mmHg，否则是预后不佳的危险因素。

2. 糖尿病

常并发血脂异常、直立性低血压、肾功能不全、冠心病，选择降压药应兼顾或至少不加重这些异常。

3. 冠心病

高血压并发冠心病的患者发生再次梗死或猝死的机会要高于不合并高血压的冠心病患者，它们均与高血压有直接关系，应积极治疗。研究显示，伴有冠心病的高血压患者，不论选用 β-受体阻断药还是钙通道阻滞药，作为控制血压的一线药物，最后结果无差异。

4. 脑血管病

对于病情稳定的非急性期脑血管病患者，血压水平应控制在 140/90 mmHg 以下。急性期脑血管病患者另作别论。

5. 肾脏损害

血肌酐 < 221 μmol/L，首选 ACEI，因其对减少蛋白尿及延缓肾病变的进展有利；血肌酐 > 265 μmol/L 应停用 ACEI，可选择钙通道阻滞药、α 受体阻断药、β 受体阻断药。伴有肾脏损害或有蛋白尿的患者（24 小时蛋白尿 > 1 g），控制血压宜更严格。

6. 妊娠高血压

因妊娠早期的血管扩张，在妊娠 20 周前，轻度高血压的患者不需药物治疗，从 16 周至分娩通常使用的较为安全的药物包括：甲基多巴、β 受体阻滞药、肼屈嗪（短期），降低所有的心血管危险因素，须停止吸烟。改变生活方式产生的效果与量和时间有关。

六、主要护理诊断/问题及护理措施

（一）疼痛——头痛

1. 相关因素

与血压升高有关。

2. 临床表现

头部疼痛。

3. 护理措施

（1）评估患者头痛的情况，如头痛程度、持续时间、是否伴有恶心呕吐、视物模糊等伴随症状。

（2）尽量减少或避免引起或加重头痛的因素，保持病室环境安静，减少探视，护理人员做到操作轻、说话轻、走路轻、关门轻，保证患者有充足的睡眠。

（3）向患者讲解引起头痛的原因，嘱患者合理安排工作和休息，避免劳累、精神紧张、情绪激动等，戒烟、酒。

（4）指导患者放松的技巧，如听轻音乐、缓慢呼吸等。

（5）告知患者控制血压稳定和坚持长期、规律服药的重要性，加强患者的服药依从性。

（二）活动无耐力

1. 相关因素

与并发心力衰竭有关。

2. 临床表现

乏力，轻微活动后即感呼吸困难、无力等。

3. 护理措施

（1）告知患者引起乏力的原因，尽量减少增加心脏负担的因素，如剧烈活动等。

（2）评估患者心功能状态，评估患者活动情况，根据患者心功能情况制订合理的活动计划。督促患者坚持动静结合，循序渐进增加活动量。

（3）嘱患者一旦出现心慌、呼吸困难、胸闷等情况应立即停止活动，保证休息，并一次作为最大活动量的指征。

（三）有受伤的危险

1. 相关因素

与头晕、视物模糊有关。

2. 临床表现

头晕、眼花、视物模糊，严重时可出现晕厥。

3. 护理措施

（1）警惕急性低血压反应，避免剧烈运动、突然改变体位，改变体位时动作应缓慢，特别是夜间起床时；服药后不要站立太久，因为长时间的站立会使腿部血管扩张，血流增加，导致脑部供血不足；避免用过热的水洗澡，防止周围血管扩张导致晕厥。

（2）如出现晕厥、恶心、乏力时应立即平卧，头低足高位，促进静脉回流，增加脑部的血液供应。上厕所或外出应有人陪伴，若头晕严重应尽量卧床休息，床上大小便。

（3）避免受伤，活动场所应灯光明亮，地面防滑，厕所安装扶手，房间应减少障碍物。

（4）密切检测血压的变化，避免血压过高或过低。

（四）执行治疗方案无效

1. 相关因素

与缺乏相应治疗知识和治疗长期性、复杂性有关。

2. 临床表现

不能遵医嘱按时服药。

3. 护理措施

（1）告知患者按时服药的重要性，不能血压正常时就自行停药。

（2）嘱患者定期门诊随访，监测血压控制情况。

（3）坚持服药的同时还要注意观察药物的不良反应，如使用利尿药时应注意监测血钾水平，防止低血钾；用β受体阻断药应注意其抑制心肌收缩力、心动过缓、支气管痉挛、低血糖等不良反应；使用血管紧张素转换酶（ACE）抑制应注意其头晕、咳嗽、肾功能损害等不良反应。

（五）潜在并发症——高血压危重症

1. 相关因素

与血压短时间突然升高有关。

2. 临床表现

在高血压病病程中，患者血压显著升高，出现头痛、烦躁、心悸、气急、恶心、呕吐、视物模糊等。

3. 护理措施

（1）患者应进入加强监护室，绝对卧床休息，避免一切不良刺激，保证良好的休息环境。持续监测血压和尽快应用适合的降压药。

（2）安抚患者，做好心理护理，严密观察患者病情变化。

（3）迅速减压，静脉输注降压药，1 小时使平均动脉血压迅速下降但不超过 25%，在以后的 2～6 小时内血压降至 60/（100～110）mmHg。血压过度降低可引起肾、脑或冠脉缺血。如果这样的血压水平可耐受和临床情况稳定，在以后 24～48 小时逐步降低血压达到正常水平。

（4）急症常用降压药有硝普钠（静脉）、尼卡地平、乌拉地尔、二氮嗪、肼屈嗪、拉贝洛尔、艾司洛尔、酚妥拉明等。用药时注意效果以及有无不良反应，如静滴硝酸甘油等药物时应注意监测血压变化。

（5）向患者讲明遵医嘱按时服药，保证血压稳定的重要性，争取患者及家属的配合。

（6）告知患者如出现血压急剧升高、剧烈头痛、呕吐等不适应及时来院就诊。

（7）协助生活护理，勤巡视病房，勤询问患者的生活需要。

七、健康教育

高血压的健康教育就是根据文化、经济、环境和地理的差异，针对不同的目标人群采用多种形式进行信息传播，公众教育应着重于宣传高血压的特点、原因和并发症的有关知识，它的可预防性和可治疗性，以及生活方式在高血压的预防和治疗中的作用。尤其应针对不同人群开展不同内容的健康教育。

（一）随访教育

1. 教育诊断

确定患者的目前行为状况、知识、技能水平和学习能力、态度和信念以及近期内患者首先要采取改变的问题。

2. 咨询指导

指导要具体化，行为改变从小量开始，多方面的参与支持，从各方面给患者持续的、一致的、正面的健康信息可加强患者行为的改变。要加强家庭和朋友以及全体医务人员的参与。

3. 随访和监测

定期随访患者，及时评价和反馈，并继续设定下一步的目标，可使患者改变的行为巩固和持续下去。一旦开始应用抗高血压药物治疗，多数患者应每月随诊，调整用药直至达到目标血压。2 级高血压或有复杂并发症的患者应增加随访的次数。每年至少监测 1 或 2 次血钾和肌酐。如血压已达标并保持稳定，可每隔3～6个月随访1次。如有伴随疾病如心力衰竭，或并发其他疾病如糖尿病，或实验室检查的需要均会影响随诊的频率。其他的心血管危险因素也应达到相应的治疗目标，并大力提倡戒烟。由于未控制的高血压患者服用小剂量阿司匹林脑出血的危险增加，只有在血压控制的前提下，才提倡小剂量阿司匹林治疗。

（二）饮食指导

在利尿药及其他降压药问世以前，高血压的治疗主要以饮食为主，随着药物学的发展，饮食治疗逐渐降至次要地位。然而近年来关于高血压病病因和发病机制的研究又促进人们重新评价营养在本病防治中的重要作用。其主要原因是由于：第一，高血压病作为一种常见病，其发生与环境因素，特别是与营养因素密切相关；第二，现有的各种降压药物均有一定的不良反应，而营养治疗不仅具有一定的疗效，而且合乎生理，因此更适宜于大规模人群的防治。

1. 营养因素在高血压病防治中的作用

（1）钠和钾的摄入与高血压病的发病和防治有关：首先，流行病学方面大量资料表明，高血压病的发病率与居民膳食中钠盐摄入量呈显著正相关。其次，临床观察发现，不少轻度高血压患者，只需中度限制钠盐摄入，即可使其血压降至正常范围。即使是重度或顽固性高血压病患者，低盐饮食也常可增加药物疗效，减少用药剂量。最后，动物实验表明，钠盐摄入过多可使小鸡和大鼠形成高血压，血压增高的程度与盐量成正比。进一步研究还表明，钠盐对血压的影响与遗传因素有关。通过近亲交配所产生的对盐敏感的大鼠，即使喂以钠盐不高的饲料，也可产生高血压。钠盐摄入过多引起高血压的机制尚未明了。据认为可能与细胞外液扩张，心排血量增加，组织过分灌注，以致造成周围血管阻力增加和血压增高。有人发现高血压患者小动脉中每单位干重所含钠盐较正常人为高，这可使动脉壁增厚，血管阻力增加，也可使血管的舒缩性发生改变。

钾不论动物实验还是人体观察均提示其具有对抗钠所引起的不利作用。临床观察表明，氯化钾可使血压呈规律性下降，而氯化钠则可使之上升。

（2）水质硬度和微量元素：软水地区高血压的发病率较硬水地区为高，这可能与微量元素镉有关。动物实验已证明，镉可引起大鼠的高血压，而当用镉的螯合剂时则可使其逆转。上海市高血压病研究所发现不论健康人还是高血压患者的血压增高与血中镉含量的对数呈正相关。锌具有对抗镉的作用，其含量降低可使血压升高。此外，也有报道提到镁对高血压患者有扩张血管作用，能使大多数类型患者的心排血量增加。

（3）其他因素：包括热能、蛋白质、糖类和脂肪等也与本病的发生和防治有一定的联系。

2. 防治措施

（1）限制钠盐摄入：健康成人每天钠的需要量仅为200 mg（相当于0.5 g食盐）。WHO建议每人每日食盐量不超过6 g。我国膳食中约80%的钠来自烹调食品或含盐高的腌制品，因此限盐首先要减少烹调用盐及含盐高的调料，少食各种咸菜及盐腌食品。根据WHO的建议，北方居民应减少日常用盐一半，南方居民减少1/3。

（2）减少膳食脂肪，补充适量优质蛋白质：有流行病学资料显示，即使不减少膳食中的钠和不减重，如果将膳食脂肪控制在总热量25%以下，P/S比值维持在1，连续40天可使男性SBP和DBP下降12%，女性下降5%。有研究表明每周吃鱼4次以上与吃鱼最少的相比，冠心病发病率减少 28%。

建议改善动物性食物结构，减少含脂肪高的猪肉，增加含蛋白质较高而脂肪较少的禽类及鱼类。蛋白质占总热量 15% 左右，动物蛋白占总蛋白质 20%。蛋白质质量依次为：奶、蛋；鱼、虾；鸡、鸭；猪、牛、羊肉；植物蛋白，其中豆类最好。

（3）注意补充钾和钙：研究资料表明钾与血压呈明显负相关，中国膳食低钾、低钙，因此要增加含钾多、含钙高的食物，如绿叶菜、鲜奶、豆类制品等。这一点在使用利尿药，特别是当血钾含量偏低时尤为重要。

（4）多吃蔬菜和水果：增加蔬菜或水果摄入，减少脂肪摄入可使 SBP 和 DBP 有所下降。素食者比肉食者有较低的血压，其降压的作用可能基于水果、蔬菜、食物纤维和低脂肪的综合作用。人类饮食应以素食为主，适当肉量最理想。

（5）限制饮酒：尽管有研究表明非常少量的饮酒可能减少冠心病发病的危险，但是饮酒和血压水平及高血压患病率之间却呈线性相关，大量饮酒可诱发心脑血管事件发作。因此不提倡用少量饮酒预防冠心病，提倡高血压患者戒酒，因饮酒可增加服用降压药物的耐药性。如饮酒，建议每日饮酒量应为少量，男性饮酒的酒精不超过 25 g，即葡萄酒 < 150 mL，或啤酒 < 500 mL，或白酒 < 50 mL；女性则减半量，孕妇不饮酒。不提倡饮高度烈性酒。WHO 对酒的新建议是越少越好。

（三）心理护理

1. 评估患者

通过问诊了解患者的家庭、社会、文化状况及行为，分析患者的心理，向患者解释造成高血压病最主要的原因及疾病的转归，再向患者说明高血压病可以控制，甚至可以治愈，从而以增强患者战胜疾病的信心。

2. 克服心理障碍

针对中年高血压患者存在的不良心理进行施护。麻痹大意心理：自以为年轻，身强力壮，采取无所谓的态度。针对这种心理首先要唤起患者对疾病的重视，使之认识到防治高血压病的重要性，在调养方法和注意事项上给予正确的引导，使之配合医师治疗，同时给患者制订个性化健康教育计划，并调动家属参与治疗活动，配合医护完成治疗任务，使之早日康复；焦虑、紧张、恐惧心理：一些患者，认为得了高血压病就是终身疾病，而且会得心脑血管病，于是，久而久之产生焦虑恐惧心理。采取的措施是暗示诱导，应诱导患者使其注意力从一个客体转移到另一个客体，从而打破原来心理上存在的恶性循环，保持乐观情绪，轻松愉快地接受治疗，以达到防病治病的目的。

（四）正确测量血压

血压测量是诊断高血压及评估其严重程度的主要手段，目前主要用以下 3 种方法。

1. 诊所血压

是目前临床诊断高血压和分级的标准方法，由医护人员在标准条件下按统一的规范进行测量。具体要求如下：

（1）选择符合计量标准的水银柱血压计或者经国际标准（BHS 和 AAMD）检验合格的电子血压计进行测量。

（2）使用大小合适的袖带，袖带气囊至少应包裹 80% 上臂。大多数人的臂围 25 ~

35 cm，应使用长 35 cm、宽 12～13 cm 规格气囊的袖带；肥胖者或臂围大者应使用大规格袖带；儿童使用小规格袖带。

（3）被测量者至少安静休息 5 分钟，在测量前 30 分钟内禁止吸烟或饮咖啡，排空膀胱。

（4）被测量者取坐位，最好坐靠背椅，裸露右上臂，上臂与心脏处在同一水平。如果怀疑外周血管病，首次就诊时应测量左、右上臂血压。特殊情况下可以取卧位或站立位。老年人、糖尿病患者及出现直立性低血压情况者，应加测直立位血压。直立位血压应在卧位改为直立位后 1 分钟和 5 分钟时测量。

（5）将袖带缚于被测者的上臂，袖带的下缘应在肘弯上 2.5 cm，松紧适宜。将听诊器探头置于肱动脉搏动处。

（6）测量时快速充气，使气囊内压力达到使桡动脉搏动消失后再升高 30 mmHg（4.0 kPa），然后以恒定的速率（2～6 mmHg/s）缓慢放气。在心率缓慢者，放气速率应更慢些。获得舒张压读数后，快速放气至零。

（7）在放气过程中仔细听取柯氏音，观察柯氏音第Ⅰ时相（第一音）和第Ⅴ时相（消失音）水银柱凸面的垂直高度。收缩压读数取柯氏音第Ⅰ时相，舒张压读数取柯氏音第Ⅴ时相。<12 岁儿童、妊娠妇女、严重贫血、甲状腺功能亢进、主动脉瓣关闭不全及柯氏音不消失者，以柯氏音第Ⅳ时相（变音）定为舒张压。

（8）血压单位在临床使用时采用毫米汞柱（mmHg），在我国正式出版物中注明毫米汞柱与千帕斯卡（kPa）的换算关系，1 mmHg = 0.133 kPa。

（9）应相隔 1～2 分钟重复测量，取 2 次读数的平均值记录。如果收缩压或舒张压的 2 次读数相差 5 mmHg 以上，应再次测量，取 3 次读数的平均值记录。

2. 自测血压

（1）对于评估血压水平及严重程度，评价降压效应，改善治疗依从性，增强治疗的主动参与，自测血压具有独特优点，且无白大衣效应，可重复性较好。目前，患者家庭自测血压在评价血压水平和指导降压治疗上已经成为诊所血压的重要补充。然而，对于精神焦虑或根据血压读数常自行改变治疗方案的患者，不建议自测血压。

（2）推荐使用符合国际标准的上臂式全自动或半自动电子血压计，正常上限参考值为 135/85 mmHg。应注意患者向医生报告自测血压数据时可能有主观选择性，即报告偏差，患者有意或无意选择较高或较低的血压读数向医师报告，影响医师判断病情和修改治疗。有记忆存储数据功能的电子血压计可克服报告偏差。血压读数的报告方式可采用每周或每月的平均值。家庭自测血压低于诊所血压，家庭自测血压 135/85 mmHg 相当于诊所血压 140/90 mmHg。对血压正常的人建议定期测量血压（20～29 岁，每 2 年测 1 次；30 岁以上每年至少 1 次）。

3. 动态血压

（1）动态血压监测能提供日常活动和睡眠时血压的情况：动态血压监测提供评价在无靶器官损害的情况下（白大衣效应）高血压的可靠证据，也有助于评估明显耐药的患者，抗高血压药物引起的低血压综合征，阵发性高血压以及自主神经功能失调。动态血压测值常低于诊所血压测值。通常高血压患者清醒时血压≥135/85 mmHg，睡眠时≥120/75 mmHg。动态血压监测值与靶器官损害的相关性优于诊所血压。动态血压监测能提供血压升高占测量总数的百分比、整体血压负荷及睡眠时血压降低的程度。大多数人在夜间血压下降10%～20%，如果不存在这种血压下降现象，则其发生心血管事件的危险会增加。

（2）动态血压测量应使用符合国际标准的监测仪：动态血压的正常值推荐以下国内参考标准：24小时平均值＜130/80 mmHg，日间平均值＜135/85 mmHg，夜间平均值＜125/75 mmHg。正常情况下，夜间血压均值比日间血压值低10%～15%。

（3）动态血压监测在临床上可用于诊断白大衣性高血压、隐蔽性高血压、顽固难治性高血压、发作性高血压或低血压，评估血压升高严重程度，但是目前主要仍用于临床研究，例如评估心血管调节机制、预后意义、新药或治疗方案疗效考核等，不能取代诊所血压测量。

（4）动态血压测量时应注意以下问题：①测量时间间隔应设定一般为每30分钟测1次。可根据需要而设定所需的时间间隔；②指导患者日常活动，避免剧烈运动。测血压时患者上臂要保持伸展和静止状态；③若首次检查由于伪迹较多而使读数＜80%的预期值，应再次测量；④可根据24小时平均血压、日间血压或夜间血压进行临床决策参考，但倾向于应用24小时平均血压。

（五）适量运动

1. 运动的作用

运动除了可以促进血液循环，降低胆固醇的生成外，还能增强肌肉、保护骨骼，减少关节僵硬的发生，还能增加食欲，促进肠胃蠕动、预防便秘、改善睡眠。

2. 运动的形式

最好养成持续运动的习惯，对中老年人应包括有氧、伸展及增强肌力练习3类，具体项目可选择步行、慢跑、太极拳、门球等。

3. 运动强度的控制

每个参加运动的人特别是中老年人和高血压患者在运动前最好了解一下自己的身体状况，以决定自己的运动种类、强度、频度和持续运动时间。运动强度必须因人而异，按科学锻炼的要求，常用运动强度指标可用运动时最大心率达到180（或170）减去年龄，如50岁的人运动心率为120～130次/分，如果求精确则采用最大心率的60%～85%作为运动适宜心率，需在医师指导下进行。运动频度一般要求每周3～5次，每次持续20～60分钟即可，可根据运动者身体状况和所选择的运动种类以及气候条件等而定。

（六）在医生指导下正确用药

1. 减药

高血压患者一般须终身治疗。患者经确诊为高血压后若自行停药，其血压（或迟或早）终将回复到治疗前水平。但患者的血压若长期控制，可以试图小心、逐步地减少服药数或剂量。尤其是认真地进行非药物治疗，密切地观察改进生活方式进度和效果的患者。患者在试行“逐步减药”时，应十分仔细地监测血压。

2. 记录

一般高血压病患者的治疗时间长达数十年，治疗方案会有多次变换，包括药物的选择。最好建议患者详细记录其用过的治疗药物及疗效。医生则更应为经手治疗的患者保存充分的记录，随时备用。

3. 剂量的调整

对大多数非重症或急症高血压，要寻找其最小有效耐受剂量药物，不宜降压太快。故开始给小剂量药物，经治疗 1 个月后，如疗效不够而不良反应少或可耐受，可增加剂量；如出现不良反应不能耐受，则改用另一类药物。随访期间血压的测量应在每天的同一时间，对重症高血压，须及早控制其血压，可以较早递增剂量和并发用药。随访时除患者主观感觉外，还要做必要的化验检查，以了解靶器官状况和有无药物不良反应。对于非重症或急症高血压，经治疗血压长期稳定达 1 年以上，可以考虑减少剂量，目的是减少药物的可能不良反应，但以不影响疗效为前提。

（1）选择针对性强的降血压药：降血压药物种类很多，个体差异很大，同一种药物不同的患者服用后的效果会因人而异。对医生开的降血压药，护理人员和患者必须了解药物的名称、作用、剂量、用法、不良反应等，并遵照医嘱按时服药。

（2）合适的剂量：一般由小剂量开始，逐渐调整到合适的剂量。睡前的治疗剂量，尤其要偏小，因入睡后如果血压降得过低，则易出现脑动脉血栓形成。药品剂量不能忽大忽小，否则血压波动太大，会造成实质性脏器的损伤。

（3）不能急于求成：如血压降得太低，常会引起急性缺血性脑血管病和心脏缺血性疾病的发生。

（4）不要轻易中断治疗：应用降血压药过程中，症状改善后，仍需坚持长期服药，也不可随意减少剂量，必须听从医生的治疗安排。

（5）不宜频繁更换降血压药物：各种降血压药在人体内的作用时间不尽相同，更换降血压药时，往往会引起血压的波动，换降血压药必须在医生指导下进行，不宜多种药合用，以避免药物不良反应。

（6）患痴呆症或意识不清的老人，护理人员必须协助服药，并帮助管理好药物，以免发生危险。

（7）注意观察不良反应，必要时，采取相应的防范措施。若患者突然出现头痛、多汗、恶心、呕吐、烦躁、心慌等症状，家人协助患者立即平卧抬高头部，用湿毛巾敷在头部；测量血压，若血压过高，应用硝苯地平嚼碎舌下含服等，以快速降血压；如果半小时后血压仍不下降，且症状明显，应立即去医院就诊。

（孙雨清）

第二节　心绞痛

心绞痛（angina pectoris）是冠状动脉供血不足，心肌急剧的、暂时的缺血与缺氧引起的综合征。其特点为阵发性的前胸压榨性疼痛感觉，主要位于胸骨后部，可放射至左上肢，常发生于劳累或情绪激动时，持续数分钟，休息或服用硝酸酯制剂后消失。本病多见于男性，多数患者在 40 岁以上，劳累、情绪激动、饱食、受寒、阴雨天气、急性循环衰竭等为常见的诱因。

一、病因

1. 基本病因

对心脏予以机械性刺激并不引起疼痛，但心肌缺血、缺氧则引起疼痛。当冠状动脉的“供血”与心肌的“需氧”出现矛盾，冠状动脉血流量不能满足心肌代谢需要时，引起心肌急剧的、暂时的缺血、缺氧时，即产生心绞痛。

2. 其他病因

除冠状动脉粥样硬化外，主动脉瓣狭窄或关闭不全、梅毒性主动脉炎、肥厚性心肌病、先天性冠状动脉畸形、风湿性冠状动脉炎，都可引起冠状动脉在心室舒张期充盈障碍，引发心绞痛。

二、临床表现

1. 症状和体征

（1）部位：典型心绞痛主要在胸骨体上段或中段之后，可波及心前区，有手掌大小的范围，可放射至左肩、左上肢前内侧，达无名指和小指；不典型心绞痛疼痛可位于胸骨下段、左心前区或上腹部，放射至颈、下颌、左肩胛部或右前胸。

（2）性质：胸痛为压迫、发闷或紧缩性，也可有烧灼感。发作时，患者往往不自觉地停止原来的活动，直至症状缓解。

（3）诱因：典型的心绞痛常在相似的条件下发生。以体力劳累为主，其次为情绪激动。登楼、平地快步走、饱餐后步行、逆风行走，甚至用力大便或将臂举过头部的轻微动作，暴露于寒冷环境、进冷饮、身体其他部位的疼痛，以及恐怖、紧张、发怒、烦恼等情绪变化，都可诱发。晨间痛阈低，轻微劳力如刷牙、剃须、步行即可引起发作；上午及下午痛阈提高，则较重的劳力亦可不诱发。

（4）时间：疼痛出现后常逐步加重，然后在 3～5 分钟内逐渐消失，一般在停止原活动后缓解。一般为 1～15 分钟，多数 3～5 分钟，偶可达 30 分钟的，可数天或数星期发作 1 次，亦可 1 天内发作多次。

（5）硝酸甘油的效应：舌下含有硝酸甘油片如有效，心绞痛应于 1～2 分钟内缓解，对卧位型心绞痛，硝酸甘油可能无效。在评定硝酸甘油的效应时，还要注意患者所用的药物是否已经失效或接近失效。

2. 体征

平时无异常体征，心绞痛发作时常见心律增快、血压升高、表情焦虑、皮肤冷或出汗，有时出现第四或第三奔马律。可有暂时性心尖部收缩期杂音，是乳头肌缺血以致功能失调引起二尖瓣关闭不全所致。

三、辅助检查

1. 心电图

心电图是诊断心肌缺血的最常用的无创性检查，静息时心电图在正常范围内的患者可考虑进行动态心电图记录和（或）心脏负荷试验。

2. X 线

可无异常发现，部分患者可见心影增大、主动脉增宽、肺充血等改变。

3. 放射性核素

常用的放射性核素有^{201}Tl 或^{99m}Tc－MIBI，可使正常心肌显影而缺血区不显影。

4. 选择性冠状动脉造影

通过向冠状动脉内注入造影剂，可显示出左、右冠状动脉及其分支内的阻塞性病变。虽为有创性检查，但同时也是反映冠状动脉粥样硬化性病变的最有价值的检测手段。

5. 血管内超声显像

血管内超声显像是将微型超声探头通过心导管送入冠状动脉，能同时了解到冠脉管腔狭窄情况和管壁的病变情况。

6. 血管镜

可直接观察冠脉腔，尤其适用于血栓性病变。

四、诊断

1. 冠心病诊断

（1）据典型的发作特点和体征，含用硝酸甘油后缓解，结合年龄和存在冠心病易患因素，除外其他原因所致的心绞痛，一般即可建立诊断。

（2）心绞痛发作时心电图：绝大多数患者 ST 段压低 0.1 mV（1 mm）以上，T 波平坦或倒置（变异型心绞痛者则有关导联 ST 段抬高），发作过后数分钟内逐渐恢复。

（3）心电图无改变的患者可考虑做负荷试验：发作不典型者，诊断要依靠观察硝酸甘油的疗效和发作时心电图的改变；如仍不能确诊，可多次复查心电图、心电图负荷试验或 24 小时动态心电图连续监测，如心电图出现阳性变化或负荷试验诱发心绞痛发作亦可确诊。

（4）诊断有困难者可考虑行选择性冠状动脉造影或做冠状动脉 CT：考虑施行外科手术治疗者则必须行选择性冠状动脉造影。冠状动脉内超声检查可显示管壁的病变，对诊断可能更有帮助。

2. 近年对确诊心绞痛的患者主张进行仔细的分型诊断

根据世界卫生组织“缺血性心脏病的命名及诊断标准”，现将心绞痛作如下归类。

（1）劳累性心绞痛：是由运动或其他增加心肌需氧量的情况所诱发的心绞痛，包括三种类型。①稳定型劳累性心绞痛：简称稳定型心绞痛，亦称普通型心绞痛，是最常见的心绞痛。指由心肌缺血缺氧引起的典型心绞痛发作，其性质在 1～3 个月内并无改变。即每日和每周疼痛发作次数大致相同，诱发疼痛的劳累和情绪激动程度相同，每次发作疼痛的性质和疼痛部位无改变，用硝酸甘油后也在相同时间内发生疗效。②初发型劳累性心绞痛：简称初发型心绞痛，指患者过去未发生过心绞痛或心肌梗死，而现在发生由心肌缺血缺氧引起的心绞痛，时间尚在 1～2 个月内。有过稳定型心绞痛但已数月不发生心绞痛，再发生心绞痛未到 1 个月者也归入本型。③恶化型劳累性心绞痛：进行型心绞痛指原有稳定型心绞痛的患者，在 3 个月内疼痛的频率、程度、诱发因素经常变动，进行性恶化。可发展为心肌梗死与猝死。

（2）自发性心绞痛：心绞痛发作与心肌需氧量无明显关系，与劳累性心绞痛相比，疼痛持续时间一般较长，程度较重，且不易为硝酸甘油所缓解。包括四种类型。①卧位型心绞痛：在休息时或熟睡时发生的心绞痛，其发作时间较长，症状也较重，发作与体力活动或情绪激动无明显关系，常发生在半夜，偶尔在午睡或休息时发作。疼痛常剧烈难忍，患者烦躁不安、起床走动。硝酸甘油的疗效不明显或仅能暂时缓解。可能与夜梦、夜间血压降低或发生未被察觉的左心室衰竭，以致狭窄的冠状动脉远端心肌灌注不足；或平卧时静脉回流增加，心脏工作量增加，需氧增加等有关。②变异型心绞痛：本型患者心绞痛的性质与卧位型心绞痛相似，也常在夜间发作，但发作时心电图表现不同，显示有关导联的 ST 段抬高而与之相对应的导联中则 ST 段压低。本型心绞痛是由于在冠状动脉狭窄的基础上，该支血管发生痉挛，引起一片心肌缺血所致。③中间综合征：亦称冠状动脉功能不全，指心肌缺血引起的心绞痛发作历时较长，达 30 分钟或 1 小时以上，发作常在休息时或睡眠中发生，但心电图、放射性核素和血清学检查无心肌坏死的表现。本型疼痛其性质是介于心绞痛与心肌梗死之间，常是心肌梗死的前奏。④梗死后心绞痛：在急性心肌梗死后不久或数周后发生的心绞痛。由于供血的冠状动脉阻塞，发生心肌梗死，但心肌尚未完全坏死，一部分未坏死的心肌处于严重缺血状态下又发生疼痛，随时有再发生梗死的可能。

（3）混合性心绞痛：劳累性和自发性心绞痛混合出现，因冠状动脉的病变使冠状动脉血流储备固定地减少，同时又发生短暂的再减损所致，兼有劳累性和自发性心绞痛的临床表现。有人认为这种心绞痛在临床上实甚常见。

（4）不稳定型心绞痛：在临床上被广泛应用并被认为是稳定型劳累性心绞痛和心肌梗死和猝死之间的中间状态。它包括了除稳定型劳累性心绞痛外的上述所有类型。其病理基础是在原有病变上发生冠状动脉内膜下出血、粥样硬化斑块破裂、血小板或纤维蛋白凝集、冠状动脉痉挛等。除了没有诊断心肌梗死的明确的心电图和心肌酶谱变化外，目前应用的不稳定心绞痛的定义根据以下三个病史特征做出：①在相对稳定的劳累相关性心绞痛基础上出现逐渐增强的疼痛；②新出现的心绞痛（通常 1 个月内），由很轻度的劳力活动即可引起心绞痛；③在静息和很轻劳力时出现心绞痛。

五、治疗

预防：主要预防动脉粥样硬化的发生和发展。

治疗原则：改善冠状动脉的血供，减低心肌的耗氧，同时治疗动脉粥样硬化。

（一）发作时的治疗

1. 休息

发作时立刻休息，经休息后症状可缓解。

2. 药物治疗

应用作用较快的硝酸酯制剂。

3. 其他

在应用上述药物的同时，可考虑用镇静药。

（二）缓解期的治疗

系统治疗，清除诱因、注意休息、使用作用持久的抗动脉粥样硬化药物，以预防心绞痛发作，可单独、交替或联合应用。宜尽量避免各种确知足以诱致发作的因素。调节饮食，特别是一次进食不应过饱，禁绝烟酒。调整日常生活与工作量，减轻精神负担，保持适当的体力活动，但以不致发生疼痛症状为度。一般无须卧床休息。

（三）其他治疗

低分子右旋糖酐或羟乙基淀粉注射液，作用为改善微循环的灌流，可用于心绞痛的频繁发作。抗凝药，如肝素；溶血栓药和抗血小板药可用于治疗不稳定型心绞痛。高压氧治疗增加全身的氧供应，可使顽固的心绞痛得到改善，但疗效不易巩固。体外反搏治疗可能增加冠状动脉的血供，也可考虑应用。兼有早期心力衰竭者，治疗心绞痛的同时宜用快速作用的洋地黄类制剂。

（四）外科手术治疗

主动脉—冠状动脉旁路移植手术（coronary artery bypass grafting，CABG）的方法：取患者自身的大隐静脉或内乳动脉作为旁路移植材料。一端吻合在主动脉，另一端吻合在有病变的冠状动脉段的远端，引主动脉的血液以改善该冠状动脉所供血的心肌的血流量。

（五）经皮腔内冠状动脉成形术

经皮腔内冠状动脉成形术（percutaneous transluminal coronary angioplasty，PTCA）的方法：冠状动脉造影后，针对相应病变，应用带球囊的心导管经周围动脉送到冠状动脉，在导引钢丝的指引下进入狭窄部位；向球囊内加压注入稀释的造影剂使之扩张，解除狭窄。

（六）其他冠状动脉介入性治疗

由于PTCA有较高的术后再狭窄发生率，近来采用一些其他成形方法如激光冠状动脉成形术（PTCLA）、冠状动脉斑块旋切术、冠状动脉斑块旋磨术、冠状动脉内支架安置等，期望降低再狭窄发生率。

（七）运动锻炼疗法

谨慎安排进度适宜的运动锻炼有助于促进侧支循环的发展，提高体力活动的耐受量，改善症状。

六、主要护理诊断/问题及护理措施

（一）舒适的改变——心绞痛

1. 相关因素

与心肌急剧，短暂地缺血、缺氧，冠状动脉痉挛有关。

2. 临床表现

阵发性胸骨后疼痛。

3. 护理措施

（1）心绞痛发作时立即停止步行或工作，休息片刻即可缓解。根据疼痛发生的特点，评估心绞痛的严重程度（表3-3），制订相应活动计划。频发者或严重心绞痛者，严格限制体力活动，并绝对卧床休息。

（2）遵医嘱给予患者舌下含服硝酸甘油、吸氧，记录心电图，并通知医生。心绞痛频发或严重者遵医嘱使用硝酸甘油静脉微泵推注。由于此类药物能扩张头面部血管，有些患者使用后会出现颜面潮红、头痛等症状，应向患者说明。

表 3-3　劳累性心绞痛分级

心绞痛分级	表现
Ⅰ级：日常活动时无症状	较日常活动重的体力活动，如平地小跑步、快速或持重物上三楼或上陡坡等时引起心绞痛
Ⅱ级：日常活动稍受限制	一般体力活动，如常速步行 1.5～2 km、上三楼或上坡等即引起心绞痛
Ⅲ级：日常活动明显受损	较日常活动轻的体力活动，如常速步行 0.5～1 km、上二楼或上小坡等即引起心绞痛
Ⅳ级：任何体力活动均引起心绞痛	轻微体力活动（如在室内缓行）即引起心绞痛，严重者休息时亦发生心绞痛

（3）用药后动态观察患者胸痛变化情况，同时监测 ECG，必要时进行心电监测。

（4）告知患者在心绞痛发作时的应对技巧：一是立即停止活动；二是立即含服硝酸甘油。向患者讲解含服硝酸甘油是因为舌下有丰富的静脉丛，吸收见效比口服硝酸甘油快。若疼痛持续 15 分钟以上不缓解，则有可能发生心肌梗死，需立即急诊就医。

（二）焦虑

1. 相关因素

与心绞痛反复频繁发作、疗效不理想有关。

2. 临床表现

睡眠不佳，缺乏自信心、思维混乱。

3. 护理措施

（1）向患者讲解心绞痛的治疗是一个长期过程，需要有毅力，鼓励其说出内心想法，针对其具体心理情况给予指导与帮助。

（2）心绞痛发作时，尽量陪伴患者，多与患者沟通，指导患者掌握心绞痛发作的有效应对措施。

（3）及时向患者分析讲解疾病好转信息，增强患者治疗信心。

（4）告知患者不良心理状况对疾病的负面影响，鼓励患者进行舒展身心的活动（如听音乐、看报纸）等活动，转移患者注意力。

（三）知识缺乏

1. 相关因素

与缺乏知识来源，认识能力有限有关。

2. 临床表现

患者不能说出心绞痛相关知识，不知如何避免相关因素。

3. 护理措施

（1）避免诱发心绞痛的相关因素：如情绪激动、饱食、焦虑不安等不良心理状态。

（2）告知患者心绞痛的症状为胸骨后疼痛，可放射至左臂、颈、胸，常为压迫或紧缩感。

（3）指导患者硝酸甘油使用注意事项。

（4）提供简单易懂的书面或影像资料，使患者了解自身疾病的相关知识。

七、健康教育

（一）心理指导

告知患者需保持良好心态，因精神紧张、情绪激动、饱食、焦虑不安等不良心理状态，可诱发和加重病情。患者常因不适而烦躁不安，且伴恐惧，此时鼓励患者表达感觉，告知尽量做深呼吸，放松情绪才能使疾病尽快消除。

（二）饮食指导

1. 减少饮食热能

控制体重少量多餐（每天4～5餐），晚餐尤应控制进食量，提倡饭后散步，切忌暴饮暴食，避免过饱；减少脂肪总量，限制饱和脂肪酸和胆固醇的摄入量，增加不饱和脂肪酸；限制单糖和双糖摄入量，供给适量的矿物质及维生素，戒烟戒酒。

2. 食物的选择

应适当控制主食和含糖零食，多吃粗粮、杂粮，如玉米、小米、荞麦等；禽肉、鱼类，以及核桃仁、花生、葵花子等坚果类含不饱和脂肪酸较多，可多食用；多食蔬菜和水果，不限量，尤其是超体重者，更应多选用带色蔬菜，如菠菜、油菜、番茄、茄子和带酸味的新鲜水果，如苹果、橘子、山楂，提倡吃新鲜泡菜；多用豆油、花生油、菜油及香油等植物油；蛋白质按劳动强度供给，冠心病患者蛋白质按2 g/kg供给。尽量多食用黄豆及其制品，如豆腐、豆干、百叶等，其他如绿豆、赤豆也很好。

3. 禁忌食物

忌烟、酒、咖啡以及辛辣的刺激性食品；少用猪油、黄油等动物油烹调；禁用动物脂肪高的食物，如猪肉、牛肉、羊肉及含胆固醇高的动物内脏、动物脂肪、脑髓、贝类、乌贼鱼、蛋黄等；食盐不宜多用，每天2～4 g；含钠味精也应适量限用。

（三）作息指导

制订固定的日常活动计划，避免劳累。避免突发性的劳力动作，尤其在较长时间休息以后。如凌晨起来后活动动作宜慢。心绞痛发作时，应停止所有活动，卧床休息。频发或严重心绞痛患者，严格限制体力活动，应绝对卧床休息。

（四）用药指导

1. 硝酸酯类

硝酸甘油是缓解心绞痛的首选药。

（1）心绞痛发作时可用短效制剂1片舌下含化，1～2分钟即开始起作用，持续半小时；勿吞服。如药物不易溶解，可轻轻嚼碎继续含化。

（2）应用硝酸酯类药物时可能出现头晕、头胀痛、头部跳动感、面红、心悸，继续用药数日后可自行消失。

（3）硝酸甘油应储存在棕褐色的密闭小玻璃瓶中，防止受热、受潮，使用时应注意有效期，每用6个月须更换药物。如果含服药物时无舌尖麻刺、烧灼感，说明药物已失效，不宜再使用。

（4）为避免直立性低血压所引起的晕厥，用药后患者应平卧片刻，必要时吸氧。长期反复应用会产生耐药性而效力降低，但停用10天以上，复用可恢复效力。

2. 长期服用β受体阻滞药者

如使用阿替洛尔（氨酰心安）、美托洛尔（倍他乐克）时，应指导患者用药。

（1）不能随意突然停药或漏服，否则易引起心绞痛加重或心肌梗死。

（2）应在饭前服用，因食物能延缓此类药物吸收。

（3）用药过程中注意监测心率、血压、心电图等。

3. 钙通道阻滞药

目前不主张使用短效制剂（如硝苯地平），以减少心肌耗氧量。

（五）特殊及行为指导

（1）寒冷刺激可诱发心绞痛发作，不宜用冷水洗脸，洗澡时注意水温及时间。外出应戴口罩或围巾。

（2）患者应随身携带心绞痛急救盒（内装硝酸甘油片）：心绞痛发作时，立即停止活动并休息，保持安静。及时使用硝酸甘油制剂，如片剂舌下含服，喷雾剂喷舌底1～2下，贴剂粘贴在心前区。如果自行用药后，心绞痛未缓解，应请求协助救护。

（3）有条件者可以氧气吸入，使用氧气时，避免明火。

（4）患者洗澡时应告诉家属，不宜在饱餐或饥饿时进行，水温勿过冷或过热，时间不宜过长，门不要上锁，以防发生意外。

（5）与患者讨论引起心绞痛的发作诱因，确定需要的帮助，总结预防发作的方法。

（六）病情观察指导

注意观察胸痛的发作时间、部位、性质、有无放射性及伴随症状，定时监测心率、心律。若心绞痛发作次数增加，持续时间延长，疼痛程度加重，含服硝酸甘油无效者，有可能是心肌梗死先兆，应立即就诊。

（七）出院指导

（1）减轻体重，肥胖者需限制饮食热量及适当增加体力活动，避免采用剧烈运动防治各种可加重病情的疾病，如高血压、糖尿病、贫血、甲状腺功能亢进等。特别要控制血压，使血压维持在正常水平。

（2）慢性稳定型心绞痛患者大多数可继续正常性生活，为预防心绞痛发作，可在1小时前含服硝酸甘油1片。

（3）患者应随身携带硝酸甘油片以备急用，患者及家属应熟知药物的放置地点，以备急需。

（刘晓雪）

第三节 心肌梗死

心肌梗死（myocardial infarction）是心肌缺血性坏死。为在冠状动脉病变基础上，发生冠状动脉供血急剧减少或中断，使相应的心肌严重而持久地急性缺血所致。

一、病因与发病机制

1. 病因

基本病因是冠状动脉粥样硬化（偶为冠状动脉痉挛、栓塞、炎症、先天性畸形、外伤、冠状动脉阻塞所致）造成管腔狭窄和心肌供血不足，而侧支循环尚未建立时，上述原因加重心肌缺血即可发生心肌梗死。在此基础上，一旦冠状动脉血供进一步急剧减少或中断20～30分钟，使心肌严重而持久地急性缺血达0.5小时以上，即可发生心肌梗死。

另心肌梗死发生严重心律失常、休克、心力衰竭，均可使冠状动脉血流量进一步下降，心肌坏死范围扩大。

2. 发病机制

冠状动脉病变：血管闭塞处于相应的心肌部位坏死。

二、临床表现

临床表现与梗死面积大小、梗死部位、侧支循环情况密切相关。

1. 先兆

多数患者于发病前数日可有前驱症状，如原有心绞痛近日发作频繁，程度加重，持续时间较久，休息或硝酸甘油不能缓解，甚至在休息中或睡眠中发作。表现为突发上腹部剧痛、恶心、呕吐、急性心力衰竭，或严重心律失常。心电图检查可显示ST段一过性抬高或降低，T波高大或明显倒置。

2. 症状

（1）疼痛：最早出现症状。少数患者可无疼痛，起病即表现休克或急性肺水肿。有些患者疼痛部位在上腹部，且伴有恶心、呕吐，易与胃穿孔、急性胰腺炎等急腹症相混淆。

（2）全身症状：发热、心动过速、白细胞增高、红细胞沉降率增快，由坏死物质吸收所引起。一般在疼痛24～48小时出现，程度与梗死范围呈正相关，体温38℃左右，很少超过39℃，持续约1周。

（3）胃肠道症状：疼痛可伴恶心、呕吐、上腹胀痛，与迷走神经受坏死物质刺激和胃肠道组织灌注不足等有关。

（4）心律失常：75%～95%的患者伴有心律失常，以24小时内为最多见，以室性心律失常最多。

（5）休克：20%患者，数小时至1周内发生，主要原因如下：①心肌遭受严重损害，左心室排血量急剧将低（心源性休克）；②剧烈胸痛引起神经反射性周围血管扩张；③因呕吐、大汗、摄入不足所致血容量不足。

（6）心力衰竭：主要是急性左侧心力衰竭。可在最初几天内发生，或在疼痛、休克好转阶段，为梗死后心脏舒缩力减弱或不协调所致。

急性心肌梗死引起的心力衰竭称为泵衰竭。按Killip分级法可分为：Ⅰ级，尚无明显心力衰竭；Ⅱ级，有左侧心力衰竭；Ⅲ级，有急性肺水肿；Ⅳ级，右心源性休克。

3. 体征

（1）心脏体征：心率多增快，第一心音减弱，出现第四心音。若心尖区出现收缩期杂音，多为乳头肌功能不全所致。反应性纤维心包炎者，有心包摩擦音。

（2）血压：均有不同程度的降低，起病前有高血压者，血压可降至正常。

（3）其他：可有心力衰竭、休克体征、心律失常有关的体征。

三、辅助检查

1. 心电图

特征性改变为新出现 Q 波及 ST 段抬高和 ST-T 动态演变。

2. 心肌坏死血清生物标志物升高

肌酸激酶同工酶（CK-MB）及肌钙蛋白（T 或 I）升高是诊断急性心肌梗死的重要指标。可于发病 3 ~6 小时开始增高，CK-MB 于 3 ~4 天恢复正常，肌钙蛋白于 11 ~14 天恢复正常。GOT 和 LDH 诊断特异性差，现已很少应用。

3. 检测心肌坏死血清生物标志物

采用心肌钙蛋白 I/肌红蛋白/肌酸激酶同工酶（CK-MB）的快速诊断试剂，可作为心肌梗死突发时的快速的辅助诊断，被越来越多地应用。

4. 其他

白细胞数增多，中性粒细胞数增多，嗜酸性粒细胞数减少或消失，血沉加快，血清肌凝蛋白轻链增高。

四、诊断

根据典型的临床表现、特征性心电图衍变以及血清生物标志物的动态变化，可作出正确诊断。心电图表现为 ST 段抬高者诊断为 ST 段抬高型心肌梗死；心电图无 ST 段抬高者诊断为非 ST 段抬高型心肌梗死（过去称非 Q 波梗死）。老年人突然心力衰竭、休克或严重心律失常，也要想到本病的可能。

五、治疗

心肌梗死的救治原则为：①挽救濒死心肌，防止梗死扩大，缩小心肌缺血范围；②保护、维持心脏功能；③及时处理严重心律失常、泵衰竭及各种并发症。

（一）监护及一般治疗

1. 休息

卧床休息 1 周，保持安静，必要时给予镇静药。

2. 吸氧

持续吸氧 2 ~3 天，有并发症者需延长吸氧时间。

3. 监测

在 CCU 进行 ECG、血压、呼吸监测 5 ~7 天。

4. 限制活动

无并发症者，根据病情制订活动计划。

5. 进食易消化食物

不宜过饱，可少量多餐。保持大便通畅，必要时给予缓泻药。

（二）解除疼痛

尽快止痛，可应用强力止痛药。

（1）哌替啶（度冷丁）50～100 mg 紧急肌内注射。

（2）吗啡 5～10 mg 皮下注射，必要时 1～2 小时后再注射 1 次，以后每 4～6 小时可重复应用，注意呼吸抑制作用。

（3）轻者。可待因 0.03～0.06 g 口服或罂粟碱 0.03～0.06 g 肌内注射或口服。

（4）试用硝酸甘油 0.3 mg、异山梨酯 5～10 mg 舌下含用或静脉滴注，注意心率增快、BP 下降等不良反应。

（5）顽固者人工冬眠疗法。

（三）再灌注心肌

意义：再通疗法是目前治疗 AMI 的积极治疗措施，在起病 3～6 小时内，使闭塞的冠状动脉再通，心肌得到再灌注，挽救濒死的心肌，以缩小梗死范围，改善预后。

适应证：再通疗法只适于透壁心肌梗死，所以心电图上必须要有 2 个或 2 个以上相邻导联 ST 段抬高 >0.1 mV，方可进行再通治疗。心肌梗死发病后 6 小时内再通疗法是最理想的。

方法：溶栓疗法，紧急施行 PTCA，随后再安置支架。

1. 溶栓疗法

（1）溶栓的药物。尿激酶、链激酶、重组组织型纤维蛋白溶酶原激活药（rt-PA）等。

（2）注意事项有以下三点。①溶栓期间进行严密心电监护，及时发现并处理再灌注心律失常。溶栓 3 小时内心律失常发生率最高，84% 心律失常发生在溶栓 4 小时之内。前壁心肌梗死时，心律失常多为室性心律失常，如频发室性期前收缩，加速室性自主心律、室性心动过速、心室颤动等；下壁梗死时，心律失常多发生窦性心动过缓、房室传导阻滞。②血压监测，低血压是急性心梗的常见症状，可由于心肌大面积梗死、心肌收缩力明显降低、心排血量减少所致，但也可能与血容量不足、再灌注性损伤、血管扩张药及并发出血等有关。一般低血压在急性心肌梗死后 4 小时最明显。对单纯的低血压状态，应加强对血压的监测。在溶栓进行的 30 分钟内，10 分钟测量 1 次血压；溶栓结束后 3 小时内，30 分钟测量 1 次；之后 1 小时测量 1 次；血压平稳后根据病情延长测量时间。③用药期间注意出血倾向，在溶栓期间应严密观察患者有无皮肤黏膜出血、尿血、便血及颅内出血（观察瞳孔意识），输液穿刺部位有无瘀点、瘀斑、牙龈出血等。溶栓后 3 天内每天检查 1 次尿常规、大便隐血和出凝血时间，溶栓次日复查血小板，应尽早发现出血性并发症，早期采取有效的治疗措施。

（3）不宜溶栓的情况：①年龄大于 70 岁；②ST 段抬高，时间 >24 小时；③就诊时严重高血压（>180/110 mmHg）；④仅有 ST 段压低（如非 Q 心梗、心内膜下心梗）及不稳定性心绞痛；⑤有出血倾向、外伤、活动性溃疡病、糖尿病视网膜病变、脑出血史及 6 个月内缺血性脑卒中史、夹层动脉瘤、半个月内手术等。

（4）判断再通指标：①冠状动脉造影直接判断；②临床间接判断血栓溶解（再通）指标：ECG 抬高的 ST 段于 2 小时内回降 >50%；胸痛 2 小时内基本消失；2 小时内出现再灌注性心律失常；血清 CK-MB 酶峰值提前出现（14 小时内）。

2. 经皮冠状动脉腔内成形术

(1) 补救性 PTCA：经溶栓治疗，冠状动脉再通后又再堵塞，或再通后仍有重度狭窄者，如无出血禁忌，可紧急施行 PTCA，随后再安置支架。预防再梗和再发心绞痛。

(2) 直接 PTCA：不进行溶栓治疗，直接进行 PTCA 作为冠状动脉再通的手段，其目的在于挽救心肌。

适应证：①对有溶栓禁忌或不适宜溶栓治疗的患者，以及对升压药无反应的心源性休克患者应首选直接 PTCA；②对有溶栓禁忌证的高危患者，如年龄 >70 岁、既往有 AMI 史、广泛前壁心肌梗死以及收缩压 <100 mmHg、心率 >100 次/分或 Killip 分级 > Ⅰ级的患者若有条件最好选择直接 PTCA。

(四) 控制休克

最好根据血流动力学监测结果用药。

1. 补充血容量

估计血容量不足、中心静脉压下降者，用低分子右旋糖酐、10% GS 500 mL 或 0.9% NS 500 mL 静脉滴入。输液后中心静脉压 >18 cmH_2O，则停止补充血容量。

2. 应用升压药

补充血容量后血压仍不升，而心排血量正常时，提示周围血管张力不足，此时可用升压药物。多巴胺或间羟胺微泵静脉使用，两者也可合用，也可选用多巴酚丁胺。

3. 应用血管扩张药

经上述处理后血压仍不升，周围血管收缩致四肢厥冷时可使用硝酸甘油。

4. 其他措施

纠正酸中毒，保护肾功能，避免脑缺血，必要时应用糖皮质激素和洋地黄制剂。

5. 主动脉内球囊反搏术（IABP）

上述治疗无效时可考虑应用 IABP，在 IABP 辅助循环下行冠脉造影，随即行 PTCA、CABG。

(五) 治疗心力衰竭

主要治疗左侧心力衰竭，见心力衰竭急性左侧心力衰竭的急救。

(六) 其他治疗

有助于挽救濒死心肌，防止梗死扩大，缩小缺血范围，根据患者具体情况选用。

1. β 受体阻滞药、钙通道阻滞药、ACE 抑制药的使用

改善心肌重构，防止梗死范围扩大，改善预后。

2. 抗凝疗法

口服阿司匹林等药物。

3. 极化液疗法

有利于心脏收缩，减少心律失常，有利 ST 段恢复。极化液具体配置 10% KCl 15 mL + 胰岛素 8 U + 10% GS 500 mL。

4. 促进心肌代谢药物

维生素 C、维生素 B_6、1，6-二磷酸果糖、辅酶 Q_{10} 等。

5. 右旋糖酐 40 或羟乙基淀粉

降低血黏度，改善微循环。

（七）并发症的处理

1. 栓塞

溶栓或抗凝治疗。

2. 心脏破裂

乳头肌断裂、VSD 者手术治疗。

3. 室壁瘤

影响心功能或引起严重心律失常者手术治疗。

4. 心肌梗死后综合征

可用糖皮质激素、阿司匹林、吲哚美辛等。

（八）右室心肌梗死的处理

表现为右侧心力衰竭伴低血压者治疗以扩容为主，维持血压治疗，不宜用利尿药。

六、主要护理诊断/问题及护理措施

（一）疼痛

1. 相关因素

与心肌急剧缺血、缺氧有关。

2. 主要表现

胸骨后剧烈疼痛，伴烦躁不安、出汗、恐惧或有濒死感。

3. 护理措施

（1）绝对卧床休息（包括精神和体力）：休息即为最好的疗法之一，病情稳定、无特殊不适，且在急性期均应绝对卧床休息，严禁探视，避免精神紧张，一切活动包括翻身、进食、洗脸、大小便等均应在医护人员协助下进行，避免生扯硬拽现象。如果患者焦虑、抑郁情绪严重并有睡眠障碍等表现时，应根据病情选择没有禁忌的镇静药物，如哌替啶等。

（2）做好氧疗管理：心肌梗死时由于持续的心肌缺血缺氧，代谢物积聚或产生多肽类致痛物等，刺激神经末梢，经神经传导至大脑产生痛觉，而疼痛使患者烦躁不安、情绪恶化，加重心肌缺氧，影响治疗效果。若胸闷、疼痛剧烈或症状不缓解、持续时间长，氧流量可控制在 5～6 L/min，待症状消失后改为 3～4 L/min，一般不少于 72 小时，5 天后可根据情况间断给氧。

（3）患者的心理管理：疾病给患者带来胸闷、疼痛等压抑的感觉，再加上环境的生疏，可使患者恐惧、紧张不安，而这又导致交感神经兴奋引起血压升高，心肌耗氧量增加，诱发心律失常，加重心肌缺血坏死，因此，我们应了解患者的职业、文化、经济、家庭情况及发病的诱因，关心体贴患者，消除紧张恐惧心理，让患者树立战胜疾病的信心，使患者处于一个最佳心理状态。

（二）恐惧

1. 相关因素

可与下列因素有关：①胸闷不适、胸痛、濒死感；②因病房病友病重或死亡；③病室环境陌生/监护、抢救设备。

2. 主要表现

心情紧张、烦躁不安。

3. 护理措施

（1）消除患者紧张与恐惧心理：救治过程中要始终关心体贴，态度和蔼，鼓励患者表达自己的感受，安慰患者，使之尽快适应环境，进入患者角色。

（2）了解患者的思想状况，向患者讲清情绪与疾病的关系，使患者明白紧张的情绪会加重病情，使病情恶化。劝慰患者消除紧张情绪，使患者处于接受治疗的最佳心理状态。

（3）向患者介绍救治心梗的特效药及先进仪器设备，肯定效果与作用，使患者得到精神上的安慰和对医护人员的信任。在治疗护理过程中做到忙而不乱，紧张而有序，迅速而准确。

（4）给患者讲解抢救成功的例子，使其树立战胜疾病的信心。

（5）针对心理反应进行耐心解释，真诚坦率地为其排忧解难，做好生活护理，创造一个安静、舒适、安全、整洁的休息环境。

（三）自理缺陷

1. 相关因素

与治疗性活动受限有关。

2. 主要表现

日常生活不能自理。

3. 护理措施

（1）心肌梗死急性期卧床期间协助患者洗漱进食、大小便及个人卫生等生活护理。

（2）将患者经常使用的物品放在易拿取的地方，以减少患者拿东西时的体力消耗。

（3）将呼叫器放在患者手边，听到铃响立即给予答复。

（4）提供患者有关疾病治疗及预后的确切消息，强调正面效果，以增加患者自我照顾的能力和信心，并向患者说明健康程序，不要延长卧床休息时间。

（5）在患者活动耐力范围内，鼓励患者从事部分生活自理活动和运动，以增加患者的自我价值感。

（6）让患者有足够的时间，缓慢地进行自理活动或者在活动过程中提供多次短暂的休息时间；或者给予较多的协助，以避免患者过度劳累。

（四）便秘

1. 相关因素

与长期卧床、不习惯床上排便、进食量减少有关。

2. 主要表现

大便干结，超过 2 天未排大便。

3. 护理措施

（1）合理饮食：提醒患者饮食要节制，要选择清淡易消化、产气少、无刺激的食物。进食速度不宜过快、少食多餐。

（2）遵医嘱给予大便软化药或缓泻药。

（3）鼓励患者定时排便，安置患者于舒适体位排便。

（4）不习惯于床上排便的患者，应向其讲明病情及需要在床上排便的理由并用屏风遮挡。

（5）告知病患者排便时不要太用力，可用手掌在腹部按乙状结肠走行方向做环形按摩。

（五）潜在并发症——心力衰竭

1. 相关因素

与梗死面积过大、心肌收缩力减弱有关。

2. 主要表现

咳嗽、气短、心悸、发绀，严重者出现肺水肿表现。

3. 护理措施

（1）避免诱发心力衰竭的因素：上呼吸道感染、劳累、情绪激动、感染、不适当的活动。

（2）若突然出现急性左侧心力衰竭，应立即采取急救。

（六）潜在并发症——心源性休克

1. 相关因素

心肌梗死、心排血量减少。

2. 主要表现

血压下降，面色苍白、皮肤湿冷、脉细速、尿少。

3. 护理措施

（1）严密观察神志、意识、血压、脉搏、呼吸、尿量等情况并做好记录。

（2）观察患者末梢循环情况，如皮肤温度、湿度、色泽。

（3）注意保暖。

（4）保持输液通畅，并根据心率、血压、呼吸及用药情况随时调整滴速。

（七）潜在并发症——心律失常

1. 相关因素

与心肌缺血、缺氧、电解质失衡有关。

2. 主要表现

室性期前收缩、快速型心律失常、缓慢型心律失常。

3. 护理措施

（1）给予心电监护，监测患者心律、心率、血压、脉搏、呼吸及心电图改变，并做好记录。

（2）嘱患者尽量避免诱发心律失常的因素：如情绪激动、烟酒、浓茶、咖啡等。

（3）向患者说明心律失常的临床表现及感受，若出现心悸、胸闷、胸痛、心前区不适等症状，应及时告诉医护人员。

（4）遵医嘱应用抗心律失常药物，并观察药物疗效及不良反应。

（5）备好各种抢救药物和仪器：如除颤器、起搏器、抗心律失常药及复苏药。

七、健康教育

（一）心理指导

本病起病急，症状明显，患者因剧烈疼痛而有濒死感，又因担心病情及疾病预后而产生焦虑、紧张等情绪，护士应陪伴在患者身旁，允许患者表达出对死亡的恐惧，如呻吟、易怒等，用亲切的态度回答患者提出的问题。解释先进的治疗方法及监护设备的作用。

（二）饮食指导

急性心梗 2～3 天时以流质为主，每天总热能 500～800 kcal；控制液体量，减轻心脏负担，口服液体量应控制在 1000 mL/d；低脂、低胆固醇、低盐、适量蛋白质、高食物纤维饮食，脂肪限制在 40 g/d 以内，胆固醇应 <300 mg/d；选择容易消化吸收的食物，不宜过热过冷，保持大便通畅，排便时不可用力过猛；病情稳定 3 天后可逐渐改半流质、低脂饮食，总热能 1000 kcal/d 左右。避免食用辛辣或发酵食物，减少便秘和腹胀。康复期低糖、低胆固醇饮食，多吃富含维生素和钾的食物，伴有高血压病或心力衰竭者应限制钠盐摄入量。

在食物选择方面，心梗急性期主食可用藕粉、米汤、菜水、去油过筛肉汤、淡茶水、红枣泥汤；选低胆固醇及有降脂作用的食物，可食用的有鱼类、鸡蛋清、瘦肉末、嫩碎蔬菜及水果，降脂食物有山楂、香菇、大蒜、洋葱、海鱼、绿豆等。病情好转后改为半流质，可食用浓米汤、厚藕粉、枣泥汤、去油肉蓉、鸡蓉汤、薄面糊等。病情稳定后，可逐渐增加或进软食，如面条、面片、馄饨、面包、米粉、粥等。恢复期饮食治疗按冠心病饮食治疗。

禁忌食物：凡胀气、刺激性流质不宜吃，如豆浆、牛奶、浓茶、咖啡等；忌烟酒及刺激性食物和调味品，限制食盐和味精用量。

（三）作息指导

保证睡眠时间，2 次活动间要有充分的休息。急性期后 1～3 天应绝对卧床，第 4～6 天可在床上做上下肢被动运动。1 周后，无并发症的患者可床上坐起活动。每天 3～5 次，每次 20 分钟，动作宜慢。有并发症者，卧床时间延长。第 2 周起开始床边站立→床旁活动→室内活动→完成个人卫生。根据患者对运动的反应，逐渐增加活动量。第 2 周后室外走廊行走，第 3～4 周试着上下 1 层楼梯。

（四）用药指导

常见治疗及用药观察如下。

1. 止痛

使用吗啡或哌替啶止痛，配合观察镇静止痛的效果及有无呼吸抑制，脉搏加快。

2. 溶栓治疗

溶栓过程中应配合监测心率、心律、呼吸、血压，注意胸痛情况和皮肤、牙龈、呕吐物及尿液有无出血现象，发现异常应及时报告医护人员，及时处理。

3. 硝酸酯类药

配合用药时间及用药剂量，使用过程中要注意观察疼痛有无缓解，有无头晕、头痛、血压下降等不良反应。

4. 抑制血小板聚集药物

药物宜餐后服。用药期间注意有无胃部不适，有无皮下、牙龈出血，定期检查血小板数量。

（五）行为指导

（1）大便干结时忌用力排便，应用开塞露塞肛或服用缓泻药如口服酚酞等方法保持大便通畅。

（2）接受氧气吸入时，要保证氧气吸入的有效浓度以达到改善缺氧状态的效果，同时注意用氧安全，避免明火。

（3）病情未稳定时忌随意增加活动量，以免加重心脏负担，诱发或加重心肌梗死。

（4）在输液过程中，应遵循医护人员控制的静脉滴注速度，切忌随意加快输液速度。

（5）当患者严重气急、大汗、端坐呼吸，应取坐位或半坐卧位，两腿下垂，有条件者立即吸氧，并应注意用氧的安全。

（6）当患者出现心脏骤停时，应积极处理。

（7）指导患者 3 个月后性生活技巧。

（8）选择一天中休息最充分的时刻行房事（早晨最好）。避免温度过高或过低时，避免饭后或酒后进行房事。

（9）如需要，可在性生活时吸氧。

（10）如果出现胸部不舒适或呼吸困难，应立即终止。

（六）病情观察指导

注意观察胸痛的性质、部位、程度、持续时间，有无向他处放射；配合监测体温、心率、心律、呼吸及血压及电解质情况，以便及时处理。

（七）出院指导

（1）养成良好的生活方式，生活规律，作息定时，保证充足的睡眠。病情稳定无并发症的急性心肌梗死，6 周后可每天步行、打太极拳，8～12 周可骑车、洗衣等，3～6 个月后可部分或完全恢复工作。但不应继续从事重体力劳动、驾驶员、高空作业或工作量过大。

（2）注意保暖，适当添加衣服。

（3）饮食宜清淡，避免饱餐，忌烟酒及减肥，防止便秘。

（4）坚持按医嘱服药，随身备硝酸甘油，有多种剂型的药物，如片剂、喷雾剂，定期复诊。

（5）心肌梗死最初 3 个月内不适宜坐飞机及单独外出，原则上不过性生活。

（张　洁）

第四节　心律失常

一、病因与发病机制

遗传性心律失常多为基因通道突变所致，如长 QT 综合征、短 QT 综合征、Brugada 综合征等。

后天获得性心律失常可见于各种器质性心脏病，其中以冠状动脉粥样硬化性心脏病（简称冠心病）、心肌病、心肌炎和风湿性心脏病（简称风心病）为多见，尤其在发生心力衰竭或急性心肌梗死时。发生在基本健康者或植物神经功能失调患者中的心律失常也不少见。其他病因有电解质或内分泌失调、麻醉、低温、胸腔或心脏手术、药物作用和中枢神经系统疾病等，部分病因不明。

二、临床表现

心律失常的血液动力学改变的临床表现主要取决于心律失常的性质、类型、心功能及对血液动力学影响的程度，如轻度的窦性心动过缓、窦性心律不齐、偶发的房性期前收缩、一度房室传导阻滞等对血液动力学影响甚小，故无明显的临床表现，较严重的心律失常，如病窦综合征、快速心房颤动、阵发性室上性心动过速、持续性室性心动过速等，可引起心悸、胸闷、头晕、低血压、出汗，严重者可出现晕厥、阿－斯综合征，甚至猝死，由于心律失常的类型不同，临床表现各异，主要有以下几种表现：冠状动脉供血不足，脑动脉供血不足，肾动脉供血不足，肠系膜动脉供血不足，心功能不全。

三、辅助检查

1. 发作时的体检

应着重于判断心律失常的性质及心律失常对血液动力状态的影响。

（1）听诊心音：了解心室搏动的快、慢和规则与否，结合颈静脉搏动所反映的心房活动情况，有助于作出心律失常的初步鉴别诊断。

（2）颈动脉窦按摩：对快速性心律失常的影响有助于鉴别诊断心律失常的性质。为避免发生低血压、心脏停搏等意外，应使患者在平卧位有心电图监测下进行，老年人慎用，有脑血管病变者禁用。每次按摩一侧颈动脉窦，一次按摩持续时间不超过5秒，可使心房扑动的室率成倍下降，还可使室上性心动过速立即转为窦性心律。

2. 发作间歇期体检

（1）应着重于有无高血压、冠心病、瓣膜病、心肌病、心肌炎等器质性心脏病的证据。常规心电图、超声心动图、心电图运动负荷试验、放射性核素显影、心血管造影等无创和有创性检查有助于确诊或排除器质性心脏病。

（2）体表心电图是诊断心律失常最便捷的方法，心律失常发作时的心电图记录是确诊心律失常性质的重要依据。正常窦性心律的心电图特点为：P波规律出现，且P波形态表明激动来自窦房结（即P波在Ⅰ、Ⅱ、aVF、$V_4 \sim V_6$直立，在aVR倒置）。正常窦性心律的频率一般为60～100次/分。

（3）动态心电图也称Holter监测，通过24小时连续记录心电图，可能记录到心律失常的发作、自主神经对心律失常的影响等，可弥补体表心电图只能做短暂记录的不足。

四、诊断

心律失常的确诊大多要靠心电图，部分患者可根据病史和体征作出初步诊断。详细追问发作时心率、节律（规则与否、漏搏感等），发作起止与持续时间。发作时有无低血压、昏厥或近乎昏厥、抽搐、心绞痛或心力衰竭等表现，以及既往发作的诱因、频率和治疗经过，有助于判断心律失常的性质。

五、治疗

应根据心律失常患者的症状、心律失常的类型及其对血液动力学的影响，来判断是否需要治疗。通常包括发作时心律失常的控制、去除病因病灶、改良基质、预防复发等几个方面。治疗方法上可分为非药物治疗和药物治疗。

长期服用抗心律失常药均有不同程度的副作用，严重的可引起室性心律失常或心脏传导阻滞而致命。因此，临床应用时应严格掌握适应证，注意不良反应，以便随时应急。

六、主要护理诊断/问题

1. 活动无耐力

与心律失常致心排血量减少有关。

2. 有受伤的危险

与心律失常引起的头晕、晕厥有关。

3. 潜在并发症

猝死。

七、护理措施

1. 一般护理

（1）环境：保持病室环境清洁，定时开门窗通风换气，保持适宜的温度和湿度。适当开窗通风，每次 15 ~ 30 分钟，每天 2 次，但注意不要让风直接吹向患者。适当限制探视。

（2）休息与活动：保证患者充足的休息和睡眠。无器质性心脏病的患者，鼓励其正常工作和生活，建立健康的生活方式，避免过度劳累。窦性停搏、第二度Ⅱ型或第三度房室传导阻滞、持续性室性心动过速等严重心律失常患者应卧床休息，加强生活护理。指导患者在心律失常发作引起心悸、胸闷、头晕等症状时采取高枕卧位或半卧位，避免左侧卧位，因左侧卧位时患者感觉到心脏搏动而加重不适。有头晕、晕厥发作或曾有跌倒史者应卧床休息，嘱患者避免单独外出，避免剧烈活动、情绪激动或紧张、快速改变体位等，防止意外。一旦有头晕或黑蒙等立即平卧，以免跌伤。

（3）饮食：给予富含纤维素的食物，以防便秘；避免饱餐及摄入刺激性食物，如咖啡、浓茶等。

2. 病情观察

注意观察患者的生命体征和心电图的变化，防止恶性心律失常的发生。

（1）心电监护：对严重心律失常者，应持续心电监护，严密监测心率、心律和血氧饱和度变化。发现频发、多源、成对的或 R on T 现象的室性期前收缩、阵发性室性心动过速、窦性停搏、第二度Ⅱ型或第三度房室传导阻滞立即报告医生。安放监护电极前注意清洁皮肤，电极放置部位应避开胸骨右缘及心前区，以免影响做心电图和紧急电复律。电极片松动时及时更换，观察有无皮肤发红、发痒等。

（2）配合抢救：建立静脉通道，准备抢救仪器（如除颤器、心电图机、心电监护仪、临时心脏起搏器等）及各种抗心律失常药物和其他抢救药品，做好抢救准备。及时遵医嘱给予药物治疗，必要时配合临时起搏器或电复律。一旦发生猝死的表现如意识突然丧失、抽搐、大动脉搏动消失，呼吸停止，立即进行心肺复苏。

3. 氧疗的护理

密切观察患者有无缺氧症状，如伴有呼吸困难、发绀时，给予2～4 L/min氧气吸入，注意观察氧疗的效果。

4. 用药护理

遵医嘱准确、及时应用抗心律失常药物，如心率显著缓慢的患者可予阿托品、异丙肾上腺素等药物或配合人工心脏起搏器治疗。注意观察患者的生命体征和心电图的变化，密切观察药物的效果及不良反应。

八、健康教育

（1）向患者及家属讲解心律失常的常见病因、诱因及防治知识。说明继续按医嘱服抗心律失常药物的重要性，不可自行减量、停药或擅自改用其他药物。告诉患者药物可能出现的不良反应，嘱其有异常及时就医。

（2）嘱患者注意劳逸结合、生活规律，保证充足的休息和睡眠；保持乐观、稳定的情绪；戒烟酒，避免摄入刺激性食物如咖啡、浓茶等，避免饱食。避免劳累、感染，防止诱发心力衰竭。

（3）嘱患者多食粗纤维食物，保持大便通畅，心动过缓患者避免排便时过度屏气，以免兴奋迷走神经而加重心动过缓。

（4）教会患者自测脉搏的方法以利于自我监测病情。对反复发生严重心律失常，危及生命者，教会家属心肺复苏术以备应急。

（房迎华）

第四章

消化内科疾病的护理

第一节　急性胃炎

一、病因与发病机制

1. 药物

常见的有非甾体抗炎药（NSAID）如阿司匹林、吲哚美辛等，某些抗肿瘤药、口服氯化钾或铁剂等。这些药物直接损伤胃黏膜上皮层。其中，NSAID 还通过抑制环氧合酶的作用而抑制胃黏膜生理性前列腺素的产生，削弱胃黏膜的屏障功能；某些抗肿瘤药如氟尿嘧啶对快速分裂的细胞如胃肠道黏膜细胞产生明显的细胞毒作用。

2. 应激

严重创伤、大手术、大面积烧伤、颅内病变、败血症及其他严重脏器病变或多器官功能衰竭等均可引起胃黏膜糜烂、出血，严重者发生急性溃疡并大量出血，如烧伤所致者称柯林（Curling）溃疡、中枢神经系统病变所致者称库欣（Cushing）溃疡。虽然急性应激引起急性糜烂出血性胃炎的确切机制尚未完全明确，但一般认为应激状态下胃黏膜微循环不能正常运行而造成黏膜缺血、缺氧是发病的重要环节，由此可导致胃黏膜黏液和碳酸氢盐分泌不足、局部前列腺素合成不足、上皮再生能力减弱等改变，胃黏膜屏障因而受损。

3. 乙醇

乙醇具亲酯性和溶脂能力，高浓度乙醇因而可直接破坏胃黏膜屏障。

黏膜屏障的正常保护功能是维持胃腔与胃黏膜内氢离子高梯度状态的重要保证，当上述因素导致胃黏膜屏障破坏，则胃腔内氢离子便会反弥散进入胃黏膜内，从而进一步加重胃黏膜的损害，最终导致胃黏膜糜烂和出血。上述各种因素亦可能导致增加十二指肠液的反流入胃腔，其中的胆汁和各种胰酶，参与了胃黏膜屏障的破坏。

二、临床表现

1. 腹痛

患者主要表现为上腹痛、饱胀不适。多数患者无症状，或症状被原发疾病所掩盖。

2. 恶心、呕吐

患者可有恶心、呕吐、食欲不振等症状，注意观察患者呕吐的次数及呕吐物的性质、量的情况。

3. 腹泻

食用沙门菌、嗜盐菌或葡萄球菌毒素污染食物引起的胃炎患者常伴有腹泻。评估患者的大便次数、颜色、性状及量的情况。

4. 呕血和（或）黑粪

在所有上消化道出血的病例中，急性糜烂出血性胃炎所致的消化道出血占10%～30%，仅次于消化性溃疡。

三、辅助检查

1. 病理

主要表现为中性粒细胞浸润。

2. 胃镜检查

可见胃黏膜充血、水肿、糜烂、出血及炎性渗出。

3. 实验室检查

血常规检查：糜烂性胃炎可有红细胞、血红蛋白减少；大便常规检查：大便潜血阳性；血电解质检查：剧烈腹泻患者可有水、电解质紊乱。

四、诊断

1. 症状诊断

大多数急性胃炎的患者都会出现恶心、呕吐的症状，并且还会伴有腹痛的症状，出现这些情况以后就可以基本确诊为急性胃炎。在此期间需要立刻进行休息，如果症状还是没有好转，就需要去医院进行相关的治疗。除此以外，有些患者还可能出现腹痛、腹泻、头晕等各种不适症状。

2. 体格检查

去医院接受检查的时候，一般医生会对患者进行体格检查。首先需要患者躺在床上，然后医生会按压患者的腹部，患者会感觉到腹部出现压痛感。如果是急性胃炎所引起的，就会导致患者的肚脐周围出现压痛感，并且上腹部也会出现压痛。尤其在腹泻严重的情况下，还有可能出现明显的肠鸣音。

3. 常规检查

如果患者出现了腹泻的症状，就需要进行大便的隐血和常规检查，通过这些检查能够判断出患者是否出现感染的情况。如果白细胞偏高则存在细菌感染，如果淋巴细胞偏高则存在病毒感染。针对患者的具体情况，医生会采取相应的措施进行治疗。

五、主要护理诊断/问题

1. 腹痛

由于胃黏膜的炎性病变所致。

2. 营养失调：低于机体需要量

由于胃黏膜的炎性病变所致的食物摄入、吸收障碍所致。

3. 焦虑

由于呕血、黑粪及病情反复所致。

六、护理目标

（1）患者腹痛症状减轻或消失。

（2）患者住院期间保证机体需热量，维持水电解质及酸碱平衡。

（3）患者焦虑程度减轻或消失。

七、护理措施

（一）一般护理

1. 休息

患者应注意休息，减少活动，对急性应激造成者应卧床休息，同时应做好患者的心理疏导。

2. 饮食

一般可给予无渣、半流质的温热饮食。如少量出血可给予牛奶、米汤等以中和胃酸，有利于黏膜的修复。剧烈呕吐、呕血的患者应禁食，可静脉补充营养。

3. 环境

为患者创造整洁、舒适、安静的环境，定时开窗通风，保证空气新鲜及温湿度适宜，使其心情舒畅。

（二）心理护理

1. 解释症状出现的原因

患者因出现呕血、黑粪或症状反复发作而产生紧张、焦虑、恐惧心理。护理人员应向其耐心说明出血原因，并给予解释和安慰。应告知患者，通过有效治疗，出血会很快停止；并通过自我护理和保健，可减少本病的复发次数。

2. 心理疏导

耐心解答患者及家属提出的问题，向患者解释精神紧张不利于呕吐的缓解，特别是有的呕吐与精神因素有关，紧张、焦虑还会影响食欲和消化能力，而树立信心及情绪稳定则有利于症状的缓解。

3. 应用放松技术

利用深呼吸、转移注意力等放松技术，减少呕吐的发生。

（三）治疗配合

1. 患者腹痛的时候

遵医嘱给予局部热敷、按摩、针灸，或给予止痛药物等缓解腹痛症状，同时应安慰、陪伴患者以使其精神放松，消除紧张恐惧心理，保持情绪稳定，从而增强患者对疼痛的耐受性；非药物止痛方法还可以用分散注意力法，如数数、谈话、深呼吸等；行为疗法，如放松技术、冥想、音乐疗法等。

2. 患者恶心、呕吐、上腹不适

评估症状是否与精神因素有关，关心和帮助患者消除紧张情绪。观察患者呕吐的次数及呕吐物的性质和量的情况。一般呕吐物为消化液和食物时有酸臭味。混有大量胆汁时呈绿色，混有血液时呈鲜红色或棕色残渣。及时为患者清理呕吐物、更换衣物，协助患者采取舒适体位。

3. 患者呕血、黑粪

排除鼻腔出血及进食大量动物血、铁剂等所致呕吐物呈咖啡色或黑粪。观察患者呕血与黑粪的颜色性状和量的情况，必要时遵医嘱给予输血、补液、补充血容量治疗。

（四）用药护理

（1）向患者讲解药物的作用、不良反应、服用时的注意事项，如抑制胃酸的药物多于饭前服用；抗生素类多于饭后服用，并询问患者有无过敏史，严密观察用药后的反应；应用止泻药时应注意观察排便情况，观察大便的颜色、性状、次数及量，腹泻控制时应及时停药；保护胃黏膜的药物大多数是餐前服用，个别药例外；应用解痉止痛药如654-2或阿托品时，会出现口干等不良反应，并且青光眼及前列腺肥大者禁用。

（2）保证患者每日的液体入量，根据患者情况和药物性质调节滴注速度，合理安排所用药物的前后顺序。

八、健康教育

（1）应向患者及家属讲明病因，如是药物引起，应告诫今后禁止用此药；如疾病需要必须用该药，必须遵医嘱配合服用制酸剂以及胃黏膜保护剂。

（2）嗜酒者应劝告戒酒。

（3）嘱患者进食要有规律，避免食生、冷、硬及刺激性食物和饮料。

（4）让患者及家属了解本病为急性病，应及时治疗及预防复发，防止发展为慢性胃炎。

（5）应遵医嘱按时用药，如有不适，及时来院就医。

（赵峰镱）

第二节　慢性胃炎

一、病因与发病机制

1. 幽门螺杆菌感染、病毒或其毒素

多见于急性胃炎之后，胃黏膜病变经久不愈而发展为慢性浅表性胃炎，主要指幽门螺杆菌感染。

2. 刺激性物质

长期饮烈性酒、浓茶、浓咖啡等刺激性物质，可破坏胃黏膜保护屏障而发生胃炎。

3. 药物

有些药物如保泰松、消炎痛、辛可芬及水杨酸盐、洋地黄等可引起慢性胃黏膜损害。

4. 口腔、咽部的慢性感染

5. 胆汁反流

胆汁中含有的胆盐可破坏胃黏膜屏障，使胃液中的氢离子反弥散进入胃黏膜而引起炎症。

6. X 线照射

深度 X 线照射胃部，可引起胃黏膜损害，产生胃炎。

7. 环境变化

如环境改变，气候变化，人若不能在短时间内适应，就可引起支配胃的神经功能紊乱，便胃液分泌和胃的运动不协调，产生胃炎。

8. 长期精神紧张，生活不规律

9. 其他病变的影响

如尿毒症、溃疡性结肠炎等均可引起慢性胃炎。

二、临床表现

1. 腹痛

慢性胃炎进展缓慢，多无明显症状。部分患者可有上腹部隐痛与饱胀的表现。腹痛无明显节律性，通常进食后较重，空腹时较轻。

2. 恶心、呕吐

慢性胃炎的患者进食硬、冷、辛辣或其他刺激性食物时可引发恶心、反酸、嗳气、上腹不适、食欲不振等症状。

3. 贫血

慢性胃炎并发胃黏膜糜烂者可出现少量或大量上消化道出血，表现以黑粪为主，持续 3 ~4 天停止。长期少量出血可引发缺铁性贫血，患者可出现头晕、乏力及消瘦等症状。

三、辅助检查

1. 胃镜及黏膜活组织检查

这是最可靠的诊断方法，可直接观察黏膜病损。慢性萎缩性胃炎可见黏膜呈颗粒状、黏膜血管显露、色泽灰暗、皱襞细小；慢性浅表性胃炎可见红斑、黏膜粗糙不平、出血点（斑）。两种胃炎皆可见伴有糜烂、胆汁反流。活组织检查可进行病理诊断，同时可检测幽门螺杆菌。

2. 胃酸的测定

慢性浅表性胃炎胃酸分泌可正常或轻度降低，而萎缩性胃炎胃酸明显降低，其分泌胃酸功能随胃腺体的萎缩、肠腺化生程度的加重而降低。

3. 血清学检查

慢性胃体炎患者血清抗壁细胞抗体和内因子抗体呈阳性，血清胃泌素明显升高；慢性胃窦炎患者血清抗壁细胞抗体多呈阴性，血清胃泌素下降或正常。

4. 幽门螺杆菌检测

通过侵入性和非侵入性方法检测幽门螺杆菌。慢性胃炎患者胃黏膜中幽门螺杆菌阳性率的高低与胃炎活动与否有关，且不同部位的胃黏膜其幽门螺杆菌的检测率亦不相同。幽门螺杆菌的检测对慢性胃炎患者的临床治疗有指导意义。

四、诊断

慢性胃炎症状无特异性，体征很少，X 线检查一般只有助于排除其他胃部疾病，故确诊要靠胃镜检查及胃黏膜活组织检查。在我国有50%～80%患者在胃黏膜中可找到幽门螺杆菌。

五、主要护理诊断/问题

1. 疼痛

由于胃黏膜炎性病变所致。

2. 营养失调：低于机体需要量

由于厌食、消化吸收不良所致。

3. 焦虑

由于病情反复、病程迁延所致。

4. 活动无耐力

由于慢性胃炎引起贫血所致。

5. 知识缺乏

缺乏对慢性胃炎病因和预防知识的了解。

六、护理目标

（1）患者疼痛减轻或消失。

（2）患者住院期间能保证机体所需热量、水分、电解质的摄入。

（3）患者焦虑程度减轻或消失。

（4）患者活动耐力恢复或有所改善。

（5）患者能自述疾病的诱因及预防保健知识。

七、护理措施

（一）一般护理

1. 休息

急性发作时应指导患者卧床休息，并可用转移注意力、做深呼吸等方法来减轻。

2. 活动

病情缓解时，可进行适当的锻炼，以增强机体抵抗力。嘱患者规律作息，避免过度劳累，注意劳逸结合。

3. 饮食

急性发作时可予少渣半流食，恢复期患者指导其食用富含营养、易消化的食物，避免食用辛辣、生冷等刺激性食物及浓茶、咖啡等饮料。嗜酒患者嘱其戒酒。指导患者加强饮食卫生并养成良好的饮食习惯，做到定时进餐、少量多餐、细嚼慢咽。如胃酸缺乏者可酌情食用酸性食物如山楂、食醋等。

4. 环境

为患者创造良好的休息环境，定时开窗通风，保证病室的温湿度适宜。

（二）心理护理

1. 减轻焦虑

提供安全舒适的环境，减少患者的不良刺激。避免患者与有焦虑情绪的患者或亲属接触。指导其散步、听音乐等转移注意力的方法。

2. 心理疏导

首先帮助患者分析这次产生焦虑的原因，了解患者内心的期待和要求。然后共同商讨这些要求是否能够实现，以及错误的应对机制所产生的后果。并指导患者采取正确的应对机制。

3. 树立信心

向患者讲解疾病相关的病因及预防知识，指导患者如何保持良好的生活方式和去除对疾病有关的不利因素。并请有过类似疾病的患者讲解采取正确应对机制所取得的良好效果。

（三）治疗配合

1. 腹痛

评估患者疼痛的部位、性质及程度。嘱患者卧床休息，协助患者采取有利于减轻疼痛的体位。可利用局部热敷、针灸等方法来缓解疼痛。必要时遵医嘱给予药物止痛。

2. 活动无耐力

协助患者进行日常活动。指导患者改变体位时动作要慢，以免发生直立性低血压。根据患者病情与患者共同制定每日的活动计划，指导患者逐渐增加活动量。

3. 恶心、呕吐

协助患者采取正确体位，头偏向一侧，防止误吸。安慰患者，消除患者紧张、焦虑的情绪。呕吐后及时为患者清理，更换整理床单位并协助患者采取舒适体位。观察呕吐物的性质、量及呕吐次数。必要时遵医嘱给予止吐药物治疗。

附：呕吐物性质及特点分析

1. 呕吐不伴恶心

呕吐突然发生，无恶心、干呕的先兆，伴明显头痛，且呕吐于头痛剧烈时出现，常见于神经血管头痛、脑震荡、脑出血、脑炎、脑膜炎及脑肿瘤等。

2. 呕吐伴恶心

多见于胃源性呕吐，如胃炎、胃溃疡、胃穿孔、胃癌等，多与进食、饮酒、服用药物有关，吐后常感轻松。

3. 清晨呕吐

多见于妊娠期间和酒精性胃炎的呕吐。

4. 食后即恶心、呕吐

如果食物尚未到达胃内就发生呕吐，多为食管性的疾病，如食管癌、食管贲门失弛缓症。食后即有恶心、呕吐伴腹痛、腹胀常见于急性胃肠炎、阿米巴痢疾。

5. 呕吐发生于饭后 2 ~ 3 小时

可见于胃炎、胃溃疡和胃癌。

6. 呕吐发生于饭后4~6小时

可见于十二指肠溃疡。

7. 呕吐发生在夜间

呕吐发生在夜间，量多且有发酵味，常见于幽门梗阻、胃及十二指肠溃疡、胃癌。

8. 大量呕吐

呕吐物如为大量，提示有幽门梗阻、胃潴留或十二指肠淤滞。

9. 少量呕吐

呕吐常不费力，每次呕吐量不多，可有恶心，表现为进食后立即发生，吐后症状减轻，进食不受影响，多见于神经官能性呕吐。

10. 呕吐物性质辨别

（1）呕吐物酸臭：呕吐物酸臭或呕出宿食见于幽门梗阻、急性胃炎。

（2）呕吐物中有血：应考虑消化性溃疡、胃癌。

（3）呕吐黄绿苦水：应考虑十二指肠梗阻。

（4）呕吐物带粪便：见于肠梗阻晚期，带有粪臭味见于小肠梗阻。

（四）用药护理

（1）向患者讲解药物的作用、不良反应及用药的注意事项，观察患者用药后的反应。

（2）根据患者的病情进行指导，避免使用对胃黏膜有刺激性的药物，必须使用时应同时服用抑酸剂或胃黏膜保护剂。

（3）幽门螺杆菌感染的患者，应向其讲解清除幽门螺杆菌的重要性，嘱其连续服药两周，停药4周后再复查。

（4）静脉给药患者，应根据患者的病情、年龄等情况调节滴注速度，保证入量。

八、健康教育

（1）向患者及家属介绍本病的有关病因，指导患者避免诱发因素。

（2）指导患者保持良好的心理状态，规律作息，合理安排工作和休息时间，注意劳逸结合，积极配合治疗。

（3）强调饮食调理对防止疾病复发的重要性，指导患者加强饮食卫生和营养，养成有规律的饮食习惯。

（4）避免刺激性食物及饮料，嗜酒患者应戒酒。

（5）向患者介绍所用药物的名称、作用、不良反应，以及服用的方法、剂量和疗程。

（6）嘱患者按时服药，切勿擅自停药，如有不适及时就诊。

（陈美玲）

第三节　胃癌

胃癌是指发生在胃黏膜上皮的恶性肿瘤，是最常见的恶性肿瘤之一，在各种恶性肿瘤中胃癌居首位，好发年龄>50岁，男女发病比例为2∶1。

一、病因

胃癌的发生是多种因素长期作用的结果。环境因素在胃癌的发生中居支配地位，而宿主因素居从属地位。幽门螺杆菌感染、饮食、吸烟及宿主的遗传易感性是导致胃癌发生的重要因素。

二、临床表现

1. 症状

（1）早期胃癌：70%以上无症状，有症状者一般不典型，上腹轻度不适是最常见的初发症状，与消化不良或胃炎相似。

（2）进展期胃癌：既往无胃病史，但近期出现原因不明的上腹不适或疼痛；或既往有胃溃疡病史，近期上腹痛频率加快、程度加重。①上腹部饱胀：常为老年人进展期胃癌的最早症状，有时伴有嗳气、反酸、呕吐。若癌灶位于贲门，可感到进食不通畅；若癌灶位于幽门，出现梗阻时，患者可呕吐出腐败的隔夜食物。②食欲减退、消瘦乏力：据统计约50%的老年患者有明显的食欲减退、日益消瘦、乏力，有40%～60%的患者因消瘦而就医。③消化道出血：呕血（10%）、黑便（35%）及持续粪便潜血（60%～80%，量少，肉眼看无血但化验可发现）阳性。

（3）终末期胃癌死亡前的症状。①明显消瘦、贫血、乏力、食欲缺乏、精神萎靡等恶病质症状。②多有明显的上腹持续疼痛：癌灶溃疡、侵犯神经或骨膜引起疼痛。③大量呕血、黑便等，常因胃穿孔、幽门梗阻致恶心、呕吐、吞咽困难或上腹饱胀加剧。④腹部包块或左锁骨上可触及较多较大的质硬不活动的融合成团的转移淋巴结。⑤有癌细胞转移的淋巴结增大融合压迫大血管致肢体水肿、心包积液；胸腹腔转移致胸、腹腔积液，难以消除的过多腹腔积液致腹部膨隆胀满。⑥肝内转移或肝入口处转移淋巴结增大融合成团或该处脉管内有癌栓堵塞引起黄疸、肝大。⑦常因免疫力差及肠道通透性增高引起肠道微生物移位入血致频繁发热，或胸腔积液压迫肺部而排出不畅导致肺部感染，或严重时致感染性休克。⑧因广泛转移累及多脏器，正常组织受压丧失功能，大量癌细胞生长抢夺营养资源使正常组织器官面临难以逆转的恶性营养不良，最终导致多脏器功能障碍而死亡。

2. 体征

（1）早期胃癌无明显体征，进展期在上腹部可扪及肿块，有压痛。肿块多位于上腹部偏右，呈坚实可移动结节状。

（2）肝脏转移可出现肝大，扪及坚硬结节，常伴黄疸。

（3）腹膜转移时可发生腹腔积液，移动性浊音阳性。

（4）远处淋巴结转移时可扪及魏尔啸（Virchow）淋巴结，质硬不活动。

（5）直肠指诊时在直肠膀胱间凹陷处可触及一板样肿块。

（6）某些胃癌患者还可出现伴癌综合征，包括反复发作的浅表性血栓静脉炎、黑棘皮病（皮肤皱褶处有色素沉着，尤其在两腋）和皮肌炎等，可有相应的体征，有时可在胃癌诊断前出现。

3. 并发症

（1）出血：可出现头晕、心悸、呕出咖啡色胃内容物、排柏油样便等。

（2）贲门或幽门梗阻：取决于胃癌的位置。

（3）穿孔：可出现腹膜刺激征。

三、辅助检查

1. 体格检查

可有左锁骨上淋巴结增大（是进入血液全身播散的最后守卫淋巴结）、上腹包块，直肠指检发现盆腔底部有肿块（癌细胞脱落至盆腔生长）。

2. 实验室检查

早期血常规检查多正常，中、晚期可有不同程度的贫血、粪便潜血试验阳性。目前尚无对于胃癌诊断特异性较强的肿瘤标志物，但 CEA、CA50、CA72-4、CA19-9、CA242 等多个标志物的连续监测对于胃癌的诊疗和预后判断有一定价值。

3. 上消化道 X 线钡餐造影检查

有助于判断病灶范围。但早期病变仍需结合胃镜证实；进展期胃癌主要 X 线征象有龛影、充盈缺损、黏膜皱襞改变、蠕动异常及梗阻性改变。

4. 增强型 CT（计算机体层扫描）检查

可以清晰显示胃癌累及胃壁的范围、与周围组织的关系、有无较大的腹腔盆腔转移。

5. MRI（磁共振显像）检查

为判断癌灶范围利于提供信息，主要适用于 CT 造影剂过敏者或其他影像学检查怀疑转移者，有助于判断腹膜转移状态。

6. PET-CT 扫描检查

PET-CT 扫描是正电子发射体层扫描与计算机体层扫描合二为一的检查，对判断胃癌的准确性 >80%（印戒细胞癌和黏液腺癌准确性约为 50%），并可了解全身有无转移灶。虽没有痛苦，但费用昂贵。可用于胃癌术后进行追踪有无胃癌复发。

7. 胃镜或腹腔镜超声检查

（1）可测量癌灶范围及初步评估淋巴结转移情况，有助于判断术前临床分期，帮助选择治疗方法及判断疗效。

（2）胃镜病理活检（取活组织进行病理检验）明确为胃癌者，可做胃镜超声检查确定其是否为早期或进展期，单纯胃镜检查有时难以区分胃癌的早、晚期。

（3）胃镜发现可疑胃癌但病理活检又不能确诊，可用超声内镜判断，使患者免于进行反复胃镜检查活检。

（4）术前各种影像检查怀疑淋巴结广泛增大者或怀疑侵犯重要脏器不能切除者，条件许可时可行腹腔镜超声检查，以了解癌灶与脏器间是否有界限能够切除、淋巴结是否转移融合到无法切除的程度、哪些淋巴结有可能转移。

8. 胃镜检查

可发现早期胃癌，鉴别良、恶性溃疡，确定胃癌的类型和病灶范围。发现胃溃疡或萎缩性胃炎，要进行病理活检评估其细胞异型增生程度，重度异型增生（不典型增生）者需要按早期癌对待。

9. 腹腔镜检查

有条件的医院可通过此检查达到类似于剖腹探查的效果，可细致了解癌灶与周围情况，尤其是可发现腹膜有无广泛粟粒状种植转移的癌灶，是其他检查难以发现的。若存在此种情况，则手术疗效很差，若患者高龄且身体很差，应考虑放弃手术而试用其他疗法。

四、治疗

1. 手术治疗

手术是目前唯一可能根除胃癌的手段。手术效果取决于胃癌的浸润深度和扩散范围。对于早期胃癌，首选胃部分切除对进展期胃癌，若未发现远处转移，应尽可能手术切除，有些需做扩大根除手术。对远处已有转移者，一般不做胃切除，仅做姑息性手术，如胃造瘘术、胃空肠吻合术，以保证消化道畅通和改善营养。

2. 化学治疗

化学治疗（化疗）是指运用药物治疗疾病的方法，旨在杀伤扩散到全身的癌细胞。化疗目的：①治愈癌症，使癌灶消失；②若不能治愈，则控制癌灶进展；③若不能治愈或控制进展，则缓解症状。

多药联合化疗常比单药疗效好，且可降低人体对某种特定药物产生耐药性的可能。化疗药可口服、静脉/动脉注射、胸/腹腔注射等。

化疗药不能识别癌细胞，只能非特异地杀伤迅速增殖的细胞。因此，骨髓细胞、消化道黏膜、毛发等增殖较快的正常细胞也可被杀伤，则会引起骨髓抑制、呕吐、腹泻、脱发等不良反应（化疗停止后多消失）。

（1）术后辅助化疗：根治术联合术后化疗比单纯根治术更能延长生存期。

（2）术前新辅助化疗：新辅助化疗是术前给予 3 个疗程左右的化疗，使手术对癌细胞活力低，不易播散；也可使不能切除的胃癌降其为可切除；也可为术后化疗提供是否敏感、是否需换药的信息。

（3）腹腔内化疗：癌灶若累及浆膜，癌细胞就可能脱落到腹腔内，引起腹腔种植；也有可能在术中操作时使癌细胞脱落。腹腔内化疗可减少或控制癌细胞在腹腔内复发或进展，应术中或术后尽早开始。

（4）动脉灌注化疗：局部癌灶药物浓度明显提高，全身循环药物浓度明显降低，不良反应明显减少。

3. 靶向治疗

利用癌细胞特有的分子结构作为药物作用靶点进行治疗，称靶向治疗。可减轻对正常细胞的损害，针对性损伤癌细胞。目前胃癌靶向治疗的药物种类及作用均有限，具有这些药物作用靶点的患者仅 20% ~30% 。与化疗药联合应用可提高 5 年生存率 5% ~10% 。

4. 内镜下治疗

早期胃癌可做内镜下黏膜切除、激光、微波治疗，特别适用于不能耐受手术的患者。中、晚期胃癌患者不能手术可经内镜做激光、微波或者局部注射抗癌药物，可暂时缓解病情。贲门癌所致的贲门狭窄可行扩张术，放置内支架解除梗阻，改善患者生活质量。

5. 中药治疗

无法切除或复发的胃癌，若放化疗均无效，可行中药治疗。虽不能缩小癌灶，但可使有些患者生活质量改善，少量报道显示，生存期不比化疗差。但目前国际上并不认可中药的疗效，有人认为晚期患者化疗或中药的疗效都很差，基本是自然生存期。故中药治疗的生存期是否比无治疗的患者自然生存期长，或不差于化疗所延长的生存期，或可加强化疗药疗效，尚需更多高级别的临床研究。

6. 支持治疗

旨在预防、减轻患者痛苦，改善生活质量，延长生存期。包括镇痛、纠正贫血、改善食欲、改善营养状态、缓解梗阻、控制腹腔积液、心理治疗等。对晚期无法切除的胃癌梗阻患者可行内镜下放置自扩性金属支架，风险和痛苦均小。专科医师通过经皮经肝胆管引流（PTCD）或胆总管在被增大淋巴结压迫而狭窄梗阻处放置支架，可缓解黄疸避免缩短生存期。大出血时，可请专科医师进行血管栓塞止血。

五、护理评估

1. 一般情况

患者的年龄、性别、职业、婚姻状况、健康史、既往史、心理、自理能力等。

2. 身体状况

①疼痛情况：疼痛位置、性质、时间等情况；②全身情况：生命体征、神志、精神状态有无衰弱、消瘦、焦虑、恐惧等表现。

3. 评估疾病状况

评估疾病的临床类型、严重程度及病变范围。

六、主要护理诊断/问题

1. 焦虑、恐惧

与对疾病的发展缺乏了解，担忧癌症预后有关。

2. 疼痛

与胃十二指肠黏膜受损、穿孔后造成胃肠内容物对腹膜的刺激及手术切口有关。

3. 营养失调：低于机体需要量

与摄入不足及消耗增加有关。

4. 有体液不足的危险

与急性穿孔后禁食、腹膜大量渗出，幽门梗阻患者呕吐导致水、电解质丢失、紊乱有关。

5. 潜在并发症

出血、感染、吻合口瘘、消化道梗阻、倾倒综合征和低血糖综合征等。

6. 知识缺乏

缺乏对胃癌综合治疗相关的知识。

七、护理措施

1. 心理护理

关心患者，了解患者的紧张、恐惧情绪，告知有关疾病和手术的知识，消除患者的顾虑和消极心理，增强其对治疗的信心，使患者能积极配合治疗和护理。

2. 疼痛的护理

除了给予关心、疏导外，要给患者提供一个舒适、安静，利于休息的环境。遵医嘱给予镇痛药，并观察用药后的疗效。同时鼓励患者采用转移注意力，放松、深呼吸等非药物方法镇痛。

3. 饮食和营养护理

给予高热量、高蛋白、富含维生素、易消化、无刺激的饮食，并少量多餐。对于不能进食或禁食的患者，应从静脉补充足够营养，必要时可实施全胃肠外营养。

4. 并发症的护理

并发出血的患者应观察呕血、便血情况，定时监测生命体征、观察有无口渴及尿少等循环血量不足的表现，及时补充血容量；急性穿孔患者要严密观察有无腹膜刺激征、肠鸣音等变化，采取禁食及胃肠减压、补液以维持水电解质平衡等措施，必要时做好急诊手术的准备。

八、健康教育

1. 疾病预防指导

对健康人群开展卫生宣教，提倡多食用富含维生素 C 的新鲜水果、蔬菜，多食肉类、鱼类、豆制品和乳制品；避免高盐饮食，少进食咸菜、烟熏和腌制食品；食品贮存要科学，不食霉变食物。对胃癌高危人群，如中度或重度胃黏膜萎缩、中度或重度肠化、不典型增生或有胃癌家族史者应遵医嘱给予根除幽门螺杆菌治疗。对癌前状态者，应定期检查，以便早期诊断及治疗。

2. 疾病知识指导

指导患者生活规律，保证充足的睡眠，根据病情和活动耐力，适量运动，增强机体抵抗力。注意个人卫生，特别是体质衰弱者，应做好口腔、皮肤黏膜的清洁，防止继发性感染。指导患者运用适当的心理防卫机制，保持乐观态度和良好的心理状态，以积极的心态面对疾病。

3. 用药指导与病情监测

指导患者合理使用镇痛药，发挥自身积极的应对能力，以提高控制疼痛的效果。嘱患者定期复诊，以便于监测病情变化和及时调整治疗方案。教会患者及家属早期如何识别并发症，并及时就诊。

（董　岩）

第四节　非酒精性脂肪性肝病

非酒精性脂肪性肝病（NAFLD）是指排除过量饮酒和其他明确的损肝因素之外，以弥漫性肝细胞大泡性脂肪病变为病理特征的临床综合征。包括非酒精性单纯性脂肪肝（NAFL）、非酒精性脂肪性肝炎（NASH）及其相关肝硬化和肝细胞癌，其发病和胰岛素抵抗及遗传易感性关系密切。以 40～50 岁最多见，男女患病率基本相同。

一、病因

NAFLD 的危险因素包括高脂肪、高热量的饮食习惯、多坐少动的生活方式、代谢综合征及其他（肥胖、高血压、血脂紊乱和 2 型糖尿病）。全球脂肪肝的流行主要与肥胖症患病率迅速增长密切相关。我国近年发病率呈上升趋势，明显超过病毒性肝炎及酒精性肝病的发病率，成为最常见的慢性肝病之一。

二、临床表现

本病起病隐匿，发病缓慢。

1. 症状

NAFLD 常无症状。少数患者可有乏力、右上腹轻度不适、肝区隐痛或上腹胀痛等非特异症状。严重的脂肪性肝炎可有食欲减退、恶心、呕吐等。发展至肝硬化失代偿期的临床表现与其他原因所致的肝硬化相似。

2. 体征

严重脂肪性肝炎可出现黄疸，部分患者可有肝大。

三、辅助检查

1. 血清学检查

血清转氨酶和γ-谷氨酰转肽酶水平正常或轻、中度升高，通常以丙氨酸氨基转移酶（ALT）升高为主。

2. 影像学检查

B 超、CT 和 MRI 检查对脂肪性肝病的诊断有重要的实用价值，其中 B 超敏感性高，CT 特异性强，MRI 在局灶性脂肪肝与肝内占位性病变鉴别时价值较大。

3. 病理学检查

肝穿刺活组织检查是确诊 NAFLD 的主要方法。

四、诊断

（1）无饮酒史或每周饮酒折合乙醇量 <40 g。

（2）除病毒性肝炎、全胃肠外营养等可导致脂肪肝的特定疾病。

（3）血清转氨酶可升高，以 ALT 升高为主，常伴有谷酰转肽酶（GGT）和三酰甘油升高。

（4）除原发病临床表现外，可有乏力、腹胀、肝区隐痛等症状，体检可发现肝、脾大。

（5）影像学检查或肝活体组织学检查有特异性改变。

五、治疗

治疗主要针对不同的病因和危险因素，包括病因治疗、饮食控制、运动疗法和药物治疗。

（1）合理饮食，改善不良习惯，合理运动，提倡中等量的有氧运动。

（2）控制危险因素：控制饮食，控制体重在正常范围，改善胰岛素抵抗，调整血脂紊乱，合并高脂血症的患者可采用降血脂治疗，选择对肝细胞损害较小的降血脂药，如贝特类、他汀类或普罗布考类药。维生素 E 具抗氧化作用，可减轻氧化应激反应，建议常规用于脂肪性肝炎治疗。

（3）促进非酒精性脂肪性肝病的恢复。

（4）手术治疗：肝移植。

六、主要护理诊断/问题

1. 营养失调：高于机体需要量

与饮食失调、缺少运动有关。

2. 焦虑

与病情进展、饮食受限有关。

3. 活动无耐力

与肥胖有关。

七、护理措施

1. 饮食护理

调整饮食结构，低糖、低脂为饮食原则。在满足基础营养需求的基础上，减少热量的摄入，维持营养平衡，维持正常血脂、血糖水平，降低体重至标准水平。指导患者避免高脂肪食物的摄入，如动物内脏、甜食（包括含糖饮料），尽量食用含有不饱和脂肪酸的油脂（如橄榄油、菜籽油、茶油等）。多食青菜、水果和富含纤维素的食物，以及瘦肉、鱼肉、豆制品等；多食有助于降低血脂的食物，如燕麦、绿豆、海带、茄子、芦笋、核桃、枸杞、黑木耳、山楂、苹果、葡萄、猕猴桃等。不吃零食，睡前不加餐。避免食用辛辣刺激性食物。可制作各种减肥食谱小卡片给患者，以增加患者的健康饮食知识，提高其依从性。

2. 适当运动

适当增加运动可以有效地促进体内脂肪消耗。合理安排工作，做到劳逸结合，选择合适的锻炼方式，避免过度劳累。每天安排活动的量和时间，按减体重目标计算，对于需要亏空的能量，一般多采用增加体力活动量和控制饮食相结合的方法，其中50%应该由增加体力活动的能量消耗来解决，其他50%可由减少饮食总能量和减少脂肪的摄入量以达到需要亏空的总能量。不宜在饭后立即进行运动，也应避开凌晨和深夜运动，以免扰乱人体生物节奏；并发糖尿病者应于饭后1小时进行锻炼。

3. 控制体重

合理设置减肥目标，逐步接近理想体重，防止体重增加或下降过快。用体重指数（BMI）和腹围等作为监测指标，以肥胖度控制在0～10%［肥胖度＝（实际体重－标准体重）/标准体重×100%］为宜。

4. 改变不良生活习惯

吸烟、饮酒均可致血清胆固醇升高，应督促患者戒烟、戒酒；避免长时间看电视、用计算机、上网等久坐的不良生活方式，增加有氧运动时间。

5. 病情监测

每半年监测体重指数、腹围、血压、肝功能、血脂和血糖，每年做肝、胆、脾B超检查。

八、健康教育

1. 疾病预防指导

让健康人群了解 NAFLD 的病因，建立健康的生活方式，改变各种不良的生活和行为习惯。

2. 疾病知识指导

指导患者保持良好的心理状态，注意情绪的稳定和调节，鼓励患者随时就相关问题咨询医护人员。让患者了解本病治疗的长期性和重要性，增强治疗信心，持之以恒，提高治疗的依从性。

3. 饮食指导

指导患者建立合理的饮食结构及习惯，戒烟限酒。实行有规律的一日三餐。避免无规律的饮食方式，如不吃早餐，或三餐饥饱不均，会扰乱机体的营养代谢。避免过量摄食、吃零食、夜食，以免引发体内脂肪过度蓄积。此外，进食过快不易产生饱腹感，常使能量摄入过度。适宜的饮食可改善胰岛素抵抗，促进脂质代谢和转运，对脂肪肝的防治尤为重要。

4. 运动指导

运动应以自身耐力为基础、循序渐进、保持安全心率（中等强度体力活动时心率为 100～120 次/分，低强度活动为 80～100 次/分）及持之以恒的个体化运动方案，采用中、低强度的有氧运动，如慢跑、游泳、快速步行等。睡前进行床上伸展、抬腿运动，可改善睡眠质量。每天运动 1～2 小时优于每周 2～3 次剧烈运动。

（孟　文）

第五节　酒精性肝病

酒精性肝病（ALD）是长期大量饮酒所致的肝脏损害。初期通常表现为脂肪肝，进而可发展成酒精性肝炎、酒精性肝纤维化和酒精性肝硬化，严重酗酒时可诱发广泛肝细胞坏死甚至急性肝功能衰竭。本病在欧美等国多见，近年我国的发病率也有上升趋势。多见于男性，我国发病率仅次于病毒性肝炎。

一、病因

许多因素可影响嗜酒者肝病的发生和发展：①性别；②遗传易感性；③营养状态；④嗜肝病毒感染；⑤与肝毒物质并存；⑥吸烟和咖啡。

二、临床表现

患者的临床表现因饮酒的习惯、个体对酒精的敏感性以及肝组织损伤的严重程度不同而有明显的差异。症状一般与饮酒的量和酗酒的时间长短有关，患者可在长时间内没有任何肝脏的症状和体征。

1. 酒精性脂肪肝

一般情况良好，常无症状或症状轻微，可有乏力、食欲缺乏、右上腹隐痛或不适。肝脏有不同程度的增大。患者有长期饮酒史。

2. 酒精性肝炎

临床表现差异较大，与组织学损害程度相关。常发生在近期（数周至数月）大量饮酒后，出现全身不适、食欲缺乏、恶心、呕吐、乏力、肝区疼痛等症状。可有发热（一般为低热），常有黄疸，肝大并有触痛。严重者可并发急性肝衰竭。

3. 酒精性肝硬化

发生于长期大量饮酒者，其临床表现与其他原因引起的肝硬化相似，可以门脉高压为主要表现。可伴有慢性酒精中毒的其他表现，如精神神经症状、慢性胰腺炎等。

三、辅助检查

1. 血常规及生化检查

酒精性脂肪肝可有血清天门冬氨酸氨基转移酶（AST）、丙氨酸氨基转移酶（ALT）轻度升高。酒精性肝炎具有特征性的酶学改变，即 AST 升高比 ALT 升高明显，AST/ALT 常 >2，但 AST 和 ALT 值很少 >500 U/L，否则应考虑是否并发其他原因引起的肝损害。γ-谷氨酰转肽酶（GGT）、总胆红素（TBil）、凝血因子时间（PT）和平均红细胞容积（MCV）等指标也可有不同程度的改变，联合检测有助于诊断酒精性肝病。

2. 影像学检查

B 型超声检查可见肝实质脂肪浸润的改变，多伴有肝脏体积增大。CT 平扫检查可准确显示肝脏形态改变及分辨密度变化。重度脂肪肝密度明显降低，肝脏与脾脏的 CT 值之比 <1，诊断准确率高。影像学检查有助于酒精性肝病的早期诊断。发展至酒精性肝硬化时各项检查结果表现与其他原因引起的肝硬化相似。

3. 病理学检查

肝活组织检查是确定酒精性肝病及分期、分级的可靠方法，是判断其严重程度和预后的重要依据。但很难与其他病因引起的肝脏损害相鉴别。

四、诊断

（1）长期饮酒史，男性日平均饮酒折合乙醇量≥40 g，女性≥20 g，连续 5 年；或 2 周内有 >80 g/d 的大量饮酒史。

（2）禁酒后血清 ALT、AST 明显下降，4 周内基本恢复正常，即 2 倍正常上限值。如禁酒前 ALT、AST <2.5 倍正常上限值者禁酒后应降至 1.25 倍正常上限值以下。

（3）下列 2 项中至少 1 项阳性：①禁酒后增大的肝 1 周内缩小，4 周内基本恢复正常；②禁酒后 GGT 活性明显下降，4 周后降至 1.5 倍正常上限值以下，或小于禁酒前 40%。

（4）除病毒感染、药物、自身免疫、代谢等引起的肝损害。

五、治疗

1. 戒酒

戒酒是治疗酒精性肝病的关键。如果仅为酒精性脂肪肝，戒酒 4 ~6 周后脂肪肝可停止进展，最终可恢复正常。彻底戒酒可使轻、中度酒精性肝炎的临床症状、血清氨基转移酶升高乃至病理学改变逐渐减轻，而且酒精性肝炎、纤维化及肝硬化患者的存活率明显提高。但对临床上出现肝衰竭表现（凝血因子时间明显延长、腹腔积液、肝性脑病等）或病理学有明显的炎症浸润或纤维化者，戒酒未必可阻断病程发展。

2. 营养支持

长期嗜酒者由于酒精取代了食物所提供的热量，故蛋白质和维生素摄入不足引起营养不良。所以酒精性肝病患者需要良好的营养支持，在戒酒的基础上应给予高热量、高蛋白、低脂饮食，并补充多种维生素（如维生素 B、维生素 C、维生素 K 及叶酸）。

3. 药物治疗

多烯磷脂酰胆碱可稳定肝窦内皮细胞膜和肝细胞膜，降低脂质过氧化，减轻肝细胞脂肪变性及其伴随的炎症和纤维化。美他多辛有助于改善酒精中毒。糖皮质激素用于治疗酒精性肝病尚有争论，但对重症酒精性肝炎可缓解症状，改善生化指标。其他药物（如 S-腺苷甲硫氨酸）有一定的疗效。

4. 肝移植

严重酒精性肝硬化患者可考虑肝移植，但要求患者肝移植前需戒酒 3 ~6 个月，并且无严重的其他脏器的酒精性损害等症状。

六、护理评估

1. 健康史

评估患者饮酒的种类、每天摄入量、持续时间和饮酒方式等。

2. 身体状况

根据饮酒史、临床表现及有关实验室及其他检查的结果，评估患者是否患有酒精性肝病及其临床病理阶段，是否并发其他肝病等。

七、主要护理诊断/问题

1. 自我健康管理无效

与长期大量饮酒有关。

2. 营养失调：低于机体需要量

与长期大量饮酒、蛋白质和维生素摄入不足有关。

3. 焦虑

与病情进展、戒酒有关。

八、护理措施

1. 戒酒

戒酒是关键，戒酒能明显提高肝硬化患者 5 年生存率。酒精依赖者戒酒后可能会出现戒断综合征，应做好防治。

2. 心理疏导

调整心态，积极面对。

3. 饮食护理

以低脂肪、高蛋白、高维生素和易消化饮食为宜。做到定时、定量、有节制。早期可多食豆制品、水果、新鲜蔬菜，适当进食糖类、鸡蛋、鱼类、瘦肉；当肝功能显著减退并有肝昏迷征兆时，应避免高蛋白质摄入；忌辛辣刺激和坚硬生冷食物，不宜进食过热食物以防并发出血。

4. 动静结合

肝硬化代偿功能减退，并发腹腔积液或感染时应绝对卧床休息。代偿期病情稳定者可做轻松工作或适当活动，进行有益的体育锻炼，如散步、做保健操、太极拳等。活动量以不感觉疲劳为宜。

5. 重视对原发病的防治

积极预防和治疗慢性肝炎、血吸虫病、胃肠道感染，避免接触和应用对肝有毒的物质，减少致病因素。

九、健康教育

（1）提供宣传饮酒危害的教育片或书刊，供患者观看或阅读。

（2）宣传科学饮酒的知识，帮助患者认识大量饮酒对身体健康的危害。

（3）协助患者建立戒酒的信心，培养健康的生活习惯，积极戒酒和配合治疗。

（张　丽）

第五章

内分泌科疾病的护理

第一节 腺垂体功能减退症

一、概述

腺垂体功能减退症是由于腺垂体激素分泌减少或缺乏所致的复合症群，可以是单种激素减少如生长激素（GH）、催乳素（PRL）缺乏或多种激素如促性腺激素（Gn）、促甲状腺激素（TSH）、促肾上腺皮质激素（ACTH）同时缺乏。腺垂体功能减退症可原发于垂体病变，或继发于下丘脑病变，表现为甲状腺、肾上腺、性腺等功能减退和（或）蝶鞍区占位性病变。临床表现变化较大，容易造成诊断延误，但补充所缺乏的激素治疗后症状可迅速缓解。

二、病因与发病机制

1. 垂体瘤

为成人最常见的原因，大多属于良性肿瘤。腺瘤可分为功能性和非功能性。腺瘤增大可压迫正常垂体组织，引起腺垂体功能减退。颅咽管瘤可压迫邻近神经血管组织，导致生长迟缓、视力减弱、视野缺损、尿崩症等。

2. 下丘脑病变

如肿瘤、炎症、浸润性病变（如淋巴瘤、白血病）、肉芽肿（如结节病）等，可直接破坏下丘脑神经分泌细胞，使释放激素分泌减少，从而减少腺垂体分泌各种促靶腺激素、生长激素和催乳素等。

3. 垂体缺血性坏死

妊娠期垂体呈生理性肥大，血供丰富，若围生期因前置胎盘、胎盘早期剥离、胎盘滞留、子宫收缩无力等引起大出血、休克、血栓形成，使腺垂体大部分缺血坏死和纤维化，以致腺垂体功能低下，临床称为希恩（Sheehan）综合征。

4. 蝶鞍区手术、放疗和创伤

垂体瘤切除、术后放疗以及乳腺癌作垂体切除治疗等，均可导致垂体损伤。颅骨骨折可损毁垂体柄和垂体门静脉血液供应。鼻咽癌放疗也可损坏下丘脑和垂体，引起垂体功能减退。

5. 感染和炎症

各种感染如病毒、细菌、真菌等引起的脑炎、脑膜炎、流行性出血热、结核等均可引起下丘脑—垂体损伤而导致功能减退。

6. 其他

长期使用糖皮质激素、垂体卒中以及空泡蝶鞍、海绵窦处颈内动脉瘤等均可引起本病。

三、临床表现

据估计，约50%以上腺垂体组织被破坏后才有症状，75%破坏时有明显临床表现，破坏达95%可有严重的垂体功能减退。最早表现为促性腺激素、生长激素和催乳素缺乏，促甲状腺激素缺乏次之，然后可伴有ACTH缺乏。希恩综合征患者多表现为全垂体功能减退，但无占位性病变表现。垂体功能减退主要表现为各靶腺（性腺、甲状腺、肾上腺）功能减退。

1. 性腺功能减退

常最早出现。女性多有产后大出血、休克、昏迷病史，表现为产后无乳、乳房萎缩、月经不再来潮、性欲减退、不育、性交痛等；检查有阴道分泌物减少，外阴、子宫和阴道萎缩，毛发脱落，尤以阴毛、腋毛为甚。成年男子性欲减退、勃起功能障碍，检查睾丸松软缩小，胡须、腋毛和阴毛稀少，无男性气质，皮脂分泌减少，骨质疏松。

2. 甲状腺功能减退

患者怕冷、嗜睡、思维迟钝、精神淡漠，皮肤干燥变粗、苍白、少汗、弹性差。严重者可呈黏液性水肿、食欲减退、便秘、抑郁、精神失常、心率缓慢等。

3. 肾上腺皮质功能减退

患者常有明显疲乏、软弱无力、食欲不振、恶心、呕吐、体重减轻，血压偏低等症状。因黑色素细胞刺激激素减少可有皮肤色素减退，面色苍白，乳晕色素浅淡，有别于慢性肾上腺功能减退症。对胰岛素敏感者可有血糖降低，生长激素缺乏可加重低血糖发作。

4. 垂体功能减退性危象（简称垂体危象）

在全垂体功能减退症基础上，还可表现为各种应激，如感染、败血症、腹泻、呕吐、失水、饥饿、寒冷、急性心肌梗死、脑卒中、手术、外伤、麻醉及使用镇静剂、催眠药、降糖药等均可诱发垂体危象。临床表现为：①高热型（体温高于40 ℃）；②低温型（体温低于30 ℃）；③低血糖型；④低血压、循环虚脱型；⑤水中毒型；⑥混合型。各种类型可伴有相应的症状，突出表现为循环系统、消化系统和神经精神方面的症状，如高热、循环衰竭、休克、恶心、呕吐、头痛、神志不清、谵妄、抽搐、昏迷等严重垂危状态。

另外，生长激素不足时成人一般无特殊症状，儿童可引起侏儒症。垂体内或其附近肿瘤压迫症群除有垂体功能减退外，还伴有占位性病变，如视野缺损、眼外肌麻痹、视力减退、头痛、嗜睡、多饮多尿、多食等下丘脑综合征。

四、辅助检查

1. 性腺功能测定

女性血雌二醇水平降低，没有排卵及基础体温改变，阴道涂片未见雌激素作用的周期性变化，男性见血睾酮水平降低或正常低值，精子数量减少、形态改变、活动度差、精液量少。

2. 肾上腺皮质功能测定

24 小时尿 17-羟皮质类固醇及游离皮质醇排量减少，血浆皮质醇浓度降低，但节律正常，葡萄糖耐量试验示血糖呈低平曲线改变。

3. 甲状腺功能测定

血清总 T_4、游离 T_4 均降低，总 T_3 和游离 T_3 正常或降低。

4. 腺垂体激素测定

FSH、LH、TSH、ACTH、PRL 及 GH 血浆水平低于正常值低限。

5. 其他检查

可用 X 线、CT、MRI 了解病变部位、大小、性质及其对邻近组织的浸润程度。

五、诊断

根据病史、症状、体征结合实验室检查和影像学结果可做出诊断。需排除以下疾病：多发性内分泌腺功能减退症、神经性厌食、失母爱综合征等。

六、治疗

1. 病因治疗

垂体功能减退症可由多种病因引起，应针对病因治疗。肿瘤患者可通过手术、化疗或放疗等措施治疗。对颅内占位性病变，必须先解除其压迫及破坏，减轻和缓解颅内高压症状，提高生活质量。对于出血、休克而引起缺血性垂体坏死，关键在于预防，加强产妇围生期的监护，及时纠正产科病理状态。国内自采用新法接生及重视围生医学、加强产前保健后，因分娩所致大出血的发生率已显著下降，产后垂体坏死已大为减少。

2. 激素替代治疗

多采用靶腺激素替代治疗，需要长期甚至终身维持治疗。治疗过程中应先补给糖皮质激素，然后补充甲状腺激素，以防肾上腺危象发生。所有替代治疗宜经口服给药。

（1）肾上腺糖皮质激素：多选用氢化可的松，生理剂量为 20 ~ 30 mg/d，剂量随病情变化而调节，应激状态下需适当增加用量。

（2）甲状腺激素：生理剂量为左甲状腺素 50 ~ 150 μg/d 或甲状腺干粉片 40 ~ 120 mg/d，对于老年人、冠心病、骨密度低的患者，宜从最小剂量开始，并缓慢递增剂量，以免加重肾上腺皮质负担，诱发危象。

（3）性激素：病情较轻的育龄女性需采用人工月经周期治疗，可维持第二性征和性功能，促进排卵和生育。男性患者用丙酸睾酮治疗，可促进蛋白质合成、增强体质、改善性功能与性生活，但不能生育。

3. 垂体危象处理

首先给予 50% 葡萄糖 40 ~ 60 mL 迅速静注以改善低血糖症状，然后在 5% 葡萄糖盐水 500 ~ 1000 mL 中加入氢化可的松 50 ~ 100 mg 静滴，以解除急性肾上腺功能减退危象。有循环衰竭者按休克原则治疗，感染败血症者应积极抗感染治疗，水中毒患者应加强利尿，可给予泼尼松或氢化可的松。低温与甲状腺功能减退有关，可给小剂量甲状腺激素，并采取保暖措施使患者体温回升。高温者应予降温治疗。禁用或慎用麻醉剂、镇静剂、催眠药或降糖药等，以防止诱发昏迷。

七、护理措施

1. 饮食护理

嘱患者进食高热量、高蛋白、高维生素，易消化的饮食，少量多餐，以增强机体抵抗力。

2. 垂体危象的护理

（1）避免诱因：避免感染、失水、饥饿、寒冷、外伤、手术、不恰当用药等诱因。

（2）病情监测：密切观察患者的意识状态、生命体征的变化，注意有无低血糖、低血压、低体温等情况。评估患者神经系统体征以及瞳孔大小、对光反射的变化。

（3）紧急处理配合：一旦发生垂体危象，立即报告医师并协助抢救。主要措施有：①迅速建立静脉通路，补充适当的水分，保证激素类药及时准确使用；②保持呼吸道通畅，给予氧气吸入；③低温者应保暖，高热型患者给予降温处理；④做好口腔护理、皮肤护理，保持排尿通畅，防止尿路感染。

八、健康教育

1. 避免诱因

嘱患者保持情绪稳定，注意生活规律，避免过度劳累。冬天注意保暖，更换体位时动作应缓慢，以免发生晕厥。平时注意皮肤的清洁，预防外伤，少到公共场所或人多之处，以防发生感染。

2. 用药指导

教会患者认识所服药物的名称、剂量、用法及不良反应，如肾上腺糖皮质激素过量易致欣快感、失眠；服甲状腺激素应注意心率、心律、体温、体重变化等。使患者认识到随意停药的危险性，必须严格遵医嘱按时按量服用药物，不得随意增减药物剂量。

3. 观察与随访

指导患者识别垂体危象的征兆，若有感染、发热、外伤、腹泻、呕吐、头痛等情况发生时，应立即就医。外出时随身携带识别卡，以防发生意外。

九、预后

积极防治产后大出血及产褥热，在垂体瘤手术、放疗时也应预防此症的发生。本病多采用靶腺激素长期替代治疗，可适用于日常生活。

（穆　娜）

第二节　生长激素缺乏

一、概述

生长激素缺乏症是指自儿童期起垂体前叶（腺垂体）生长激素（GH）部分或完全缺乏而导致的生长发育障碍性疾病。可为单一的生长激素缺乏，也可同时伴垂体前叶其他激素。

特别是促性腺激素缺乏。其患病率约为1/10000，男性较女性儿童更易患病。

二、病因及发病机制

导致生长激素缺乏的病因可分为三类，即原发性垂体疾患、下丘脑疾患以及外周组织对GH不敏感。护士在评估患者健康史时，应从以下几方面进行评估。

1. 原发性垂体前叶功能低下

（1）先天性异常：包括先天性脑发育异常如全前脑综合征、垂体前叶缺如、脑中线发育缺陷以及家族性全垂体前叶功能低下、家族性生长激素缺乏症等。

（2）颅内肿瘤：如垂体无功能性腺瘤、颅咽管瘤等鞍内或鞍上肿瘤的压迫致垂体前叶萎缩。

（3）其他损伤：如颅脑外伤、颅内感染、颅内肿瘤的放射治疗等，组织细胞增多症对垂体的浸润以及结节病等。

2. 继发于下丘脑疾病的GH缺乏

（1）特发性：此系生长激素缺乏症的最常见病因，多因出生时损伤所致；生长激素缺乏症儿童中的50%～60%有围生期损伤史，如难产、出生后窒息；也可伴有其他垂体前叶激素缺乏。

（2）颅内感染、颅内放射治疗后、肉芽肿病（如组织细胞增生症）、下丘脑肿瘤（如颅咽管瘤）、精神社会因素（情感剥夺性侏儒症）等可致下丘脑功能异常，促生长激素释放激素（GHRH）产生不足。

3. GH不敏感综合征

（1）遗传性生长激素抵抗症（Laron-type dwarfism）：是由于遗传性生长激素受体缺乏或不足，致生长介素（IGF-1）生成减少或缺如。血GH水平升高，而IGF-1水平低。

（2）无活性GH：患者表现为垂体性侏儒，但血GH正常或升高，GH分子结构、GH受体以及受体后反应均正常。推测病因可能与GH无生物活性有关。

三、临床表现

1. 生长激素缺乏的表现

患者出生时或出生后身材矮小，生长发育缓慢，身高较正常平均值低，但体态匀称，骨龄延迟，牙齿成熟亦较晚。皮肤较细腻，皮下脂肪组织丰富，成年期面容呈“小老头”。

2. 其他垂体前叶激素缺乏的表现

可只表现为单一垂体生长激素缺乏或加上一两种或数种垂体前叶激素缺乏，一般常见为促性腺激素，其次为促肾上腺皮质激素或促甲状腺激素，如促性腺激素缺乏可出现性腺不发育，促肾上腺激素和促甲状腺激素缺乏时，临床表现常不明显，或有低血糖等症状。

3. 其他表现

如继发于下丘脑—垂体疾病，以颅咽管瘤较为多见，可表现为相应疾病的症状和体征。

四、辅助检查

1. 血生长激素基础值测定

生长激素分泌呈脉冲式，大部分分泌峰值在睡眠的第3～4期，而且不同年龄、性别，性激素水平的差异很大，清晨空腹测定生长激素值可作为筛查。

2. 兴奋试验

（1）胰岛素低血糖兴奋试验：空腹过夜，基础状态下，快速静脉注入普通胰岛素 0.1 ~ 0.15 U/kg 体重，分别于注射前及注射后 30 分钟、60 分钟、90 分钟、120 分钟取血测血糖及垂体生长激素水平，如血糖下降至 50 mg/dL（2.8 mL/L）以下或降至空腹血糖的 50% 以下为有效的低血糖刺激，如注射胰岛素后垂体生长激素 >5ng/mL 为反应正常。

（2）左旋多巴兴奋试验：清晨空腹，口服左旋多巴，成人 0.5 g，儿童 15 kg 体重以下口服 0.125 g，15 ~30 kg 者口服 0.25 g，30 kg 以上者口服 0.5 g。服药前及服药后 30 分钟、60 分钟、90 分钟、120 分钟取血测垂体生长激素水平，如垂体生长激素 >5ng/mL 为反应正常。

（3）精氨酸兴奋试验：空腹过夜基础条件下，半小时内静脉滴注精氨酸 0.5 g/kg 体重，最大量不超过 20 g，滴注前及滴注后 30 分钟、60 分钟、90 分钟、120 分钟取血测垂体生长激素水平，如垂体生长激素 >5ng/mL 为反应正常。

（4）生长激素释放激素（GHRH）兴奋试验：静脉注射 GHRH 1 ~2 μg/L，注射前及注射后 30 分钟、60 分钟、90 分钟、120 分钟取血 GH。如峰值 ≤5 μg/L，属无反应；6 ~ 10 μg/L为轻度反应；11 ~50 μg/L 为有反应。如上述试验物反应，而 GHRH 试验有反应者提示为下丘脑疾病。

3. 定位检查

CT、磁共振检查有无下丘脑或垂体肿瘤。

五、诊断

1. 疾病因素

是否患有甲状腺功能减退、全身性慢性疾病等，另外要通过测定骨龄片和血液中的血清胰岛素生长因子测定骨瘤片是否存在障碍。

2. 身高和面容

3 ~7 岁的儿童每年增长少于 7 厘米，青春期时身高增长小于 6 厘米，而面容相对比较幼稚，身材矮小，骨龄相对落后。

六、治疗

对生长激素缺乏症的治疗主要采用基因重组人生长激素替代治疗。无论特发性或继发性 GH 缺乏性矮小均可用 GH 治疗。开始治疗年龄越小，效果越好。但是对颅内肿瘤术后导致的继发性生长激素缺乏症患者需慎用，对恶性肿瘤或有潜在肿瘤恶变者及严重糖尿病患者禁用。

治疗采用每晚睡前半小时皮下注射，可选择在上臂、大腿前侧和腹壁、脐周等部位注射。少数患者在 GH 治疗过程中可出现甲状腺激素水平下降，故需检测甲状腺功能，必要时予甲状腺激素补充治疗。

蛋白同化类固醇药物可促进生长，但是该类药物可明显加速骨龄发育，加快骨骺融合，对最终身高无明显改善。

七、主要护理诊断/问题

1. 自我形象紊乱
与疾病所致的个子矮有关。
2. 知识缺乏
与未接受过相关疾病教育有关。
3. 焦虑
与个子矮所致的自卑情绪有关。
4. 受伤的危险
与患者行低血糖刺激试验血糖过低有关。

八、护理目标

(1) 通过健康教育患者能够复述有关疾病知识，并表示理解并接受。
(2) 患者生活需求得到满足。
(3) 患者能够配合完成功能试验。
(4) 患者住院期间无低血糖等并发症发生。
(5) 患者住院期间能够接受身体外形，能够进行正常社交。

九、护理措施

(一) 心理护理

因患者个子矮，有一定思想压力及负担，应多与患者谈心，加强心理护理，增强治疗疾病的信心。

(二) 饮食护理

鼓励患者进食高热量、高蛋白、高维生素饮食，鼓励患者多饮牛奶补充钙质，促进骨骼发育。

(三) 活动与休息

鼓励患者加强体育锻炼，促进骨骼及生长发育。

(四) 试验护理

(1) 向患者及家属讲解兴奋试验的过程以及如何配合，指导患者试验前禁食水 8 小时，试验过程中可少量进水，但仍需禁食，建立静脉通路，并遵医嘱给药，监测患者用药后有无恶心、低血糖等症状。如行胰岛素低血糖生长激素刺激试验，需监测血糖，试验过程中应保留静脉通路一条，同时备好 50% 的葡萄糖注射液或升糖速度较快的饮料和食物，以防血糖过低出现危险。行左旋多巴生长激素兴奋试验时，因空腹服用左旋多巴可出现恶心、呕吐，因此应观察患者胃肠道反应，如将药物吐出，护士应及时通知医生，遵医嘱进行补服药物，保证试验的准确性。

(2) 正确留取血标本送化验检查。

(五) 生活护理

因此病患者年龄偏低，对年幼患儿应加强生活护理，注意安全，并按儿科护理常规护理。

（六）用药护理

（1）试验用药。做左旋多巴兴奋试验时需注意有无恶心、呕吐等胃肠道反应，并做好护理。做胰岛素低血糖兴奋试验时遵医嘱用药，同时应密切观察患儿心率、神志、血糖等，观察患者有无出汗等低血糖反应。

（2）如用生长激素治疗，则应让患者按时、准确用药，并注意观察用药后身高增长速度。指导患者出院后仍需遵医嘱用药，教会患者监测药效的方法，定期随诊，用药过程中如出现不良反应及时就医。

十、健康教育

生长激素缺乏症患者一般年龄较小，在治疗期间应指导患者及其家属按规律服药，监测身高以及药物不良反应，出院后遵医嘱随诊，饮食方面适量食用含钙量高的食物，但是不可过量，如出现不良症状及时就诊。

（赵涵荻）

第三节　垂体瘤

一、概述

垂体位于颅内蝶鞍内，呈卵圆形，约 1.2 cm × 1.0 cm × 0.5 cm 大小，平均重量为 700 mg。女性妊娠时呈生理性肥大。垂体具有复杂而重要的内分泌功能，分为腺垂体（垂体前叶）和神经垂体（垂体后叶）。

垂体瘤（pituitary tumors）是一组从腺垂体和神经垂体及颅咽管上残余细胞发生的肿瘤。临床上有明显症状者约占颅内肿瘤的 10%。本病患者男性略多于女性，发病年龄大多在 31 ~40 岁。垂体瘤的分类如下所述。

（1）内分泌功能亢进，表现为：①肢端肥大症/巨人症，生长激素浓度增高；②高泌乳素血症；③库欣病，促肾上腺皮质激素和皮质醇血浓度增高；④甲状腺功能亢进，伴不适当促甲状腺素分泌过多；⑤卵泡刺激素、黄体生成素增高。

（2）临床无功能。

（3）功能状态不确定。

（4）异位性功能状态亢进。

由于垂体是一个较小的内分泌腺体，且邻近有多条血管、神经，因此，肿瘤压迫周围血管、神经的患者可有一系列症状，如头痛、视野缺损、骨质破坏等。

二、病因

垂体瘤就是发生在垂体的肿瘤，有垂体原发肿瘤，也有转移性垂体肿瘤，大部分是垂体本身的肿瘤。垂体瘤病因并没有完全阐明，可能和以下几个原因有关：

（1）垂体细胞突变、变异，导致垂体细胞增殖，产生垂体瘤；

（2）垂体和下丘脑内分泌发生紊乱，导致垂体瘤增生；

（3）下丘脑是垂体的上级机关，可以促进垂体的刺激因子释放，也可以释放出抑制因子，下丘脑对垂体的抑制因子释放减少也是导致垂体瘤发生的原因。

三、临床表现

1. 压迫症状

（1）头痛：早期肿瘤压迫鞍隔、硬脑膜或附近的大血管而致眼后部、额部或颞部头痛。晚期影响脑脊液循环而致颅压升高，可有头痛，并伴有恶心、呕吐、视盘水肿。

（2）视功能障碍：视物模糊，视野缺损，眼外肌麻痹，复视。

（3）压迫下丘脑：食欲亢进，肥胖，睡眠障碍，体温调节异常及尿崩症。

2. 腺垂体功能减退

垂体大腺瘤压迫正常垂体组织所致。表现为性腺：成年女性有闭经，男性性功能减退（阳痿），青少年不发育。

3. GH 过度分泌

（1）骨骼的改变：头围增大，下颌增大，前突齿距增宽，咬合困难，手脚粗大、肥厚，手指变粗，不能做精细动作，鞋帽手套嫌小，关节僵硬，脊柱后突并有桶状胸。

（2）皮肤软组织的改变：皮肤粗厚，皮脂腺分泌过多，患者大量出汗为本病的重要指征。头面部突出，唇肥厚，鼻唇沟皮褶隆起，头颅皮肤明显增厚，鼻宽，舌大。女性患者表现有多毛。

（3）糖代谢紊乱：GH 分泌过多，表现为胰岛素抵抗，糖耐量降低乃至糖尿病。

（4）心血管系统病变：高血压、心脏肥大及左心室功能不全、冠心病。

（5）呼吸系统：有睡眠呼吸暂停综合征。

（6）神经肌肉系统：耐力减退，40%有明显肌病，表现为轻度近端肌萎缩无力。

（7）并发恶性肿瘤：在肢端肥大症中，肿瘤发生危险性增加，结肠息肉以及腺癌与肢端肥大症的关系最为密切。

（8）垂体卒中：垂体 GH 分泌瘤多为大腺瘤，生长迅速，较多发生为垂体瘤的出血、梗死及坏死。

（9）死亡：存活率较正常人短，其中死于心脏病、脑血管病及糖尿病并发症者各占 20%，死于垂体功能衰竭者占 12.5%。

4. PRL 过度分泌

女性表现为溢乳、闭经（血 PRL >5.0 μg/L、特发性高催乳素血症者月经正常）、不育与性功能减退、青少年发病者表现为发育延迟，还可有多毛和痤疮、骨质疏松、肥胖、水潴留。男性症状少，主要表现为阳痿、不育，少数有溢乳、乳房发育、毛发稀，多因垂体腺瘤出现压迫症状而就医。

5. ACTH 过度分泌

患者可表现为库欣综合征。

四、辅助检查

1. 实验室检查

垂体功能亢进症的患者由于分泌激素过多，因此可测定血中 PRL、ACTH、GH，如高于正常值，可做进一步功能试验。

2. 放射性诊断

X 线、CT、MRI 可做定位性诊断。

3. 内分泌功能试验

用以查明病因、定性诊断。

（1）小剂量地塞米松抑制试验：每 8 小时口服 0.75 mg 地塞米松，连续 2 日，于服药前和服药第二日分别留取 24 小时尿游离皮质醇。本试验可用以区别单纯性肥胖症及皮质醇增多症，正常人或肥胖者尿游离皮质醇排出常被明显抑制到基础值 50% 以下，但皮质醇增多症患者多不受抑制或轻度抑制。

（2）大剂量地塞米松抑制试验：大剂量抑制法每 8 小时口服 1.5 mg 地塞米松，连续 2 日，分别留取服药前和服药第二日尿游离皮质醇。本试验用以鉴别肾上腺皮质增生及肿瘤。由下丘脑—垂体引起的增生者可抑制 50% ~70%，但肿瘤引起者不受抑制，尤以皮质癌肿或异位 ACTH 癌肿引起者则完全不受抑制，异源 CRH 者有时有抑制；个别腺瘤（ACTH 束被完全抑制者）有时可轻度抑制。

（3）生长激素抑制试验：隔夜晚餐后禁食，试验日晨口服葡萄糖粉 110 g，于 0、30 分钟、60 分钟、120 分钟、180 分钟和 240 分钟分别采血，测血糖与 GH。在口服葡萄糖 1 ~2 小时内血 GH 被抑制到 3 μg/L。肢端肥大症患者则不被抑制。

五、诊断

1. 临床表现

病人年龄，性别，患病后不适症状以及身体的变化。

2. 内分泌检查

由于多数垂体瘤具有分泌激素的功能，在临床表现不明显，影像学尚不能提示有肿瘤时，垂体瘤激素已经发生改变。一些垂体瘤病例单纯靠内分泌检测即可确诊。

3. 影像学

（1）头颅 X 线平片：这是比较原始的诊断方法，根据蝶鞍骨质的变化、鞍区钙化等变化判断有无肿瘤及鉴别诊断。

（2）CT 扫描：仅对大型垂体瘤有诊断价值，微小垂体瘤容易漏诊。不能作为诊断垂体瘤的主要工具。

（3）MRI 检查：是诊断垂体瘤最重要的工具，可以清楚地显示肿瘤的大小、形态、位置、与周围结构的关系。即使直径 2 ~3 mm 的肿瘤也可以显示出。但还有部分肿瘤的信号与周围正常垂体组织近似，两者难以区分，还需要结合临床表现和内分泌检查进行诊断。

4. 病理学检查

这是最为可靠的诊断方法，误诊率很低。病理诊断分普通切片 HE 染色光镜观察，只能作为大体诊断，不能确定肿瘤的类型。免疫组织染色，根据肿瘤细胞内所含有的激素进行诊断，敏感度高，但误诊率也高。电子透视显微镜观察，根据肿瘤细胞的不同特征分辨出肿瘤的类型，临床很少使用。

六、治疗

垂体瘤一旦确诊，需要进行治疗。垂体瘤的治疗方式是根据垂体肿瘤的类型、大小以及位置综合决定，具体如下。

1. 药物治疗

如果是泌乳素瘤，首选药物治疗，因为通过吃药可以使瘤体缩小，甚至消失，因此口服药对于泌乳素瘤是首选。

2. 手术治疗

其他肿瘤，比如 ACTH 瘤、生长激素瘤等采取手术治疗。

3. 其他治疗方式

如果肿瘤因为长得比较大或者有侵袭性，手术不好切除或者难以切除干净，通常在手术治疗之后还会采取放疗、伽玛刀等，继续把残存的肿瘤消灭，比如生长激素瘤患者，在做手术前或者手术之后，会用药物对肿瘤进行辅助治疗，让手术治疗效果更好。

七、主要护理诊断/问题

1. 疼痛

与肿瘤分泌过多激素及压迫周围组织有关。

2. 自我形象紊乱

与疾病所致身体病理性改变有关。

3. 焦虑

与健康状况改变有关。

4. 活动无耐力

与疾病所致乏力有关。

5. 有受伤的危险

与肿瘤压迫视神经导致视力下降有关。

6. 有感染的危险

与激素分泌过多导致血糖升高、易发生感染有关。

八、护理目标

（1）患者住院期间机体舒适感增加，疼痛有所缓解，患者能够主诉疼痛的原因及影响因素，并能够运用放松技巧缓解疼痛。

（2）住院期间患者能够采取有效的应对方式。患者表示能够接受身体外形的改变，保持与周围人的正常交往，能够与医护人员交流自身感受和关心的问题。

（3）住院期间患者能够认定产生焦虑的原因，愿意与医护人员和家属进行讨论，制订出出院后的计划，保持积极的态度。

（4）住院期间患者能够了解产生乏力的原因，配合医护人员进行循序渐进的锻炼，参与制订合理的运动计划，活动后主诉无不适。

（5）患者住院期间没有发生外伤。

（6）住院期间患者生命体征平稳，无院内感染发生。出现院内感染后应及时发现并治疗。

九、护理措施

（一）疼痛的护理

（1）评估患者疼痛的诱发因素、疼痛部位、性质、频率。评估患者对于控制疼痛使用过的方法的有效性。

（2）与患者共同讨论能够缓解疼痛的方法，如放松、深呼吸、转移注意力等。

（3）遵医嘱予患者止痛药，并向患者讲解药物的作用、不良反应以及如何尽量减少不良反应的发生，用药后评价效果。

（二）饮食护理

库欣病患者由于皮质醇分泌增多，患者可发生继发性糖尿病，因此对于血糖异常的患者应给予糖尿病饮食，限制每日总热量，饥饿时可鼓励患者进食含糖量少的蔬菜，如黄瓜、番茄等。

（三）自我形象紊乱的护理

（1）鼓励患者说出对疾病导致的身体外形改变的感受以及患者希望有哪些改变，如体重、胸围、腰围等。

（2）通过健康指导，使患者理解身体外形改变的原因，并逐步让患者接受目前的外形改变。

（3）指导患者在能够耐受的条件下进行正确的运动。

（四）活动和安全护理

（1）评估患者活动能力。与患者共同讨论能够采取的活动，并共同制订合理的活动计划以及目标，避免因活动出现不适。

（2）库欣病患者由于骨质疏松，可发生病理性骨折。为患者提供一个安全的活动环境，并指导患者在一个安全的环境内进行活动，以防受伤。

（五）预防感染

为患者提供清洁的病室环境，勤通风，指导患者注意个人卫生，预防感染。

（六）焦虑的护理

（1）评估患者的应对方式、压力来源和适应技巧。

（2）与患者及其家庭成员共同探讨患病过程中的心理状况，提高家庭支持。

（3）指导患者家属避免对患者使用批评性语言，多给予鼓励和称赞。

十、健康教育

（1）护士应与患者一起讨论改善疼痛的方法，以及出院后患者如何进行有效的缓解，为患者提供缓解疼痛的方法，如何进行放松、保证身体的舒适、合理使用止痛药物等。

（2）护士应与患者交流感受，鼓励患者说出感受，教给患者应对不良心理状况的方法，如倾诉、转移注意力、听音乐等。

（3）指导患者了解并说出使用的药物的作用和不良反应。

（4）对于出院的患者做好出院前的指导，包括饮食、活动、用药、随诊等。

（李献丽）

第四节　原发性慢性肾上腺皮质功能减退症

慢性肾上腺皮质功能减退症分为原发性和继发性两大类。原发性又称为艾迪生病（Addison's disease），是由于自身免疫、结核等原因，破坏90%以上的肾上腺，而引起皮质激素分泌不足所致的疾病。本症常参与自身免疫性多内分泌腺病综合征的组成。继发性则为垂体分泌促肾上腺皮质激素（ACTH）不足所致。本文主要讨论艾迪生病。

一、病因

1. 肾上腺结核

为常见病因，常先有或同时有其他部位结核病灶如肺、肾、肠等。肾上腺被上皮样肉芽肿及干酪样坏死病变所替代，继而出现纤维化病变，肾上腺钙化最常见。

2. 自身免疫性肾上腺炎

两侧肾上腺皮质被毁，呈纤维化，伴淋巴细胞、浆细胞、单核细胞浸润，髓质一般不受毁坏。

3. 其他较少见病因

恶性肿瘤转移、淋巴瘤、白血病浸润、淀粉样变性、双侧肾上腺切除、放射治疗破坏、肾上腺酶系抑制药如美替拉酮、氨鲁米特、酮康唑或细胞毒药物如米托坦的长期应用、血管栓塞等。

二、临床表现

1. 软弱无力

为早期主要症状，乏力程度与病情轻重程度呈正比，严重时可达到无力翻身或伸手取物困难。也可见严重的肌肉痉挛，特别是腿部。这些肌肉病变可能与神经—肌肉终板处钠和钾平衡失调有关。

2. 体重减轻

由于皮质醇缺乏引起胃肠道功能紊乱如食欲缺乏、恶心呕吐、腹胀腹泻，脂肪储存减少及肌肉消耗等因素可导致体重减轻，进行性较大幅度减轻预示肾上腺皮质危象可能。

3. 色素沉着

由于皮质醇缺乏以后对垂体ACTH、黑素细胞刺激素（MSH）、促脂素（LPH）的反馈抑制作用减弱，使这些激素分泌增多，且ACTH及LPH又分别包含α-MSH与β-MSH结构，故皮肤、黏膜处色素沉着，摩擦处、掌纹、乳晕、瘢痕等处尤为明显，色素沉着是鉴别原发性和继发性肾上腺皮质功能减退的主要依据之一，色素突然加深可能预示着病情恶化。

4. 心血管症状

由于对儿茶酚胺的升压反应减弱，导致血压降低，以直立性低血压最为常见。X线示心影缩小，心电图示低电压，P-R与Q-T间期延长。患者常有头晕、眼花、直立性昏厥。

5. 低血糖

患者对内、外源性胰岛素的敏感性增高，在饥饿、胃肠道功能紊乱、感染等情况下容易发生低血糖。

6. 神经系统症状

如淡漠、嗜睡甚至精神障碍。

7. 对感染、外伤等各种应激的抵抗力降低

易诱发肾上腺危象。对麻醉药、安眠镇静药及降血糖药物等极为敏感，少量即可引起昏迷。

8. 性功能紊乱

男女患者都可有性功能减退，女性肾上腺源雄激素对维持性毛及性欲有关，因此女性腋毛、阴毛稀少或脱落，月经失调或闭经，性欲减退。如系自身免疫性病因，还可能有卵巢、睾丸功能过早衰竭。

9. 肾上腺危象

危象为本病急骤加重的表现。常发生于感染、创伤、手术、分娩、过劳、大量出汗、呕吐、腹泻、失水或突然中断肾上腺皮质激素治疗等应激情况下。表现为恶心、呕吐、腹痛或腹泻、严重脱水、血压降低、心率快、脉细弱、精神失常，常有高热、低血糖症、低钠血症，血钾可低可高。如不及时抢救，可发展至休克、昏迷甚至死亡。

三、辅助检查

1. 血常规检查

常有正细胞正色素性贫血，少数患者可合并有恶性贫血。白细胞分类示中性粒细胞减少，淋巴细胞相对增多，嗜酸性粒细胞明显增多。

2. 血液生化

可有低血钠、高血钾。脱水严重时低血钠可不明显，高血钾一般不重，若表现明显需考虑肾功能不全或其他原因。少数患者可有轻度或中度高血钙（糖皮质激素有促进肾、肠排钙作用），如有低血钙和高血磷则提示同时合并有甲状旁腺功能减退症。脱水明显时有氮质血症，可有空腹低血糖，糖耐量试验示低平曲线。

3. 激素检查

（1）基础血、尿皮质醇、尿17-羟皮质类固醇测定常降低，但也可接近正常。

（2）ACTH兴奋试验：静脉滴注ACTH 25 mg，维持8小时，观察尿17-羟皮质类固醇和（或）皮质醇变化，正常人在兴奋第1天较对照日增加1～2倍，第2天增加1.5～2.5倍。快速法适用于病情较危急、需立即确诊、补充糖皮质激素的患者。在静注人工合成ACTH（1～24）25 mg前及后30分钟测血浆皮质醇，正常人血浆皮质醇增加276～552 nmol/L。对于病情较严重，疑有肾上腺皮质功能不全者，同时用静注（或静滴）地塞米松及ACTH，在注入ACTH前、后测血浆皮质醇，如此既可进行诊断检查，又可同时开始治疗。

（3）血浆基础ACTH测定：明显增高，超过55 pmol/L，常介于88～440 pmol/L（正常人低于18 pmol/L），而继发性肾上腺皮质功能减退者，ACTH浓度降低。

4. 影像学检查

X线摄片、CT或MRI检查于结核病患者可显示肾上腺增大及钙化阴影。其他感染、出

血、转移性病变在 CT 扫描时也显示肾上腺增大，而自身免疫病所致者肾上腺不增大。

四、治疗

（一）替代治疗

1. 糖皮质激素替代治疗

根据身高、体重、性别、年龄、体力劳动强度等，确定合适的基础用量。宜模仿激素分泌昼夜节律，在清晨睡醒时服全日量的2/3，下午 4 时前服余下 1/3。于一般成人，每日剂量开始时氢化可的松 20 ~ 30 mg 或可的松 25 ~ 37.5 mg，以后可逐渐减量，氢化可的松 15 ~ 20 mg 或相应量可的松。在有发热等并发症时适当加量。

2. 钠盐及盐皮质激素

食盐的摄入量应充分，每日至少 8 ~ 10 g，如有大量出汗、腹泻时应酌情加食盐摄入量，大部分患者在服用氢化可的松和充分摄盐下即可获满意效果。有的患者仍感头晕、乏力、血压偏低，则需加用盐皮质激素，可每日上午 8 时 1 次口服 0.05 ~ 0.1 mg。如有水肿、高血压、低血钾酌情减量。

（二）病因治疗

如有活动性结核者，应积极给予抗结核治疗。补充替代剂量的肾上腺皮质激素并不影响对结核病的控制。如病因为自身免疫病者，则应检查是否有其他腺体功能减退，如存在，则需做相应治疗。

（三）肾上腺危象治疗

为内科急症，应积极抢救。①补充液体：典型的危象患者液体损失量约达细胞外液的1/5，故于初始治疗的第 1 ~ 2 天应迅速补充生理盐水每日 2000 ~ 3000 mL。对于以糖皮质激素缺乏为主、脱水不太严重者补盐水量适当减少。补充葡萄糖液以避免低血糖。②糖皮质激素：立即静注氢化可的松或琥珀酸氢化可的松 100 mg，使血皮质醇浓度达到正常人在发生严重应激时的水平。以后每 6 小时加入补液中静滴 100 mg，第 2 ~ 3 天可减至每日 300 mg，分次静滴。如病情好转，继续减至每日 200 mg，继而 100 mg。呕吐停止，可进食者，可改为口服。③积极治疗感染及其他诱因。

（四）外科手术或其他应激时治疗

在发生严重应激时，应每天给予氢化可的松总量约 300 mg。大多数外科手术应激为时短暂，故可在数日内逐步减量，直到维持量。较轻的短暂应激，可每日给予氢化可的松 100 mg即可，以后按情况递减。

五、主要护理诊断/问题

1. 体液不足

与醛固酮分泌减少，引起水钠排泄增加，胃肠功能紊乱引起恶心、呕吐、腹泻有关。

2. 营养失调，低于机体需要量

与糖皮质激素缺乏导致畏食、消化功能不良有关。

3. 活动无耐力

与皮质醇缺乏导致肌肉无力、疲乏有关。

4. 知识缺乏

缺乏服药、预防肾上腺危象的知识。

5. 有受伤的危险

与水电解质紊乱引起的体位性低血压有关。

6. 潜在并发症

肾上腺危象。

7. 潜在并发症

水电解质紊乱。

六、护理措施

（一）基础护理

1. 活动与休息

患者应适当休息，避免劳累，预防呼吸道、胃肠道或泌尿系统感染。鼓励患者进行适当的运动，如散步、慢跑等。指导患者在下床活动、改变体位时，动作宜缓慢，防止发生直立性低血压。

2. 饮食护理

饮食以高维生素、高蛋白、高钠、高热量为主。多吃水果、新鲜蔬菜。鼓励患者摄取水分每天在3000 mL以上，避免进食含钾高的食物以免加重高血钾，诱发心律失常。指导患者摄入含盐饮料，特别是大量出汗后更要注意补充盐分。

3. 心理护理

告诉患者本病可以用替代疗法达到较好的效果，树立患者配合治疗的信心。

4. 记录24小时出入量。

（二）专科护理

1. 观察病情

监测生命体征变化，观察精神、神志、语言状态、体重、乏力、动作、皮肤情况等。

2. 用药护理

要求患者按医嘱准时正确服药，切勿随便停药或减量，服药过程中如发现有异常反应要及时向医师报告。如患者有活动性结核应注意采取隔离措施。

3. 皮肤的护理

告知患者皮肤黑是由于病变所致，皮肤的颜色会随着病情的控制而减退。适当使用增白的化妆品。给予正面的引导，鼓励患者表达对皮肤颜色改变的感受。

4. 肾上腺危象的护理

对发生肾上腺危象的患者，要让其绝对卧床休息，按医嘱迅速、及时、准确地进行静脉穿刺并保证静脉通道的畅通，正确加入各种药品，并准备好各种抢救品。积极与医师配合，主动及时观察患者血压、脉搏、呼吸等生命体征的变化，记好出入量及护理记录。按时正确抽血及留取各种标本送检。鼓励患者饮水并补充盐分，昏迷患者及脱水严重患者可插胃管进行胃肠道补液，并按昏迷常规护理。在用大剂量氢化可的松治疗过程中，应注意观察患者有无面部及全身皮肤发红，以及有无激素所致的精神等症状的出现。

七、健康教育

（1）用药指导。告诉患者终身坚持服药的重要性和必要性以及随意停药或变更药物剂量的危害。

（2）加强自我保护。外出时避免阳光直射，遮阳帽以遮挡太阳对皮肤的辐射。

（3）自我观察。教会患者自我观察，如有不适尽早就医。

（4）随身携带患者识别卡，以便患者发生病情变化时及时得到救治。

（5）定期门诊随访。

（魏红艳）

第六章

神经内科疾病的护理

第一节　短暂性脑缺血发作

1965年，美国第四届脑血管病普林斯顿会议对短暂性脑缺血发作（TIA）的定义为：突然出现的局灶性或全脑的神经功能障碍，持续时间不超过24小时，且排除非血管源性原因。

2002年，美国TIA工作组提出了新的TIA定义：由于局部脑或视网膜缺血引起的短暂性神经功能缺损发作，典型临床症状持续不超过1小时，且在影像学上无急性脑梗死的证据。

2009年，美国卒中协会（ASA）发布的TIA定义：脑、脊髓或视网膜局灶性缺血所致的、不伴急性梗死的短暂性神经功能障碍。

我国TIA的专家共识中建议由于脊髓缺血诊断临床操作性差，暂推荐定义为：脑或视网膜局灶性缺血所致的、未伴急性梗死的短暂性神经功能障碍。

TIA临床症状一般持续10～15分钟，多在1小时内，不超过24小时，不遗留神经功能缺损症状和体征，结构性影像学（CT、MRI）检查无责任病灶。

TIA好发于50～70岁，男多于女，患者多伴有高血压、动脉粥样硬化、糖尿病或高脂血症等脑血管病的危险因素。

一、临床表现

TIA起病突然，历时短暂，症状和体征出现后迅速达高峰，持续时间为数秒至数分钟、数小时，24小时内完全恢复正常而无后遗症。各个患者的局灶性神经功能缺损症状常按一定的血管支配区而反复刻板地出现，多则一日数次，少则数周、数月甚至数年才发作1次，椎—基底动脉系统TIA发作较频繁。根据受累的血管不同，临床上将TIA分为两大类：颈内动脉系统TIA和椎—基底动脉系统TIA。

1. 颈内动脉系统TIA

症状多样，以大脑中动脉支配区TIA最常见。常见的症状可有患侧上肢和（或）下肢无力、麻木、感觉减退或消失，亦可有失语、失读、失算、书写障碍，偏盲较少见，瘫痪通常以上肢和面部较重。短暂的单眼失明是颈内动脉分支眼动脉缺血的特征性症状，为颈内动脉系统TIA所特有。如果发作性偏瘫伴有瘫痪对侧的短暂单眼失明或视觉障碍，则临床上可诊断为失明侧颈内动脉短暂性脑缺血发作。上述症状可单独或合并出现。

2. 椎—基底动脉系统 TIA

有时仅表现为头昏、视物模糊、走路不稳等含糊症状而难以诊断，局灶性症状以眩晕最常见，一般不伴有明显的耳鸣。若有脑干、小脑受累的症状如复视、构音障碍、吞咽困难、交叉性或双侧肢体瘫痪等感觉障碍、共济失调，则诊断较为明确，大脑后动脉供血不足可表现为皮质性盲和视野缺损。倾倒发作为椎—基底动脉系统 TIA 所特有，患者突然双下肢失去张力而跌倒在地，而无可觉察的意识障碍，患者可即刻站起，此乃双侧脑干网状结构缺血所致。枕后部头痛，猝倒，特别是在急剧转动头部或上肢运动后发作，上述症状均提示椎—基底动脉系供血不足并有颈椎病、锁骨下动脉盗血征等存在的可能。

3. 共同症状

症状既可见于颈内动脉系统，也可见于椎—基底动脉系统。这些症状包括构音困难、同向偏盲等。发作时单独表现为眩晕（伴或不伴恶心、呕吐）、构音困难、吞咽困难、复视者，这时最好不要轻易诊断为 TIA，应结合其他临床检查寻找确切的病因。上述 2 种以上症状合并出现，或交叉性麻痹伴运动、感觉、视觉障碍及共济失调共同出现时，即可诊断为椎—基底动脉系统 TIA 发作。

4. 发作时间

TIA 的时限短暂，持续 15 分钟以下，一般不超过 30 分钟，少数也可达 12 ~ 24 小时。

二、辅助检查

1. CT 和 MRI 检查

多数无阳性发现。恢复几天后，MRI 可有缺血改变。

2. TCD 检查

了解有无血管狭窄及动脉硬化程度。椎—基底动脉供血不足（VBI）患者早期可发现脑血流量异常。

3. 单光子发射计算机断层显像（SPECT）检查

脑血流灌注显像可显示血流灌注减低区。发作和缓解期均可发现异常。

4. 其他检查

血生化检查血液成分或血流病变学检查等。

三、诊断

短暂性脑缺血发作的诊断主要是依据患者和家属提供的病史，而无客观检查的直接证据。临床诊断要点有以下几个。

（1）突然的、短暂的局灶性神经功能缺失发作，在 24 小时内完全恢复正常。

（2）临床表现完全可用单一脑动脉病变解释。

（3）发作间歇期无神经系统体征。

（4）常有反复发作史，临床症状常刻板地出现。

（5）起病年龄大多在 50 岁以上，有动脉粥样硬化症。

（6）脑部 CT 或 MRI 检查排除其他脑部疾病。

四、治疗

1. 病因治疗

对病因明显的患者，应针对病因进行积极治疗，如控制高血压、糖尿病、高脂血症，治疗颈椎病、心律失常、血液系统疾病等。

2. 抗血小板聚集治疗

抗血小板聚集剂可减少微栓子的发生，预防复发，常用药物有阿司匹林和噻氯匹定（抵克立得）。

3. 抗凝治疗

抗凝治疗适用于发作次数多，症状较重，持续时间长，且每次发作症状逐渐加重，又无明显禁忌证的患者，常用药物有肝素、低分子量肝素和华法林。

4. 危险因素的干预

控制高血压、糖尿病；治疗冠状动脉性疾病和心律不齐、充血性心力衰竭、瓣膜性心脏病；控制高脂血症；停用口服避孕药；停止吸烟；减少饮酒；适量运动。

5. 手术治疗

如颈动脉狭窄超过70%或药物治疗效果较差，反复发作者可进行颈动脉内膜剥脱术或者血管内支架及血管成形术。

6. 其他治疗

还可给予钙通道阻滞剂（如尼莫地平、西比灵）、脑保护治疗和中医中药（如丹参、川芎、红花、血栓通等）治疗。

五、护理评估

1. 健康史

（1）了解既往史和用药情况：①了解既往是否有原发性高血压病、心脏病、高脂血症及糖尿病病史，临床上TIA患者常伴有高血压、动脉粥样硬化、糖尿病或心脏病病史；②了解患者既往和目前的用药情况，患者的血压、血糖、血脂等各项指标是否控制在正常范围之内。

（2）了解患者的饮食习惯及家族史：①了解患者是否有肥胖、吸烟、酗酒，是否偏食、嗜食，是否长期摄入高胆固醇饮食，因为长期高胆固醇饮食常使血管发生动脉粥样硬化；②了解其长辈及亲属有无脑血管病的患病情况。

2. 身体状况

（1）询问患者的起病形式与发作情况，症状是否突然发作、持续时间是否短暂，本病一般为5～30分钟，恢复快，不留后遗症。是否反复发作，且每次发作出现的症状是否基本相同。

（2）评估有无神经功能缺失：①检查有无肢体乏力或偏瘫、偏身感觉异常，因为大脑中动脉供血区缺血可致对侧肢体无力或轻偏瘫、偏身麻木或感觉减退；②有无一过性单眼黑蒙或失明、复视等视力障碍，以评估脑缺血的部位，颈内动脉分支眼动脉缺血可致一过性单眼盲，中脑或脑桥缺血可出现复视和眼外肌麻痹，双侧大脑后动脉距状支缺血因视皮质受累可致双眼视力障碍（暂时性皮质盲）；③有无跌倒发作和意识丧失，下部脑干网状结构缺血可致患者因下肢突然失去张力而跌倒，但意识清楚；④询问患者起病的时间、地点及发病过程，以了解记忆力、定向力、理解力是否正常，因为大脑后动脉缺血累及边缘系统时，患者可出现短时间记忆丧失，常持续数分钟至数十分钟，伴有对时间、地点的定向障碍，但谈话、书写和计算能力不受影响；⑤观察进食时有无吞咽困难，有无失语，脑干缺血所致延髓性麻痹或假性延髓性麻痹时，患者可出现吞咽障碍、构音不清，优势半球受累可出现失语症；⑥观察其有无步态不稳的情况，因为椎—基底动脉缺血导致小脑功能障碍可出现共济失调、步态不稳。

3. 心理—社会状况

评估患者是否因突然发病或反复发病而产生紧张、焦虑和恐惧的心理，以及缺乏疾病相关知识而担忧预后的不良情绪。

六、主要护理诊断/问题

1. 肢体麻木、无力

神经功能缺失所致。

2. 潜在并发症

脑梗死。

七、护理措施

1. 一般护理

发作时卧床休息，注意枕头不宜太高，以枕高 15 ~ 25 cm 为宜，以免影响头部的血液供应；转动头部时动作宜轻柔、缓慢，防止颈部活动过度诱发 TIA；平时应适当运动或体育锻炼，注意劳逸结合，保证充足睡眠。

2. 饮食护理

指导患者进食低盐低脂、清淡、易消化、富含蛋白质和高维生素的饮食，多吃蔬菜、水果，戒烟酒，忌辛辣油炸食物和暴饮暴食，避免过分饥饿。并发糖尿病的患者还应限制糖的摄入，严格执行糖尿病饮食。

3. 症状护理

（1）对肢体乏力或轻度偏瘫等步态不稳的患者，应注意保持周围环境的安全，移开障碍物，以防跌倒；教会患者使用扶手等辅助设施；对有一过性失明或跌倒发作的患者，如厕、沐浴或外出活动时应有防护措施。

（2）对有吞咽障碍的患者，进食时宜取坐位或半坐位，喂食速度宜缓慢，药物宜压碎，以利吞咽，并积极做好吞咽功能的康复训练。

（3）对有构音不清或失语症的患者，护士在实施治疗和护理活动过程中，注意言行不要有损患者自尊，鼓励患者用有效的表达方式进行沟通，表达自己的需要，并指导患者积极进行语言康复训练。

4. 用药护理

详细告知药物的作用机制、不良反应及用药注意事项，并注意观察药物疗效情况。①血液病，有出血倾向，严重的高血压和肝、肾疾病，消化性溃疡等均为抗凝治疗禁忌证。②抗凝治疗前需检查患者的凝血机制是否正常，抗凝治疗过程中应注意观察有无出血倾向，发现皮疹、皮下瘀斑、牙龈出血等立即报告医师处理。③肝素 50 mg 加入生理盐水 500 mL 静脉滴注时，速度宜缓慢，10～20 滴/分，维持 24～48 小时。④注意观察患者肢体无力或偏瘫程度是否减轻，肌力是否增加，吞咽障碍、构音不清、失语等症状是否恢复正常，如果上述症状呈加重趋势，应警惕缺血性脑卒中的发生；若为频繁发作的 TIA 患者，应注意观察每次发作的持续时间、间隔时间以及伴随症状，并做好记录，配合医师积极处理。

5. 心理护理

帮助患者了解本病治疗与预后的关系，消除患者的紧张、恐惧心理，保持乐观心态，积极配合治疗，并自觉改变不良生活方式，建立良好的生活习惯。

6. 安全护理

（1）使用警示牌提示患者，贴于床头标识处，如小心跌倒、防止坠床。

（2）楼道内行走、如厕、沐浴有人陪伴，穿防滑鞋，卫生员清洁地面后及时提示患者。

（3）呼叫器置于床头，告知患者若出现头晕、肢体无力等表现要及时通知医护人员。

八、健康教育

（1）保持心情愉快、情绪稳定，避免精神紧张和过度疲劳。

（2）指导患者了解肥胖、吸烟酗酒及饮食因素与脑血管病的关系，改变不合理的饮食习惯，选择低盐、低脂、充足蛋白质和丰富维生素饮食。少食甜食、限制钠盐，戒烟酒。

（3）生活起居有规律，养成良好的生活习惯，坚持适度运动和锻炼，注意劳逸结合，对经常发作的患者应避免重体力劳动，尽量不要单独外出。

（4）按医嘱正确服药，积极治疗高血压、动脉硬化、心脏病、糖尿病、高脂血症和肥胖症，定期监测凝血功能。

（5）定期门诊复查，尤其出现肢体麻木乏力、眩晕、复视或突然跌倒时应随时就医。

（李艳伟）

第二节　脑梗死

脑梗死是指各种原因所致脑部血液供应障碍，导致局部脑组织缺血、缺氧性坏死软化而出现相应神经功能缺损的一类临床综合征。脑梗死又称缺血性脑卒中，包括脑血栓形成、脑栓塞和腔隙性脑梗死等。脑梗死是卒中最常见的类型，占 70%～80%。好发于 60 岁以上的老年人，男女无明显差异。

脑梗死的基本病因为动脉粥样硬化，并在此基础上发生血栓形成，导致血液供应区域和邻近区域的脑组织血供障碍，引起局部脑组织软化、坏死；其次为血液成分改变和血流动力学改变等。本病常在静息或睡眠中起病，突然出现偏瘫、感觉障碍、失语、吞咽障碍和意识障碍等。其预后与梗死的部位、疾病轻重程度以及救治情况有关。病情轻、救治及时，能尽早获得充分的侧支循环，则患者可以基本治愈，不留后遗症；重症患者，因受损部位累及重要的中枢，侧支循环不能及时建立，则常常留有失语、偏瘫等后遗症；更为严重者，常可危及生命。

一、动脉粥样硬化性血栓性脑梗死

（一）病因

血栓性脑梗死最常见病因为动脉粥样硬化，其次为高血压、糖尿病和血脂异常，另外，各种性质的动脉炎、高半胱氨酸血症、血液异常或血流动力学异常也可视为脑血栓形成的病因。

（二）临床表现

中老年患者多见，常于静息状态或睡眠中起病，约1/3患者的前驱症状表现为反复出现TIA。根据动脉血栓形成部位不同，出现不同的临床表现。

1. 颈内动脉形成血栓

病灶侧单眼一过性黑蒙，偶可为永久性视物障碍（因眼动脉缺血）或病灶侧Horner征（因颈上交感神经节后纤维受损）；颈动脉搏动减弱，眼或颈部血管杂音；对侧偏瘫、偏身感觉障碍和偏盲等（大脑中动脉或大脑中、前动脉缺血）；主侧半球受累可有失语症，非主侧半球受累可出现体象障碍；亦可出现晕厥发作或痴呆。

2. 大脑中动脉形成血栓

（1）主干闭塞：①三偏症状，病灶对侧中枢性面舌瘫及偏瘫、偏身感觉障碍和偏盲或象限盲，上下肢瘫痪程度基本相等；②可有不同程度的意识障碍；③主侧半球受累可出现失语症，非主侧半球受累可见体象障碍。

（2）皮质支闭塞：①上分支包括至眶额部、额部、中央回、前中央回及顶前部的分支，闭塞时可出现病灶对侧偏瘫和感觉缺失，面部及上肢重于下肢，表达性失语（Broca失语，主侧半球）和体象障碍（非主侧半球）；②下分支包括至颞极及颞枕部，颞叶前、中、后部的分支，闭塞时常出现感觉性失语（Wernicke失语）、命名性失语和行为障碍等，而无偏瘫。

（3）深穿支闭塞：①对侧中枢性上下肢均等性偏瘫，可伴有面舌瘫；②对侧偏身感觉障碍，有时可伴有对侧同向性偏盲；③主侧半球病变可出现皮质下失语。

3. 大脑前动脉形成血栓

（1）主干闭塞：发生于前交通动脉之前，因对侧代偿可无任何症状。发生于前交通动脉之后可有：①对侧中枢性面舌瘫及偏瘫，以面舌瘫及下肢瘫为重，可伴轻度感觉障碍；②尿潴留或尿急（旁中央小叶受损）；③精神障碍如淡漠、反应迟钝、欣快、始动障碍和缄默等（额极与胼胝体受累），常有强握与吸吮反射（额叶病变）；④主侧半球病变可见上肢失用，亦可出现Broca失语。

（2）皮质支闭塞：①对侧下肢远端为主的中枢性瘫，可伴感觉障碍（胼周和胼缘动脉闭塞）；②对侧肢体短暂性共济失调、强握反射及精神症状（眶动脉及额极动脉闭塞）。

4. 大脑后动脉形成血栓

（1）主干闭塞：对侧偏盲、偏瘫及偏身感觉障碍（较轻），丘脑综合征，主侧半球病变可有失读症。

（2）皮质支闭塞：①因侧支循环丰富而很少出现症状，仔细检查可见对侧同向性偏盲或象限盲，而黄斑视力保存（黄斑回避现象）；双侧病变可有皮质盲；②主侧颞下动脉闭塞可见视觉失认及颜色失认；③顶枕动脉闭塞可见对侧偏盲，可有不定型的光幻觉痫性发作，主侧病损可有命名性失语；矩状动脉闭塞出现对侧偏盲或象限盲。

（3）深穿支闭塞：①丘脑穿通动脉闭塞产生红核丘脑综合征（病侧小脑性共济失调、意向性震颤、舞蹈样不自主运动，对侧感觉障碍）；②丘脑膝状体动脉闭塞可见丘脑综合征（对侧感觉障碍，深感觉为主，以及自发性疼痛、感觉过度、轻偏瘫，共济失调和不自主运动，可有舞蹈、手足徐动症和震颤等锥体外系症状）；③中脑支闭塞出现韦伯综合征（Weber syndrome，同侧动眼神经麻痹，对侧中枢性偏瘫），或贝内迪克特综合征（Benedikt syndrome，同侧动眼神经麻痹，对侧不自主运动）。

（4）后脉络膜动脉闭塞：罕见，主要表现为对侧象限盲。

5. 基底动脉形成血栓

（1）主干闭塞：常引起脑干广泛梗死，出现脑神经、锥体束及小脑症状，如眩晕、呕吐、共济失调、瞳孔缩小、四肢瘫痪、肺水肿、消化道出血、昏迷、高热等，常因病情危重死亡。

（2）基底动脉尖综合征（TOB）：基底动脉尖端分出两对动脉即小脑上动脉和大脑后动脉，其分支供应中脑、丘脑、小脑上部、额叶内侧及枕叶，故可出现以中脑病损为主要表现的一组临床综合征。临床表现：①眼动障碍及瞳孔异常，一侧或双侧动眼神经部分或完全麻痹、眼球上视不能（上丘受累）及一个半综合征，瞳孔对光反射迟钝而调节反应存在（顶盖前区病损）；②意识障碍，一过性或持续数天，或反复发作（中脑或丘脑网状激活系统受累）；③对侧偏盲或皮质盲；④严重记忆障碍（颞叶内侧受累）。

（3）其他：中脑支闭塞出现 Weber 综合征（动眼神经交叉瘫）、Benedikt 综合征（同侧动眼神经麻痹、对侧不自主运动）；脑桥支闭塞出现米亚尔—谷布勒综合征（Millard-Gubler syndrome，外展、面神经麻痹，对侧肢体瘫痪）、福维尔综合征（Foville syndrome，同侧凝视麻痹、周围性面瘫，对侧偏瘫）。

6. 椎动脉形成血栓

若双侧椎动脉粗细差别不大，当一侧闭塞时，因对侧供血代偿多不出现明显症状。当双侧椎动脉粗细差别较大时，优势侧闭塞多表现为小脑后下动脉闭塞综合征［瓦伦贝格综合征（Wallenberg syndrome）］，主要表现：①眩晕、呕吐、眼球震颤（前庭神经核受损）；②交叉性感觉障碍（三叉神经脊束核及对侧交叉的脊髓丘脑束受损）；③同侧 Horner 综合征（交感神经下行纤维受损）；④吞咽困难和声音嘶哑（舌咽、迷走神经受损）；⑤同侧小脑性共济失调（绳状体或小脑受损）。由于小脑后下动脉的解剖变异较大，临床常有不典型的临床表现。

（三）辅助检查

1. 血液检查

包括血常规、血流变、血糖、血脂、肾功能、凝血功能等。这些检查有助于发现脑梗死的危险因素并有助于对病因进行鉴别。

2. 头颅 CT 检查

是最常用的检查。脑梗死发病 24 小时内一般无影像学改变，24 小时后梗死区呈低密度影像。发病后应尽快进行 CT 检查，有助于早期脑梗死与脑出血的鉴别。脑干和小脑梗死及较小梗死灶，CT 一般难以检出。

3. MRI 检查

与 CT 相比，此检查可以发现脑干、小脑梗死及小灶梗死。功能性 MRI，如弥散加权成像（DWI）可以早期（发病 2 小时以内）显示缺血组织的部位、范围，甚至可显示皮质下、脑干和小脑的小梗死灶，诊断早期梗死的敏感性为 88% ~100%，特异性达 95% ~100%。

4. 血管造影检查

DSA 和 MRA 可以发现血管狭窄、闭塞和其他血管病变，如动脉炎、动脉瘤和动静脉畸形等。其中 DSA 是脑血管病变检查的金标准，但因对人体有创且检查费用、技术条件要求高，目前临床不作为常规检查项目。

5. TCD 检查

对评估颅内外血管狭窄、闭塞、血管痉挛或侧支循环建立的程度有帮助。用于溶栓治疗监测，对判断预后有参考意义。

（四）诊断

根据以下临床特点可明确诊断。

（1）中、老年患者，存在动脉粥样硬化、高血压、高血糖等脑卒中的危险因素。

（2）静息状态下或睡眠中起病，病前有反复的 TIA 发作史。

（3）偏瘫、失语、感觉障碍等局灶性神经功能缺损的症状和体征在数小时或数日内达高峰，多无意识障碍。

（4）结合 CT 或 MRI 可明确诊断。应注意与脑栓塞和脑出血等疾病鉴别。

（五）治疗

治疗流程实行分期、分型的个体化治疗。

1. 超早期溶栓治疗

包括静脉溶栓和动脉溶栓治疗。静脉溶栓操作简便，准备快捷，费用低廉。动脉溶栓因要求专门（介入）设备，准备时间长，费用高而推广受到限制，其优点是溶栓药物用药剂量小，出血风险比静脉溶栓低。

2. 脑保护治疗

如尼莫地平、吡拉西坦、维生素 E 及其他自由基清除剂。

3. 其他治疗

超早期治疗时间窗过后或不适合溶栓患者，可采用降纤、抗凝、抗血小板凝聚、扩血管、扩容药物、中医药、各种脑保护剂治疗，并及早开始进行康复训练。

（六）护理评估

1. 健康史

（1）了解既往史和用药情况：①询问患者的身体状况，了解既往有无脑动脉硬化、原发性高血压、高脂血症及糖尿病病史；②询问患者是否进行过治疗，目前用药情况怎样，是否按医嘱正确服用降压、降糖、降脂及抗凝药物。

（2）询问患者的起病情况：①了解起病时间和起病形式；②询问患者有无明显的头晕、头痛等前驱症状；③询问患者有无眩晕、恶心、呕吐等伴随症状，如有呕吐，了解是使劲呕出还是难以控制地喷出。

（3）了解生活方式和饮食习惯：①询问患者的饮食习惯，有无偏食、嗜食，是否喜食腊味、肥肉、动物内脏等，是否长期摄入高盐、高胆固醇饮食；②询问患者有无烟酒嗜好及家族中有无类似疾病史或有卒中、原发性高血压病史。

2. 身体状况

（1）观察神志、瞳孔和生命体征情况：①观察神志是否清楚，有无意识障碍及其类型；②观察瞳孔大小及对光反射是否正常；③观察生命体征，起病初始体温、脉搏、呼吸一般正常，病变范围较大或脑干受累时可见呼吸不规则等。

（2）评估有无神经功能受损：①观察有无精神、情感障碍；②询问患者双眼能否看清眼前的物品，了解有无眼球运动受限、眼球震颤及眼睑闭合不全，视野有无缺损；③观察有无口角歪斜或鼻唇沟变浅，检查伸舌是否居中；④观察有无言语障碍、饮水呛咳等；⑤检查患者四肢肌力、肌张力情况，了解有无肢体活动障碍、步态不稳及肌萎缩；⑥检查有无感觉障碍；⑦观察有无大小便障碍。

3. 心理—社会状况

观察患者是否存在因疾病所致焦虑等心理问题；了解患者和家属对疾病发生的相关因素、治疗和护理方法、预后、如何预防复发等知识的认知程度；了解患者家庭条件与经济状况及家属对患者的关心和支持度。

（七）主要护理诊断/问题

1. 躯体活动障碍

与运动中枢损害致肢体瘫痪有关。

2. 语言沟通障碍

与语言中枢损害有关。

3. 吞咽障碍

与意识障碍或延髓麻痹有关。

4. 有失用综合征的危险

与意识障碍、偏瘫所致长期卧床有关。

5. 焦虑/抑郁

与瘫痪、失语、缺少社会支持及担心疾病预后有关。

6. 知识缺乏

缺乏疾病治疗、护理、康复和预防复发的相关知识。

（八）护理措施

1. 一般护理

急性期不宜抬高患者床头，宜取头低位或放平床头，以改善头部的血液供应；恢复期枕头也不宜太高，患者可自由采取舒适的主动体位；应注意患者肢体位置的正确摆放，指导和协助家属采取被动运动和按摩患侧肢体，鼓励和指导患者主动进行有计划的肢体功能锻炼，如指导和督促患者进行波巴氏（Bobath）握手和桥式运动，做到运动适度，方法得当，防止运动过度而造成肌腱牵拉伤。

2. 生活护理

卧床患者应保持床单位整洁和皮肤清洁，预防压疮的发生。大小便失禁的患者，应用温水擦洗臀部、肛周和会阴部皮肤，更换干净衣服和被褥，必要时洒肤疾散类粉剂或涂油膏以保护局部皮肤黏膜，防止出现湿疹和破损；对尿失禁的男患者可考虑使用体外导尿，如用接尿套连接引流袋等；留置导尿管的患者，应每日更换引流袋，接头处要避免反复打开，以免造成逆行感染，每4小时松开开关定时排尿，促进膀胱功能恢复，并注意观察尿量、颜色、性质是否有改变，发现异常及时报告医师处理。

3. 饮食护理

饮食以低脂、低胆固醇、低盐（高血压者）、适量糖类、丰富维生素为原则。少食肥肉、猪油、奶油、蛋黄、带鱼、动物内脏及糖果甜食等；多吃瘦肉、鱼虾、豆制品、新鲜蔬菜、水果和含碘食物，提倡食用植物油，戒烟酒。

有吞咽困难的患者，药物和食物宜压碎，以利吞咽；教会患者用吸水管饮水，以减轻或避免饮水呛咳；进食时宜取坐位或半坐位，予以糊状食物从健侧缓慢喂入；必要时鼻饲流质饮食，并按鼻饲要求做好相关护理。

4. 安全护理

对有意识障碍和躁动不安的患者，床铺应加护栏，以防坠床，必要时使用约束带加以约束。对步行困难、步态不稳等运动障碍的患者，应注意其活动时的安全保护，地面保持干燥平整，防湿防滑，并注意清除周围环境中的障碍物，以防跌倒；通道和卫生间等患者活动的场所均应设置扶手；患者如厕、沐浴、外出时需有人陪护。

5. 用药护理

告知药物的作用与用法，注意观察药物的疗效与不良反应，发现异常情况，及时报告医师处理。

（1）使用溶栓药物进行早期溶栓治疗需经CT扫描证实无出血灶及患者无出血。溶栓治疗的时间窗为症状发生后3小时或3~6小时以内。使用低分子量肝素、巴曲酶、降纤酶、尿激酶等药物治疗时可发生变态反应及出血倾向，用药前应按药物要求做好皮肤过敏试验，检查患者凝血机制，使用过程中应定期查血常规和注意观察有无出血倾向，发现皮疹、皮下瘀斑、牙龈出血或女患者经期延长等立即报告医师处理。

（2）卡荣针扩血管作用强，需缓慢静脉滴注，6~8滴/分，100 mL液体通常需4~6小时滴完。如输液速度过快，极易引起面部潮红、头晕、头痛及血压下降等不良反应。前列腺素E滴速为10~20滴/分，必要时加利多卡因0.1 g同时静脉滴注，可以减轻前列腺素E对血管的刺激，如滴注速度过快，则可导致患者头痛、穿刺局部疼痛、皮肤发红，甚至发生条索状静脉炎。葛根素连续使用时间不宜过长，以7~10天为宜。因据报道此药连续使用时间过长时，易出现发热、寒战、皮疹等超敏反应，故使用过程中应注意观察患者有无上述不适。

（3）使用甘露醇脱水降颅内压时，需快速静脉滴注，常在15~20分钟内滴完，必要时还需加压快速滴注。滴注前需确定针头在血管内，因为该药漏在皮下，可引起局部组织坏死。甘露醇的连续使用时间不宜过长，因为长期使用可致肾功能损害和低血钾，故应定期检查肾功能和电解质。

（4）右旋糖酐40可出现超敏反应，使用过程中应注意观察患者有无恶心、苍白、血压下降和意识障碍等不良反应，发现异常及时通知医师并积极配合抢救。必要时，于使用前取本药0.1 mL做过敏试验。

6. 心理护理

疾病早期，患者常因突然出现瘫痪、失语等产生焦虑、情感脆弱、易激惹等情感障碍；疾病后期，则因遗留症状或生活自理能力降低而形成悲观抑郁、痛苦绝望等不良心理。应针对患者不同时期的心理反应予以心理疏导和心理支持，关心患者的生活，尊重他们的人格，耐心告知病情、治疗方法及预后，鼓励患者克服焦虑或抑郁心理，保持乐观心态，积极配合治疗，争取达到最佳康复水平。

（九）健康教育

（1）保持良好心态和有规律的生活，克服不良嗜好，合理饮食。

（2）康复训练要循序渐进，持之以恒，要尽可能做些力所能及的家务劳动，日常生活不要依赖他人。

（3）积极防治原发性高血压、糖尿病、高脂血症、心脏病。原发性高血压患者服用降压药时，要定时服药，不可擅自服用多种降压药或自行停药、换药，防止血压骤降骤升；使用降糖、降脂药物时，也需按医嘱定时服药。

（4）定期门诊复查，检查血压、血糖、血脂、心脏功能以及智力、瘫痪肢体、语言的恢复情况，并在医师的指导下继续用药和进行康复训练。

（5）如果出现头晕、头痛、视物模糊、言语不利、肢体麻木、乏力、步态不稳等症状时，请随时就医。

二、脑栓塞

脑栓塞是各种栓子随血流进入颅内动脉使血管腔急性闭塞，引起相应供血区脑组织坏死及功能障碍。根据栓子来源可分为：①心源性，占 60% ~75% ，常见病因为慢性心房纤颤、风湿性心瓣膜病等；②非心源性，动脉粥样硬化斑块脱落、肺静脉血栓、脂肪栓、气栓、脓栓等；③来源不明，约 30% 的脑栓塞不能明确原因。

（一）临床表现

（1）可发生于任何年龄，以青壮年多见。

（2）多在活动中发病，发病急骤，数秒至数分钟达高峰。

（3）多表现为完全性卒中，意识清楚或轻度意识障碍；栓塞血管多为主干动脉，大脑中动脉、基底动脉尖常见。

（4）易继发出血。

（5）前循环的脑栓塞占 4/5，表现为偏瘫、偏身感觉障碍、失语或局灶性癫痫发作等。

（6）后循环的脑栓塞占 1/5，表现为眩晕、复视、交叉瘫或四肢瘫、共济失调、饮水呛咳及构音障碍等。

（二）辅助检查

1. 头颅 CT 检查

可显示脑栓塞的部位和范围。CT 检查在发病后 24 ~48 小时内病变部位呈低密度影像。发生出血性梗死时，在低密度梗死区可见 1 个或多个高密度影像。

2. 脑脊液检查

大面积梗死脑脊液压力增高，如非必要，应尽量避免此检查。亚急性感染性心内膜炎所致脑脊液含细菌栓子，白细胞增多；脂肪栓塞所致脑脊液可见脂肪球；出血性梗死时脑脊液呈血性或镜检可见红细胞。

3. 其他检查

应常规进行心电图、胸部X线和超声心动图检查。疑为感染性心内膜炎时，应进行血常规和细菌培养等检查。心电图检查可作为确定心律失常的依据和协助诊断心肌梗死；超声心动图检查有助于证实是否存在心源性栓子。

（三）诊断

既往有风湿性心脏病、心房颤动及大动脉粥样硬化、严重骨折等病史，突发偏瘫、失语等局灶性神经功能缺损，症状在数秒至数分钟内达高峰，即可做出临床诊断。头颅CT和MRI检查可确定栓塞的部位、数量及是否伴发出血，有助于明确诊断。应注意与脑血栓形成和脑出血等鉴别。

（四）治疗

1. 原发病治疗

积极治疗引起栓子产生的原发病，如风湿性心脏病、颈动脉粥样硬化斑块、长骨骨折等，并给予对症处理。心脏瓣膜病的介入和手术治疗、感染性心内膜炎的抗生素治疗和控制心律失常等，可消除栓子来源，防止复发。

2. 脑栓塞治疗

与脑血栓形成的治疗相同，包括急性期的综合治疗，尽可能恢复脑部血液循环，进行物理治疗和康复治疗等。因本病易并发脑出血，溶栓治疗应严格掌握适应证。

（1）心源性栓塞：因心源性脑栓塞容易再复发，所以，急性期应卧床休息数周，避免活动量过大，减少再发的危险。

（2）感染性栓塞：感染性栓塞应用足量有效的抗生素，禁行溶栓或抗凝治疗，以防感染在颅内扩散。

（3）脂肪栓塞：应用肝素、低分子右旋糖酐、5%的$NaHCO_3$及脂溶剂（如酒精溶液）等静脉点滴溶解脂肪。

（4）空气栓塞：指导患者采取头低左侧卧位，进行高压氧治疗。

3. 抗凝和抗血小板聚集治疗

应用肝素、华法林、阿司匹林，能防止被栓塞的血管发生逆行性血栓形成和预防复发。研究证据表明，脑栓塞患者抗凝治疗导致的梗死区出血，很少对最终转归带来不利影响。

当发生出血性梗死时，应立即停用溶栓、抗凝和抗血小板聚集的药物，防止出血加重，并适当应用止血药物、脱水降颅内压、调节血压等。脱水治疗过程应中注意保护心功能。

（五）护理评估

1. 健康史

评估患者的既往史和用药情况。询问患者是否有慢性心房纤颤、风湿性心瓣膜病等心源性疾病，是否有动脉粥样硬化斑块脱落、肺静脉血栓、脂肪栓、气栓、脓栓等非心源性疾病。

询问患者是否进行过治疗，目前用药情况如何，是否按医嘱正确服用降压、降糖、降脂及抗凝药物。

2. 身体状况

评估患者是否有轻度意识障碍或偏瘫、偏身感觉障碍、失语或局灶性癫痫发作等症状。是否有眩晕、复视、交叉瘫或四肢瘫、共济失调、饮水呛咳及构音障碍等。

3. 心理—社会状况

观察患者是否存在因疾病所致焦虑等心理问题；了解患者和家属对疾病发生的相关因素、治疗和护理方法、预后、如何预防复发等知识的认知程度；了解患者家庭条件与经济状况及家属对患者的关心和支持度。

（六）主要护理诊断/问题

参见本节“一、动脉粥样硬化性血栓性脑梗死”。

（七）护理措施

1. 个人卫生的护理

个人卫生是脑栓塞患者自身护理的关键，如定时擦身、更换衣裤、晒被褥等，并且注意患者的口腔卫生也是非常重要的。

2. 营养护理

患者需要多补充蛋白质、维生素、纤维素和电解质等营养。如果有吞咽障碍尚未完全恢复的患者，可以吃软的固体食物。多吃新鲜的蔬菜和水果，少吃油腻不消化、辛辣刺激的食物。

3. 心理护理

老年脑栓塞患者生活处理能力较弱，容易出现情绪躁动的情况，甚至会有失去治疗信心的情况，此时患者应保持良好的心理状态，提升治疗病患的信心，以有利于疾病的治愈，身体的康复。

（八）健康教育

1. 疾病预防指导

对有发病危险因素或病史者，指导进食高蛋白、高维生素、低盐、低脂、低热量清淡饮食，多食新鲜蔬菜、水果、谷类、鱼类和豆类，保持能量供需平衡，戒烟、限酒；应遵医嘱规则用药，控制血压、血糖、血脂和抗血小板聚集；告知改变不良生活方式，坚持每天进行30分钟以上的慢跑、散步等运动，合理休息和娱乐；对有TIA发作史的患者，指导在改变体位时应缓慢，避免突然转动颈部，洗澡时间不宜过长，水温不宜过高，外出时有人陪伴，气候变化时注意保暖，防止感冒。

2. 疾病知识指导

告知患者和家属本病的常见病因和控制原发病的重要性；指导患者遵医嘱长期抗凝治疗，预防复发；在抗凝治疗中定期门诊复诊，监测凝血功能，及时在医护人员指导下调整药物剂量。

3. 康复指导

告知患者和家属康复治疗的知识和功能锻炼的方法，帮助分析和消除不利于疾病康复的因素，落实康复计划，并与康复治疗师保持联系，以便根据康复情况及时调整康复训练方案。如吞咽障碍的康复方法包括：唇、舌、颜面肌和颈部屈肌的主动运动和肌力训练；先进食糊状或胶冻状食物，少量多餐，逐步过渡到普通食物；进食时取坐位，颈部稍前屈（易引起咽反射）；软腭冰刺激；咽下食物练习呼气或咳嗽（预防误咽）；构音器官的运动训练（有助于改善吞咽功能）。

4. 鼓励生活自理

鼓励患者从事力所能及的家务劳动，日常生活不过度依赖他人；告知患者和家属功能恢复需经历的过程，使患者和家属克服急于求成的心理，做到坚持锻炼，循序渐进。嘱家属在物质和精神上对患者提供帮助和支持，使患者体会到来自多方面的温暖，树立战胜疾病的信心。同时，也要避免患者产生依赖心理，同时增强自我照顾能力。

三、腔隙性脑梗死

腔隙性脑梗死是长期高血压引起脑深部白质及脑干穿通动脉病变和闭塞，导致缺血性微梗死，缺血、坏死和液化的脑组织由吞噬细胞移走而形成腔隙，约占脑梗死的 20%。病灶直径小于 2 cm 的脑梗死，病灶多发可形成腔隙状态。

（一）临床表现

常见临床综合征有：①纯感觉性卒中；②纯运动性卒中；③混合性卒中；④共济失调性轻偏瘫；⑤构音障碍—手笨拙综合征。

（二）辅助检查

1. 血液生化检查

可见血糖、血清总胆固醇、血清三酰甘油和低密度脂蛋白增高。

2. TCD 检查

可发现颈动脉粥样硬化斑块。

3. 影像学检查

头部 CT 扫描可见深穿支供血区单个或多个病灶，呈腔隙性阴影，边界清晰。MRI 显示腔隙性病灶呈 T_1 等信号或低信号、T_2 高信号，是最有效的检查手段。

（三）诊断

目前诊断标准尚未统一，以下标准可供参考：①中老年发病，有长期高血压病史；②临床表现符合常见腔隙综合征之一；③CT 或 MRI 检查可证实存在与神经功能缺失一致的病灶；④预后良好，多在短期内恢复。

（四）治疗

目前尚无有效的治疗方法，主要是预防疾病的复发。

（1）有效控制高血压及各种类型脑动脉硬化是预防本病的关键。

（2）阿司匹林等抑制血小板聚集药物效果不确定，但常应用。

（3）活血化瘀类中药对神经功能恢复有益。

（4）控制其他可干预危险因素，如吸烟、糖尿病、高脂血症等。

（五）护理评估

1. 健康史

（1）了解既往史和用药史：询问患者既往是否有原发性高血压病、高脂血症、糖尿病病史；是否针对病因进行过治疗，能否按医嘱正确用药。

（2）了解患者的生活方式：询问患者的工作情况，是否长期精神紧张、过度疲劳，询问患者日常的饮食习惯，有无嗜食、偏食习惯，是否长期进食高盐、高胆固醇饮食，有无烟酒嗜好等，因为上述因素均可加速动脉硬化，加重病情。

（3）评估起病形式：询问患者起病时间，了解是突然起病还是缓慢发病，起病常较突然，多为急性发病，部分为渐进性或亚急性起病。

2. 身体状况

（1）评估有无神经功能受损：询问患者有无肢体乏力、感觉障碍现象，询问患者进食、饮水情况，了解有无饮水呛咳、进食困难或构音障碍现象。病灶位于内囊后肢、脑桥基底部或大脑脚时，常可出现一侧面部和上下肢无力，对侧偏身或局部感觉障碍；病变累及双侧皮质延髓束时可出现假性延髓性麻痹的症状，如构音障碍、吞咽困难、进食困难、面部表情呆板等。

（2）评估患者的精神与智力情况：询问患者日常生活习惯，与患者进行简单的语言交流，以了解患者有无思维、性格的改变，有无智力的改变，脑小动脉硬化造成多发性腔隙性脑梗死时，患者表现出思维迟钝，理解能力、判断能力、分析能力和计算能力下降，常有性格改变和行为异常，少数患者还可出现错觉、幻觉、妄想等。

3. 心理—社会状况

本疾病可导致患者产生语言障碍，评估患者是否有情绪焦躁、痛苦的表现。

（六）主要护理诊断/问题

参见本节“一、动脉粥样硬化性血栓性脑梗死”。

（七）护理措施

1. 一般护理

轻症患者应注意生活起居有规律，坚持适当运动，劳逸结合；晚期出现智力障碍时，要引导患者在室内或固定场所进行活动，外出时一定要有人陪伴，防止受伤和走失。

2. 饮食护理

予以富含蛋白质和维生素的低脂饮食，多吃蔬菜和水果，戒烟酒。

3. 症状护理

（1）对有肢体功能障碍和感觉障碍的患者，应鼓励和指导患者进行肢体功能锻炼，尽量坚持生活自理，并注意用温水擦洗患侧皮肤，促进感觉功能恢复。

（2）对有延髓性麻痹进食困难的患者，应给予制作精细的糊状食物，进食时取坐位或半坐位，进食速度不宜过快，应给患者充分的进餐时间，避免进食时看电视或与患者谈笑，以免分散患者注意力，引起窒息。

（3）对有精神症状的患者，床应加护栏，必要时加约束带固定四肢，以防坠床、伤人或自伤。

（4）对有智力障碍的患者，外出时需有人陪护，并在其衣服口袋中放置填写患者姓名、联系电话等个人简单资料的卡片，以防走失。

（5）对缺乏生活自理能力的患者，应加强生活护理，协助其沐浴、进食、修饰等，保持皮肤和外阴清洁。对有延髓性麻痹致进食呛咳的患者，如果体温增高，应注意是否有吸入性肺炎发生；同时还应注意观察患者是否有尿频、尿急、尿痛等现象，防止发生尿路感染。

4. 用药护理

告知药物的作用与用法，注意观察药物的疗效与不良反应，发现异常情况及时报告医师处理。

（1）对有痴呆、记忆力减退或精神症状的患者应注意督促按时服药并看到服下，同时注意观察药物疗效与不良反应。

（2）静脉注射尼莫同等扩血管药物时，尽量使用微量输液泵缓慢注射（8～10 mL/h），并注意观察患者有无面色潮红、头晕、血压下降等不适，如有异常应报告医师及时处理。

（3）服用安理申的患者应注意观察有无肝、肾功能受损的表现，定时检查肝、肾功能。

5. 心理护理

关心体贴患者，鼓励患者保持情绪稳定和良好的心态，避免焦躁、抑郁等不良心理，积极配合治疗。

（八）健康教育

（1）避免进食过多动物油、黄油、奶油、动物内脏、蛋黄等高胆固醇饮食，多吃豆制品、鱼等优质蛋白食品，少吃糖。

（2）做力所能及的家务，以防自理能力快速下降；坚持适度的体育锻炼和体力劳动，以改善血液循环，增强体质，防止肥胖。

（3）注意安全，防止跌倒、受伤或走失。

（4）遵医嘱正确服药。

（5）定期复查血压、血脂、血糖等，如有症状加重须及时就医。

（赵　蓉）

第三节　脑出血

脑出血（ICH）是指原发性非外伤性脑实质内的出血，也称自发性脑出血。我国发病率占急性脑血管病的30%，急性期病死率占30%～40%。绝大多数是高血压病伴发的脑小动脉病变在血压骤升时破裂所致，称为高血压性脑出血。老年人是脑出血发生的主要人群，以40～70岁为最主要的发病年龄。

脑出血最常见的病因是高血压并发小动脉硬化。血管的病变与高血脂、糖尿病、高血压、吸烟等密切相关。通常所说的脑出血是指自发性脑出血。患者往往于情绪激动、排便用力时突然发病。脑出血发病的主要原因是长期高血压、动脉硬化。绝大多数患者于发病当时血压明显升高，导致血管破裂，引起脑出血。其次是脑血管畸形、脑淀粉样血管病、溶栓抗凝治疗所致脑出血等。

一、临床表现

1. 基底节区出血

约占全部脑出血的70%，其中以壳核出血最为常见，其次为丘脑出血。由于此区出血常累及内囊，并以内囊损害体征为突出表现，故又称内囊区出血。壳核出血又称内囊外侧型出血，丘脑出血又称内囊内侧型出血。

（1）壳核出血：系豆纹动脉尤其是其外侧支破裂所致。表现为对侧肢体轻偏瘫、偏身感觉障碍和同向性偏盲（“三偏”），优势半球出血常出现失语。凝视麻痹，呈双眼持续性向出血侧凝视。也可出现失用、体像障碍、记忆力和计算力障碍、意识障碍等。大量出血患者可迅速昏迷，反复呕吐，大小便失禁，在数小时内恶化，出现上部脑干受压征象，双侧病理征，呼吸深快不规则，瞳孔扩大固定，可出现去脑强直发作以至死亡。

（2）丘脑出血：系丘脑膝状动脉和丘脑穿通动脉破裂所致。临床表现与壳核出血相似，亦有突发对侧偏瘫、偏身感觉障碍、偏盲等。但与壳核出血不同处为偏瘫多为均等或基本均等，对侧半身深浅感觉减退，感觉过敏或自发性疼痛；特征性眼征表现为眼球向上注视麻痹，常向内下方凝视、眼球会聚障碍和无反应性小瞳孔等；可有言语缓慢而不清、重复言语、发音困难、复述差，朗读正常等丘脑性失语及记忆力减退、计算力下降、情感障碍、人格改变等丘脑性痴呆；意识障碍多见且较重，出血波及丘脑下部或破入第Ⅲ脑室可出现昏迷加深、瞳孔缩小、去皮质强直等中线症状。本型死亡率较高。

（3）尾状核头出血：较少见，临床表现与蛛网膜下隙出血相似，常表现为头痛、呕吐，有脑膜刺激征，无明显瘫痪，可有对侧中枢性面、舌瘫。有时可因头痛在 CT 检查时偶然发现。

2. 脑干出血

脑桥是脑干出血的好发部位，偶见中脑出血，延髓出血极少见。

（1）脑桥出血：表现为突然头痛、呕吐、眩晕、复视、注视麻痹、交叉性瘫痪或偏瘫、四肢瘫等。出血量较大时，患者很快进入意识障碍、针尖样瞳孔、去大脑强直、呼吸障碍，并可伴有高热、大汗、应激性溃疡等；出血量较少时可表现为一些典型的综合征，如 Foville 综合征、Millard-Gubler 综合征和闭锁综合征等。

（2）中脑出血：表现如下。①突然出现复视、上睑下垂；②一侧或两侧瞳孔扩大、眼球不同轴、水平或垂直眼震、同侧肢体共济失调，也可表现为 Weber 或 Benedikt 综合征；③严重者很快出现意识障碍、去大脑强直。

（3）延髓出血：表现如下。①重症可突然出现意识障碍，血压下降，呼吸节律不规则，心律失常，继而死亡；②轻者可表现为不典型的 Wallenberg 综合征。

3. 小脑出血

小脑出血好发于小脑上动脉供血区，即半球深部齿状核附近，发病初期患者大多意识清楚或有轻度意识障碍，表现为眩晕、频繁呕吐、枕部剧烈头痛和平衡障碍等，但无肢体瘫痪是其常见的临床特点；轻症者表现出一侧肢体笨拙、行动不稳、共济失调和眼球震颤，无瘫痪；两眼向病灶对侧凝视，吞咽及发音困难，四肢锥体束征，病侧或对侧瞳孔缩小、对光反射减弱；晚期瞳孔散大，中枢性呼吸障碍，最后进展为枕大孔疝死亡；暴发型则常突然昏迷，在数小时内迅速死亡。如出血量较大，病情迅速进展，发病时或发病后 12～24 小时出现昏迷及脑干受压征象，可有面神经麻痹、两眼凝视病灶对侧、肢体瘫痪及病理反射出现等。

4. 脑叶出血

脑叶出血也称为皮质下白质出血，可发生于任何脑叶。一般症状略轻，预后相对较好。脑叶出血除表现为头痛、呕吐外，不同脑叶的出血，临床表现亦有不同。

（1）额叶出血：前额疼痛、呕吐、痫性发作较多见；对侧偏瘫、共同偏视、精神异常、智力减退等；优势半球出血时可出现 Broca 失语。

（2）顶叶出血：偏瘫较轻，而对侧偏身感觉障碍显著；对侧下象限盲；优势半球出血时可出现混合性失语，左右辨别障碍，失算、失认、失写［格斯特曼综合征（Gerstmann syndrome）］。

（3）颞叶出血：表现为对侧中枢性面舌瘫及上肢为主的瘫痪；对侧上象限盲；有时有同侧耳前部疼痛；优势半球出血时可出现 Wernicke 失语；可有颞叶癫痫、幻嗅、幻视。

（4）枕叶出血：主要症状为对侧同向性偏盲，并有黄斑回避现象，可有一过性黑蒙和视物变形；有时有同侧偏瘫及病理征。

5. 脑室出血

脑室出血一般分为原发性和继发性两种。原发性脑室出血为脑室内脉络丛动脉或室管膜下动脉破裂出血，较为少见，占脑出血的 3% ~5%。继发性者是由于脑内出血量大，穿破脑实质流入脑室，常伴有脑实质出血的定位症状和体征。根据脑室内血肿大小可将脑室出血分为全脑室积血（Ⅰ型）、部分性脑室出血（Ⅱ型）以及新鲜血液流入脑室内，但不形成血凝块者（Ⅲ型）3 种类型。Ⅰ型因影响脑脊液循环而急剧出现颅内压增高、昏迷、高热、四肢弛缓性瘫痪或呈去皮质状态，呼吸不规则。Ⅱ型及Ⅲ型仅有头痛、恶心、呕吐、脑膜刺激征阳性，无局灶性神经体征。出血量大、病情严重者迅速出现昏迷或昏迷加深，早期出现去皮质强直，脑膜刺激征阳性。常出现丘脑下部受损的症状及体征，如上消化道出血、中枢性高热、大汗、应激性溃疡、急性肺水肿、血糖增高、尿崩症等，病情多严重，预后不良。

二、辅助检查

1. 血常规及血液生化检查

白细胞可增多，超过 $10\times10^9/L$ 者占 60% ~80%，甚至可达 $(15\sim20)\times10^9/L$，并可出现蛋白尿、尿糖、血尿素氮和血糖浓度升高。

2. 脑脊液检查

脑脊液（CSF）压力常增高，多为血性脑脊液。应注意重症脑出血患者，如诊断明确，不宜行腰穿检查，以免诱发脑疝导致死亡。

3. CT 检查

CT 检查可显示血肿部位、大小、形态，是否破入脑室，血肿周围有无低密度水肿带及占位效应、脑组织移位等。24 小时内出血灶表现为高密度，边界清楚。48 小时以后，出血灶高密度影周围出现低密度水肿带。

4. 数字减影血管造影（DSA）检查

对血压正常疑有脑血管畸形等的年轻患者，可考虑行 DSA 检查，以便进一步明确病因，积极针对病因治疗，预防复发。脑血管 DSA 对颅内动脉瘤、脑血管畸形等诊断均有重要价值。颈内动脉造影正位像可见大脑前、中动脉间距在正常范围，豆纹动脉外移。

5. MRI 检查

MRI 具有比 CT 更高的组织分辨率，且可直接多方位成像，无颅骨伪影干扰，又具有血管流空效应等特点，使对脑血管疾病的显示率及诊断准确性，比 CT 更胜一筹。CT 能诊断的脑血管疾病，MRI 均能做到；而对发生于脑干、颞叶和小脑等的血管性疾病，MRI 比 CT 更佳；对脑出血、脑梗死的演变过程，MRI 比 CT 显示更完整；对 CT 较难判断的脑血管畸形、烟雾病等，MRI 比 CT 更敏感。

6. TCD 检查

多普勒超声检查最基本的参数为血流速度与频谱形态。血流速度增加可表示高血流量、动脉痉挛或动脉狭窄。血流速度减慢则可能是动脉近端狭窄或循环远端阻力增高的结果。

三、诊断

脑出血的诊断要点为：①多为中老年患者；②多数患者有高血压病史，因某种因素血压急骤升高而发病；③起病急骤，多在兴奋状态下发病；④有头痛、呕吐、偏瘫，多数患者有意识障碍，严重者昏迷和脑疝形成；⑤脑膜刺激征阳性；⑥多数患者为血性脑脊液；⑦头颅 CT 和 MRI 可见出血病灶。

四、治疗

1. 保持呼吸通畅

注意气道管理，清理呼吸道分泌物，保证正常换气功能，有肺部感染时应用抗生素，必要时气管切开。

2. 降低颅内压

可选用 20% 甘露醇 125～250 mL 静脉滴注，每 6～8 小时 1 次和（或）甘油果糖注射液 250 mL 静脉滴注，12 小时 1 次或每日 1 次。呋塞米 20～40 mg 静脉注射，每 6 小时、8 小时或 12 小时 1 次，也可根据病情应用白蛋白 5～10 g 静脉滴注，每天 1 次。

3. 血压的管理

应平稳、缓慢降压，不能降压过急、过快，否则易致脑血流灌注不足，出现缺血性损害加重病情。

4. 高血压性脑出血的治疗

一般可不用止血药。有凝血障碍的可酌情应用止血药，如巴曲酶、6-氨基己酸、氨甲苯酸等。

5. 亚低温疗法

应用冰帽等设备降低头部温度，降低脑耗氧量，保护脑组织。

6. 中枢性高热者的治疗

可物理降温。

7. 预防性治疗

下肢静脉血栓形成及肺栓塞建议穿弹力袜进行预防。

8. 防治并发症

脑出血的并发症有应激性溃疡、电解质紊乱等。可根据病情选用质子泵阻滞剂（如奥美拉唑等）或 H_2 受体阻滞剂（如西咪替丁、法莫替丁等），根据患者出入量调整补液量，并补充氯化钾等，维持水电解质平衡，痫性发作可给予地西泮 10～20 mg 缓慢静脉注射或苯巴比妥钠 100～200 mg 肌内注射控制发作，一般不需长期治疗。

9. 外科手术治疗

必要时进行外科手术治疗。对于内科非手术治疗效果不佳，或出血量大，有发生脑疝征象的，或怀疑为脑血管畸形引起出血的，可外科手术治疗（去骨瓣减压术、小骨窗开颅血肿清除术、钻孔血肿抽吸术、脑室外引流术、微创穿刺颅内血肿碎吸引流术等）。手术指征：①基底节中等量以上出血（壳核出血≥30 mL，丘脑出血≥15 mL）。②小脑出血≥10 mL或直径≥3 cm 或出现明显脑积水；③重症脑室出血。

五、护理评估

1. 健康史

（1）了解患者的既往史和用药情况：①询问患者既往是否有原发性高血压、动脉粥样硬化、高脂血症、血液病病史；②询问患者曾经进行过哪些治疗，目前用药情况怎样，是否持续使用过抗凝、降压等药物，发病前数日有无自行停服或漏服降压药的情况。

（2）询问患者的起病情况：①了解起病时间和起病形式。询问患者起病时间，当时是否正在活动，或者是在生气、大笑等情绪激动时，或者是在用力排便时。脑出血患者多在活动和情绪激动时起病，临床症状常在数分钟至数小时内达到高峰，观察患者意识状态，重症病人数分钟内可转入意识模糊或昏迷；②询问患者有无明显的头晕、头痛等前驱症状。大多数脑出血患者病前无预兆，少数患者可有头痛、头晕、肢体麻木等前驱症状；③了解有无头痛、恶心、呕吐等伴随症状。脑出血患者因血液刺激以及血肿压迫脑组织引起脑组织缺血、缺氧，发生脑水肿和颅内压增高，可致剧烈头痛和喷射状呕吐。

（3）了解患者的生活方式和饮食习惯：①询问患者工作与生活情况，是否长期处于紧张忙碌状态，是否缺乏适宜的体育锻炼和休息时间。脑出血患者常在活动和情绪激动时发病。②询问患者是否长期摄取高盐、高胆固醇饮食，高盐饮食可致水钠潴留，使原发性高血压加重；高胆固醇饮食与动脉粥样硬化密切相关。③询问患者是否有嗜烟、酗酒等不良习惯以及家族卒中病史。

2. 身体状况

（1）观察患者的神志、瞳孔和生命体征情况。①观察神志是否清楚，有无意识障碍及其类型：无论轻症或重症脑出血患者起病初时均可以意识清楚，随着病情加重，意识逐渐模糊，常常在数分钟或数十分钟内神志转为昏迷。②观察瞳孔大小及对光反射是否正常：瞳孔的大小与对光反射是否正常，与出血量、出血部位有密切关联，轻症脑出血患者瞳孔大小及对光反射均可正常；“针尖样”瞳孔为脑桥出血的特征性体征；双侧瞳孔散大可见于脑疝患者；双侧瞳孔缩小、凝视麻痹伴严重眩晕，意识障碍呈进行性加重，应警惕脑干和小脑出血的可能。③观察生命体征的情况：重症脑出血患者呼吸深沉带有鼾声，甚至呈潮式呼吸或不规则呼吸；脉搏缓慢有力，血压升高；当脑桥出血时，丘脑下部对体温的正常调节被阻断而使体温持续上升，甚至呈持续高热状态。如脉搏增快，体温升高，血压下降，则有生命危险。

（2）观察有无神经功能受损。①观察有无“三偏征”：大脑基底核为最常见的出血部位，当累及内囊时，患者常出现偏瘫、偏身感觉障碍和偏盲。②了解有无失语及失语类型：脑出血累及大脑优势半球时，常出现失语症。③有无眼球运动及视力障碍：除了内囊出血可发生“偏盲”外，枕叶出血可引起皮质盲；丘脑出血可压迫中脑顶盖，产生双眼上视麻痹而固定向下注视；脑桥出血可表现为交叉性瘫痪，头和眼转向非出血侧呈“凝视瘫肢”状；小脑出血可有面神经麻痹，眼球震颤、两眼向病变对侧同向凝视。④检查有无肢体瘫痪及瘫痪类型：除内囊出血、丘脑出血和额叶出血引起“偏瘫”外，脑桥小量出血还可引起交叉性瘫痪，脑桥大量出血（血肿 >5 mL）和脑室大出血可迅即发生四肢瘫痪和去皮质强直发作。⑤其他：颞叶受累除了发生 Wernicke 失语外，还可引起精神症状；小脑出血则可出现眩晕、眼球震颤、共济失调、行动不稳、吞咽障碍。

3. 心理—社会状况

评估脑出血患者是否因有偏瘫、失语等后遗症而产生抑郁、沮丧、烦躁、易怒、悲观失望等情绪反应，评估这些情绪是否对日后生活有一定的影响。

六、主要护理诊断/问题

1. 并发症

压疮、吸入性肺炎、泌尿系感染、深静脉血栓。

2. 生活自理能力缺陷

与脑出血长期卧床有关。

3. 潜在并发症

脑疝、上消化道出血。

4. 其他问题

吞咽障碍、语言沟通障碍。

七、护理措施

1. 一般护理

患者绝对卧床休息 4 周，抬高床头 15°~30°，以促进脑部静脉回流，减轻脑水肿；取侧卧位或平卧头侧位，防止呕吐物反流引起误吸。脑出血急性期患者应尽量就地治疗，避免不必要的搬动，并注意保持病房安静，严格限制探视。翻身时，注意保护头部，动作宜轻柔缓慢，以免加重出血，避免咳嗽和用力排便。神经系统症状稳定 48~72 小时后，患者即可开始进行早期康复锻炼，但应注意不可过度用力或憋气。恢复期的康复训练不可急于求成，应循序渐进、持之以恒。

2. 饮食护理

急性期患者给予高蛋白、高维生素、高热量饮食，并限制钠盐摄入（<3 g/d）。有意识障碍、消化道出血的患者宜禁食 24~48 小时，然后酌情给予鼻饲流质，如牛奶、豆浆、藕粉、蒸蛋或混合匀浆等，4~5 次/日，每次约 200 mL。恢复期患者应给予清淡、低盐、低脂、适量蛋白质、高维生素食物，戒烟酒，忌暴饮暴食。

3. 症状护理

（1）对神志不清、躁动或有精神症状的患者，床应加护栏，并适当约束，防止跌伤。

（2）注意保持呼吸道通畅：及时清除口鼻分泌物，协助患者轻拍背部，以促进痰痂的脱落排出，但急性期应避免刺激咳嗽，必要时可给予负压吸痰、吸氧及定时雾化吸入。

（3）协助患者完成生活护理：按时翻身，保持床单干燥整洁，保持皮肤清洁卫生，预防压疮的发生；如有闭眼障碍的患者，应涂四环素眼膏，并用湿纱布盖眼，保护角膜；昏迷和鼻饲患者应做好口腔护理，2 次/日。有大小便失禁的患者，注意及时用温水擦洗外阴及臀部，保持皮肤清洁、干燥。

（4）有吞咽障碍的患者，喂饭喂水时不宜过急，遇呕吐或反呛时应暂停喂食喂水，防止食物呛入气管引起窒息或吸入性肺炎，对昏迷等不能进食的患者可酌情予以鼻饲流质饮食。

（5）注意保持瘫痪肢体功能位置，防止足下垂，被动运动和按摩患肢，防止手足挛缩、变形及神经麻痹，病情稳定后应尽早开始进行肢体功能锻炼和语言康复训练，以促进神经功能的早日康复。

（6）中枢性高热的患者先行物理降温，如温水擦浴、酒精浴、冰敷等，效果不佳时可给予退热药，并注意监测和记录体温的情况。

（7）密切观察病情，尤其是生命体征、神志、瞳孔的变化，及早发现脑疝的先兆表现，一旦出现，应立即报告医师及时抢救。

4. 用药护理

告知药物的作用与用法，注意观察药物的疗效与不良反应，发现异常情况，及时报告医师处理。

（1）颅内高压使用20%甘露醇静脉滴注脱水时，要保证绝对快速输入，20%的甘露醇50～100 mL要在15～30分钟内滴完，注意防止药液外漏，并注意尿量与血电解质的变化，尤其应注意有无低血钾发生。①患者每日补液量可按尿量加500 mL计算，在1500～2000 mL以内，如有高热、多汗、呕吐或腹泻者，可适当增加入液量；②每日补钠50～70 mmol/L，补钾40～50 mmol/L。防止低钠血症，以免加重脑水肿。

（2）严格遵医嘱服用降压药，不可骤停和自行更换，亦不宜同时服用多种降压药，避免血压骤降或过低致脑供血不足。应根据患者的年龄、基础血压、病后血压等情况判定最佳血压水平，缓慢降压，不宜使用强降压药（如利舍平）。

（3）用地塞米松消除脑水肿时，因其易诱发上消化道应激性溃疡，应观察有无呃逆、上腹部饱胀不适、胃痛、呕血、便血等，注意胃内容物或呕吐物的性状，以及有无黑便；鼻饲流质饮食的患者，注意观察胃液的颜色是否为咖啡色或血性，必要时可做隐血试验检查，如发现异常及时通知医师处理。

（4）躁动不安的患者可根据病情给予小量镇静、镇痛药；患者有抽搐发作时，可用地西泮静脉缓慢注射，或苯妥英钠口服。

5. 心理护理

主动关心患者与家属，耐心介绍病情及预后，消除其紧张焦虑、悲观抑郁等不良情绪，保持患者及其家属情绪稳定，使其积极配合抢救与治疗。

八、健康教育

（1）避免情绪激动，去除不安、恐惧、愤怒、抑郁等不良情绪，保持正常心态。

（2）给予低盐低脂、适量蛋白质、富含维生素与纤维素的清淡饮食，多吃蔬菜、水果，少食辛辣刺激性强的食物，戒烟酒。

（3）生活有规律，保持排便通畅，避免排便时用力过度和憋气。

（4）坚持适度锻炼，避免重体力劳动。如坚持做保健体操、慢散步、打太极拳等。

（5）尽量做到日常生活自理，康复训练时注意克服急于求成的心理，做到循序渐进、持之以恒。

（6）定期复查血压、血糖、血脂、血常规等项目，积极治疗原发性高血压、糖尿病、心脏病等原发疾病。如出现头痛、呕吐、肢体麻木无力、进食困难、饮水呛咳等症状时需及时就医。

（张　宏）

第七章

泌尿科疾病的护理

第一节 肾小球肾炎

一、急性肾小球肾炎

急性肾小球肾炎（AGN）简称急性肾炎，是以急性肾炎综合征为主要表现的一组疾病。其特点为起病急，患者出现血尿、蛋白尿、水肿和高血压，可伴有一过性氮质血症。本病好发于儿童，男性居多。常有前驱感染，多见于链球菌感染后，其他细菌、病毒和寄生虫感染后也可引起。本部分主要介绍链球菌感染后的急性肾炎。

（一）病因与发病机制

本病常发生于β-溶血性链球菌“致肾炎菌株”引起的上呼吸道感染（多为扁桃体炎）或皮肤感染（多为脓疱疮）后，感染导致机体产生免疫反应而引起双侧肾脏弥漫性的炎症反应。目前多认为，链球菌的主要致病抗原是胞质或分泌蛋白的某些成分，抗原刺激机体产生相应抗体，形成免疫复合物沉积于肾小球而致病。同时，肾小球内的免疫复合物可激活补体，引起肾小球内皮细胞及系膜细胞增生，并吸引中性粒细胞及单核细胞浸润，导致肾脏病变。

（二）临床表现

前驱感染后常有1~3周（平均10日左右）的潜伏期。呼吸道感染的潜伏期较皮肤感染短。本病起病较急，病情轻重不一，轻者仅尿常规及血清补体C3异常，重者可出现急性肾功能衰竭。大多预后良好，常在数月内临床自愈。典型者呈急性肾炎综合征的表现。

1. 尿异常

几乎所有患者均有肾小球源性血尿，约30%出现肉眼血尿，且常为首发症状或患者就诊的原因。可伴有轻、中度蛋白尿，少数（<20%）患者可呈大量蛋白尿。

2. 水肿

80%以上患者可出现水肿，常为起病的首发表现，表现为晨起眼睑水肿，呈“肾炎面容”，可伴有下肢轻度凹陷性水肿，少数严重者可波及全身。

3. 高血压

约80%患者患病初期水钠潴留时，出现一过性轻、中度高血压，经利尿后血压恢复正常。少数患者可出现高血压脑病、急性左心衰竭等。

4. 肾功能异常

大部分患者起病时会有尿量减少（400～700 mL/d），少数为少尿（<400 mL/d）。可出现一过性轻度氮质血症。一般于1～2周后尿量增加，肾功能于利尿后数日恢复正常，极少数出现急性肾功能衰竭。

（三）辅助检查

1. 尿液检查

均有镜下血尿，呈多形性红细胞。尿蛋白多为+～++。尿沉渣中可有红细胞管型、颗粒管型等。早期尿中白细胞、上皮细胞稍增多。

2. 血清C3及总补体

发病初期下降，于8周内恢复正常，对本病诊断意义很大。血清抗链球菌溶血素“O”滴度可增高。

3. 肾功能检查

可有内生肌酐清除率（Ccr）降低，血尿素氮（BUN）、血肌酐（Cr）升高。

（四）诊断要点

链球菌感染后1～3周出现血尿、蛋白尿、水肿和高血压等肾炎综合征典型表现，血清C3降低，病情于发病8周内逐渐减轻至完全恢复者，即可诊断为急性肾小球肾炎。病理类型需行肾活组织检查确诊。

（五）治疗要点

本病患者的治疗以卧床休息、对症处理为主。本病为自限性疾病，不宜用糖皮质激素及细胞毒性药物。急性肾功能衰竭患者应予透析。

1. 对症治疗

利尿治疗可消除水肿，降低血压。尿后高血压效果控制不满意时，可加用其他降压药物。

2. 控制感染灶

以往主张使用青霉素或其他抗生素10～14日，现其必要性存在争议。对于反复发作的慢性扁桃体炎，待肾炎病情稳定后，可做扁桃体摘除术，手术前后两周应注射青霉素。

3. 透析治疗

对于少数发生急性肾功能衰竭者，应予血液透析或腹膜透析治疗，帮助患者度过急性期，一般不需长期维持透析。

（六）常见的护理诊断/问题

1. 体液过多

与肾小球滤过率下降、水钠潴留有关。

2. 活动无耐力

与疾病处于急性发作期、水肿、高血压等有关。

3. 潜在并发症

急性左心衰竭、高血压脑病、急性肾功能衰竭。

（七）护理措施

1. 一般护理

（1）休息与活动：急性期患者应绝对卧床休息，以增加肾血流量和减少肾脏负担。当其卧床休息 6 周 ~2 月，尿液检查结果只有蛋白尿和镜下血尿时，方可离床活动。病情稳定后逐渐增加运动量，避免劳累和剧烈活动，坚持 1 ~2 年，待完全康复后才能恢复正常的体力劳动。

（2）饮食护理：当患者有水肿、高血压或心力衰竭时，应严格限制盐的摄入，一般进盐应低于 3 g/d，对于特别严重病例应完全禁盐。在急性期，为减少蛋白质的分解代谢，还应限制蛋白质的摄取量为0.5 ~0.8 g/（kg · d）。当血压下降、水肿消退、尿蛋白减少后，即可逐渐增加食盐和蛋白质的量。

除限制钠盐外，也应限制进水量，进水量的控制本着宁少勿多的原则。每日进水量应为不显性失水量（约 500 mL）加上前一天 24 小时尿量，此进水量包括饮食、饮水、服药、输液等所含水分的总量。另外，饮食应注意热量充足、易于消化和吸收。

2. 病情观察

注意观察水肿的范围、程度，有无胸腔积液、腹腔积液，有无呼吸困难、肺部湿啰音等急性左心衰竭的征象；监测高血压动态变化，监测有无头痛、呕吐、颈项强直等高血压脑病的表现；观察尿的变化及肾功能的变化，及早发现有无肾功能衰竭的可能。

3. 用药护理

在使用降压药的过程中，要注意一定要定时、定量服用，随时监测血压的变化，还要嘱患者服药后先在床边坐几分钟，然后缓慢站起，防止眩晕及直立性低血压。

4. 心理护理

患者尤其是儿童对长期的卧床会产生忧郁、烦躁等心理反应，加上担心血尿、蛋白尿是否会恶化，会进一步加重精神负担。应尽量多关心、巡视患者，随时注意患者的情绪变化和精神需要，按照患者的要求尽快解决。关于卧床休息需要持续的时间和病情的变化等，应适当予以说明，并且组织一些有趣的活动活跃患者的精神生活，使患者能以愉快、乐观的心态安心接受治疗。

（八）健康教育

1. 预防指导

平时注意加强锻炼，增强体质。注意个人卫生，防止化脓性皮肤感染。有上呼吸道或皮肤感染时，应及时治疗。注意休息和保暖，限制活动量。

2. 生活指导

急性期严格卧床休息，按照病情进展调整作息规律。掌握饮食护理的意义及原则，切实遵循饮食计划。指导患者及其家属掌握本病的基本知识和观察护理方法，消除各种不利因素，防止疾病进一步加重。

3. 用药指导

遵医嘱正确使用抗生素、利尿药及降压药等，掌握不同药物的名称、剂量、给药方法，观察各种药物的疗效和不良反应。

4. 心理指导

增强战胜疾病的信心，保持良好的心境，积极配合诊疗计划。

二、急进性肾小球肾炎

急进性肾小球肾炎（RPGN），是一组病情发展急骤，由血尿、蛋白尿迅速发展为少尿或无尿直至急性肾功能衰竭的急性肾炎综合征。临床上，肾功能呈急剧进行性恶化，常在3个月内肾小球滤过率（GFR）下降50%以上，发展至终末期肾功能衰竭一般为数周或数月。该病进展迅速，病情危重，预后差。病理改变特征为肾小球囊内细胞增生、纤维蛋白沉着，表现为广泛的新月体形成，故又称新月体肾炎。这组疾病发病率较低，危险性大，及时诊断、充分治疗尚可有效改变疾病的预后，临床上应高度重视。

（一）病因与发病机制

由多种原因所致的一组疾病，包括：①原发性急进性肾小球肾炎；②继发于全身性疾病（如系统性红斑狼疮肾炎）的急进性肾小球肾炎；③在原发性肾小球病（如系膜毛细血管性肾小球肾炎）的基础上形成广泛新月体，即病理类型转化而来的新月体性肾小球肾炎。本文着重讨论原发性急进性肾小球肾炎（以下简称急进性肾炎）。

RPGN根据免疫病理可分为三型，其病因及发病机制各不相同：①Ⅰ型又称抗肾小球基底膜型肾小球肾炎，由于抗肾小球基底膜抗体与肾小球基底膜（GBM）抗原相结合激活补体而致病；②Ⅱ型又称免疫复合物型，因肾小球内循环免疫复合物的沉积或原位免疫复合物形成，激活补体而致病；③Ⅲ型为少或无免疫复合物型，肾小球内无或仅微量免疫球蛋白沉积。现已证实50%～80%该型患者为原发性小血管炎肾损害，肾脏可为首发甚至唯一受累器官或与其他系统损害并存。原发性小血管炎患者血清抗中性粒细胞胞质抗体（ANCA）常呈阳性。我国以Ⅱ型多见，Ⅰ型好发于青、中年，Ⅱ型及Ⅲ型常见于中、老年患者，男性居多。

RPGN患者约半数以上有上呼吸道感染的前驱病史，其中少数为典型的链球菌感染，其他多为病毒感染，但感染与RPGN发病的关系尚未明确。接触某些有机化学溶剂、碳氢化合物如汽油，与RPGN Ⅰ型发病有较密切的关系。某些药物如丙硫氧嘧啶（PTU）、肼苯达嗪等可引起RPGNⅢ型。RPGN的诱发因素包括吸烟、吸毒、接触碳氢化合物等。此外，遗传的易感性在RPGN发病中作用也应引起重视。

（二）病理

肾脏体积常较正常增大。病理类型为新月体性肾小球肾炎。光镜下通常以广泛（50%以上）的肾小球囊腔内有大量新月体形成（占肾小球囊腔50%以上）为主要特征，病变早期为细胞性新月体，后期为纤维性新月体。另外，Ⅱ型常伴有肾小球内皮细胞和系膜细胞增生，Ⅲ型常可见肾小球节段性纤维素样坏死。免疫病理学检查是分型的主要依据，Ⅰ型IgG及C3呈光滑线条状沿肾小球毛细血管壁分布；Ⅱ型IgG及C3呈颗粒状沉积于系膜区及毛细血管壁；Ⅲ型肾小球内无或仅有微量免疫沉积物。电镜下可见Ⅱ型电子致密物在系膜区和内皮下沉积，Ⅰ型和Ⅲ型无电子致密物。

（三）临床表现

患者可有前驱呼吸道感染，起病多较急，病情急骤进展。Ⅰ型的临床特征为急性肾炎综合征（起病急、血尿、蛋白尿、少尿、水肿、高血压），且多在早期出现少尿或无尿，进行性肾功能恶化并发展成尿毒症；Ⅱ型患者约半数可伴肾病综合征；Ⅲ型患者常有不明原因的发热、乏力、关节痛或咯血等系统性血管炎的表现。

（四）辅助检查

1. 尿液检查

常见肉眼血尿，镜下大量红细胞、白细胞和红细胞管型，尿比重及渗透压降低，蛋白尿常呈阳性（+ ~ + + + +）。

2. 肾功能检查

血尿素氮、肌酐浓度进行性升高，肌酐清除率进行性降低。

3. 免疫学检查

主要有抗 GBM 抗体阳性（Ⅰ型）、ANCA 阳性（Ⅲ型）。此外，Ⅱ型患者的血液循环免疫复合物及冷球蛋白可呈阳性，并可伴血清 C3 降低。

4. 影像学检查

半数患者 B 型超声显示双肾增大。

（五）治疗

包括针对急性免疫介导性炎症病变的强化治疗以及针对肾脏病变后果（如水钠潴留、高血压、尿毒症及感染等）的对症治疗两方面。尤其强调在早期作出病因诊断和免疫病理分型的基础上尽快进行强化治疗。

1. 强化疗法

（1）强化血浆置换疗法：应用血浆置换机分离患者的血浆和血细胞并弃去血浆，再以等量正常人的血浆（或血浆白蛋白）和患者血细胞混合后重新输入患者体内。通常每日或隔日 1 次，每次置换血浆 2 ~4 L，直到血清抗体（如抗 GBM 抗体、ANCA）或免疫复合物转阴、病情好转，一般需置换 6 ~10 次。该疗法需配合糖皮质激素［口服泼尼松1 mg/（kg · d），2 ~3 个月后渐减］及细胞毒性药物［环磷酰胺 2 ~3 mg/（kg · d）口服，累积量一般不超过 8 g］，以防止在机体大量丢失免疫球蛋白后有害抗体大量合成而造成“反跳”。该疗法适用于各型急进性肾炎，但主要适用于Ⅰ型；对于肾出血肾炎综合征（Goodpasture 综合征）和原发性小血管炎所致急进性肾炎（Ⅲ型）伴有威胁生命的肺出血作用较为肯定、迅速，应首选。

（2）甲泼尼龙冲击伴环磷酰胺治疗为强化治疗之一。甲泼尼龙 0. 5 ~1. 0 g 溶于 5% 葡萄糖中静脉滴入，每日或隔日 1 次，3 次为一疗程。必要时间隔 3 ~5 天可进行下一疗程，一般不超过 3 个疗程。甲泼尼龙冲击疗法也需辅以泼尼松及环磷酰胺常规口服治疗，方法同前。近年有人用环磷酰胺冲击疗法（0. 8 ~1 g 溶于 5% 葡萄糖静脉滴入，每月 1 次）替代常规口服，可减少环磷酰胺的不良反应，其确切优缺点和疗效尚待进一步总结。该疗法主要适用Ⅱ、Ⅲ型，Ⅰ型疗效较差。用甲泼尼龙冲击治疗时，应注意继发感染和水钠潴留等不良反应。

2. 替代治疗

凡急性肾功能衰竭已达透析指征者应及时透析。对强化治疗无效的晚期病例或肾功能已无法逆转者，则有赖于长期维持透析。肾移植应在病情静止半年（Ⅰ型、Ⅲ型患者血中抗

GBM 抗体、ANCA 需转阴）后进行。

3. 对症治疗

对水钠潴留、高血压及感染等需积极采取相应的治疗措施。

（六）常见的护理诊断/问题

1. 潜在并发症

急性肾功能衰竭。

2. 体液过多

与肾小球滤过率下降、大量激素治疗导致水钠潴留有关。

3. 有感染的危险

与激素、细胞毒性药物的应用、血浆置换、大量蛋白尿致机体抵抗力下降有关。

4. 恐惧

与疾病的病情进展快、预后差有关。

5. 知识缺乏

缺乏疾病防治的相关知识。

（七）护理措施

1. 病情监测

密切观察病情变化，及时识别急性肾功能衰竭的发生。监测项目包括：①生命体征：观察有无气促、端坐呼吸、肺部湿啰音等心力衰竭表现；②尿量：若尿量迅速减少或出现无尿，提示发生急性肾功能衰竭；③血肌酐、尿素氮、内生肌酐清除率：急性肾功能衰竭时可出现血尿素氮、肌酐浓度迅速进行性升高，肌酐清除率快速降低；④血清电解质：重点观察有无高血钾，急性肾功能衰竭时常可出现高血钾，并诱发心律失常、心脏骤停；⑤消化道症状：了解患者有无消化道症状，如食欲减退、恶心、呕吐、呕血或黑便等表现；⑥神经系统症状：有无意识模糊、定向障碍甚至昏迷等神经系统症状。

2. 用药护理

严格遵医嘱用药，密切观察激素、免疫抑制剂、利尿剂的效果和不良反应。糖皮质激素可导致水钠潴留、血压升高、精神兴奋、消化道出血、骨质疏松、继发感染、伤口愈合缓慢以及类肾上腺皮质功能亢进症的表现，如满月脸、水牛背、腹部脂肪堆积、多毛等。对肾脏疾病患者，使用糖皮质激素后应特别注意有无加重肾损害导致病情恶化的水钠潴留、血压升高和继发感染等不良反应。激素和细胞毒性药物冲击治疗时，可明显抑制机体的免疫功能，必要时需要对患者实施保护性隔离，防止感染。血浆置换和透析治疗时，应注意严格无菌操作。

（八）健康教育

1. 疾病防护指导

部分患者的发病与前驱感染病史、吸烟或接触某些有机化学溶剂有关，应积极预防，注意保暖，避免受凉和感冒。

2. 疾病知识指导

向患者家属介绍疾病特点。

3. 用药指导

对患者及其家属强调遵医嘱用药的重要性，告知激素及细胞毒性药物的作用、可能出现的不良反应和服药的注意事项，鼓励患者配合治疗。

4. 病情监测指导

向患者解释如何监测病情变化和病情经治疗缓解后的长期随访，防止疾病复发及恶化。

（九）预后

患者若能及时得到明确诊断和早期强化治疗，预后可得到显著改善。早期强化治疗可使部分患者得到缓解，避免或脱离透析，甚至少数患者肾功能可得到完全恢复。若诊断不及时，早期未接受强化治疗，患者多于数周至半年内进展至不可逆肾功能衰竭。影响患者预后的主要因素有：①免疫病理类型，Ⅲ型较好，Ⅰ型差，Ⅱ型居中；②强化治疗是否及时，临床无少尿，血肌酐 <530 μmol/L，病理尚未显示广泛不可逆病变（纤维性新月体、肾小球硬化或间质纤维化）时，即开始治疗者预后较好，否则预后差；③老年患者预后相对较差。

本病缓解后的长期转归，以逐渐转为慢性病变并发展为慢性肾功能衰竭较为常见，故应特别注意采取措施保护残存肾功能，延缓疾病进展和慢性肾功能衰竭的发生。部分患者可长期维持并缓解。仅少数患者（以Ⅲ型多见）可复发，必要时需重复肾活检，部分患者强化治疗仍有效。

三、慢性肾小球肾炎

慢性肾小球肾炎（CGN），简称慢性肾炎，是一组以血尿、蛋白尿、高血压、水肿为基本临床表现的肾小球疾病。临床特点是病程长，起病初无症状，进展缓慢，最终可发展成慢性肾功能衰竭。由于不同的病理类型及病程阶段不同，疾病表现可多样化。可发生于任何年龄，以青、中年男性居多。

（一）病因与发病机制

绝大多数慢性肾炎由不同病因、不同病理类型的原发性肾小球疾病发展而来，仅少数由急性链球菌感染后肾小球肾炎所致。其发病机制主要与原发病的免疫炎症损伤有关。此外，高血压、大量蛋白尿、高血脂等非免疫非炎症性因素亦参与其慢性化进程。

（二）病理

慢性肾炎的常见病理类型有系膜增生性肾小球肾炎（包括 IgA 肾病和非 IgA 系膜增生性肾小球肾炎）、系膜毛细血管性肾炎、膜性肾病及局灶节段性肾小球硬化等。上述所有类型均可转化为不同程度的肾小球硬化、肾小管萎缩和间质纤维化，最终致肾脏体积缩小，晚期进展成硬化性肾小球肾炎，临床上进入尿毒症阶段。

（三）临床表现

起病多缓慢、隐匿，部分患者因感染、劳累呈急性发作。临床表现多样，病情时轻时重，逐渐发展为慢性肾功能衰竭。

1. 一般表现

蛋白尿、血尿、高血压、水肿为基本临床表现。早期患者可有乏力、食欲缺乏、腰部疼痛；水肿可有可无；轻度尿异常，尿蛋白定量常在 1 ~ 3 g/d，多有镜下血尿；血压可正常或轻度升高；肾功能正常或轻度受损。以上情况持续数年，甚至数十年，肾功能逐渐恶化出现相应临床表现（贫血、血压增高等）。

2. 特殊表现

有的患者可表现为血压（特别是舒张压）持续性升高，出现眼底出血、渗出，甚至视盘水肿；感染、劳累、妊娠和使用肾毒性药物可使病情急剧恶化，可能引起不可逆的慢性肾功能衰竭。

（四）辅助检查

1. 尿液检查

尿蛋白＋～＋＋＋，24小时尿蛋白定量常在1～3 g。尿中可有多形性的红细胞＋～＋＋，红细胞颗粒管型等。

2. 血液检查

肾功能不全的患者可有肾小球滤过率（GFR）下降，血尿素氮（BUN）、血肌酐（Cr）增高、内生肌酐清除率下降。贫血患者出现贫血的血象改变。部分患者可有血脂升高，血浆白蛋白降低。另外，血清补体C3始终正常，或持续降低8周以上不恢复正常。

3. B超检查

双肾可有结构紊乱、缩小、皮质变薄等改变。

4. 肾活组织检查

可以确定慢性肾炎的病理类型，对指导治疗和预后效果有重要价值。

（五）诊断

凡蛋白尿持续1年以上，伴血尿、水肿、高血压和肾功能不全者，排除继发性肾炎、遗传性肾炎和慢性肾盂肾炎后，可诊断为慢性肾炎。

（六）治疗

慢性肾炎的治疗应以防止或延缓肾功能进行性恶化、改善或缓解临床症状及防治严重并发症为目标，主要治疗如下。

1. 优质低蛋白饮食和必需氨基酸治疗

限制食物中蛋白质及磷的摄入量，低蛋白及低磷饮食可减轻肾小球内高压力、高灌注及高滤过状态，延缓肾小球的硬化。根据肾功能的状况给予优质低蛋白饮食（每日0.6～0.8 g/kg），同时控制饮食中磷的摄入。在进食低蛋白饮食时，应适当增加糖类的摄入以满足机体生理代谢所需要的热量，防止负氮平衡。在低蛋白饮食2周后可使用必需氨基酸或α-酮酸（每日0.1～0.2 g/kg）。极低蛋白饮食者，0.3 g/（kg·d），应适当增加必需氨基酸(8～12 g/d）或α-酮酸，防止负氮平衡。有明显水肿和高血压时，需低盐饮食。

2. 对症治疗

对症治疗主要是控制高血压。控制高血压尤其肾内毛细血管高血压是延缓慢性肾功能衰竭进展的重要措施。一般多选用血管紧张素转换酶抑制剂（ACEI）、血管紧张素Ⅱ受体拮抗剂（ARB）或钙通道阻滞剂。临床与实验研究结果均证实，ACEI和ARB具有降低肾小球内血压、减少蛋白尿及保护肾功能的作用。肾功能损害的患者使用此类药物时应注意高钾血症的防治。其他降压药如β-受体阻滞剂、α-受体阻滞剂、血管扩张药及利尿剂等也可应用。患者应限盐，有明显水钠潴留的容量依赖型高血压患者选用噻嗪类利尿药。肾功能较差，噻嗪类利尿剂无效或疗效较差时，应改用袢利尿剂。

血压控制欠佳时，可联合使用多种抗高血压药物把血压控制到靶目标值。多数学者认为肾病患者的血压应较一般患者控制更严格，蛋白尿≥1.0 g/24h，血压应控制在125/75 mmHg以下；如果蛋白尿≤1.0 g/24h，血压应控制在130/80 mmHg以下。应尽量选用具有肾脏保护作用的降压药如ACEI和ARB。

3. 特殊治疗

目前研究结果显示，大剂量双嘧达莫（300～400 mg/d）、小剂量阿司匹林（40～300 mg/d）对系膜毛细血管性肾小球肾炎有降低尿蛋白的作用。对糖皮质激素和细胞毒性药物一般不主张积极应用，但对病理类型较轻、肾体积正常、肾功能轻度受损而尿蛋白较多的患者在无禁忌时可试用。

4. 防治肾损害因素

防治肾损害的因素包括：①预防和治疗各种感染，尤其是上呼吸道感染，因其可致慢性肾炎急性发作，使肾功能急剧恶化；②纠正水电解质和酸碱平衡紊乱；③禁用肾毒性药物，包括中药（如含马兜铃酸的中药关木通、广防己等）和西药（如氨基糖苷类、两性霉素、磺胺类抗生素等）；④及时治疗高脂血症、高尿酸血症。

（七）常见的护理诊断/问题

1. 营养失调：低于机体需要量

与限制蛋白饮食、低蛋白血症等有关。

2. 有感染的危险

与皮肤水肿、营养失调、应用糖皮质激素和细胞毒性药物致机体抵抗力下降有关。

3. 焦虑

与疾病的反复发作、预后不良有关。

4. 潜在并发症

慢性肾功能衰竭。

（八）护理措施

1. 一般护理

（1）休息与活动：慢性肾炎患者每日在保证充分休息和睡眠的基础上，应有适度的活动。尤其是肥胖者应通过活动减轻体重，以减少肾脏和心脏的负担。但对病情急性加重及伴有血尿、心力衰竭或并发感染的患者，应限制活动。

（2）饮食护理：慢性肾炎患者肾小管的重吸收作用不良，在排尿量达到一般标准时，应充分饮水，增加尿量以排泄体内废物。一般情况下不必限制饮食，但若肾功能已受到严重损害，伴有高血压且有发展为尿毒症的倾向时，应限制盐为3～4 g/d，蛋白质为0.3～0.4 g/（kg・d），且给予优质的动物蛋白，使之既能保证身体所需的营养，又可达到低磷饮食的要求，起到保护肾功能的作用。另外，应提供足够热量、富含维生素、易消化的饮食，适当调节高糖和脂类在饮食热量中的比例，以减轻自体蛋白质的分解，减轻肾脏负担。

2. 病情观察

密切观察血压的变化，因血压突然升高或持续高血压可加重肾功能的恶化。注意观察水肿的消长情况，注意患者有无出现胸闷、气急及腹胀等胸、腹腔积液的征象。监测患者的尿量变化及肾功能，如血肌酐（Cr）、血尿素氮（BUN）升高和尿量迅速减少时，应警惕肾功能衰竭的发生。

3. 用药护理

使用利尿剂应注意监测有无电解质、酸碱平衡紊乱，如低钾血症、低钠血症等；肾功能不全患者在应用 ACEI 降压时，应监测电解质，防止高血钾，另外注意观察有无持续性干咳的不良反应，如果发现要及时提醒医生换药；用血小板解聚药时注意观察有无出血倾向，监测出血、凝血时间等；激素或免疫抑制剂常用于慢性肾炎伴肾病综合征的患者，应观察该类药物可能出现的不良反应。

4. 心理护理

本病病程长，病情反复，长期服药疗效差、不良反应大，预后不良，患者易产生悲观、恐惧等不良情绪反应。且长期患病使患者生活、工作能力下降，经济负担加重，更进一步增加了患者及其家属的思想负担。因此心理护理尤为重要。积极主动与患者沟通，鼓励其说出内心的感受，对提出的问题予以耐心解答。与亲属一起做好患者的疏导工作，联系单位和社区解决患者的后顾之忧，使患者以良好的心态正确面对现实。

（九）健康教育

1. 预防感染指导

保持环境清洁、空气流通、阳光充足；注意休息，避免剧烈运动和过重的体力劳动；注意个人卫生，预防呼吸道和泌尿道感染，如出现感染症状时，应及时治疗。

2. 生活指导

严格按照饮食计划进餐；能够劳逸结合；学会与疾病有关的家庭护理知识，以及如何控制饮水量、自我监测血压等。

3. 怀孕指导

在血压和 BUN 正常时，可安全怀孕。如曾有高血压症，且 BUN 较高，应该避孕，必要时行人工流产。

4. 用药指导

掌握利尿剂、降压药等各种药物的使用方法、用药过程中的注意事项；不使用对肾功能有害的药物，如氨基糖苷类抗生素、抗真菌药等。

5. 心理指导

能明确不良心理对疾病的危害性，学会有效的调适方法，心境平和，积极配合医护工作。

（十）预后

慢性肾炎呈持续进行性进展，最终发展至终末期肾功能衰竭。其进展的速度主要取决于肾脏病理类型、延缓肾功能进展的措施以及避免各种危险因素。其中长期大量蛋白尿、伴高血压或肾功能受损者预后较差。

（李卓鹏）

第二节　肾病综合征

肾病综合征（nephrotic syndrome，NS）是指由各种肾小球疾病引起的以大量蛋白尿

（尿蛋白定量 >3. 5 g/d）、低蛋白血症（血浆白蛋白 <30 g/L）、水肿、高脂血症为临床表现的一组综合征。

一、临床表现

引起原发性 NS 的肾小球疾病的病理类型有五种，各种病理类型的临床特征、对激素的治疗反应和预后不尽相同。

1. 微小病变型肾病

微小病变型肾病占儿童原发性 NS 的 80% ~90%，占成人原发性 NS 的 5% ~10%。好发于儿童，男性多于女性。典型临床表现为 NS，15% 左右伴镜下血尿，一般无持续性高血压及肾功能减退。60 岁以上的患者，高血压和肾功能损害较多见。90% 对糖皮质激素治疗敏感，但复发率高达 60%。

2. 系膜增生性肾小球肾炎

此类型在我国的发病率显著高于西方国家，占原发性 NS 的 30%，男性多于女性，好发于青少年。约 50% 于前驱感染后急性起病，甚至出现急性肾炎的表现。如为非 IgA 系膜增生性肾小球肾炎，约 50% 表现为 NS，约 70% 伴有血尿；如为 IgA 肾病，约 15% 出现 NS，几乎均有血尿。肾功能不全和高血压随着病变程度加重会逐渐增加。对糖皮质激素及细胞毒性药物的治疗反应与病理改变轻重有关，轻者疗效好，重者疗效差。50% 以上的患者经激素治疗后可获完全缓解。

3. 系膜毛细血管性肾小球肾炎

此类型占我国原发性 NS 的 10%，男性多于女性，好发于青壮年。约半数患者有上呼吸道的前驱感染史。50% ~60% 表现为 NS，30% 的患者表现为无症状蛋白尿，常伴有反复发作的镜下血尿或肉眼血尿。20% ~30% 的患者表现为急性肾炎综合征。高血压、贫血及肾功能损害常见，常呈持续进行性进展。75% 的患者有持续性低补体血症，是本病的重要特征之一。糖皮质激素及细胞毒性药物对成人疗效差，发病 10 年后约 50% 的病例将进展为慢性肾功能衰竭。肾移植术后常复发。

4. 膜性肾病

此型占我国原发性 NS 的 25% ~30%，男性多于女性，好发于中老年。起病隐匿，70% ~80% 表现为 NS，约 30% 可伴有镜下血尿。肾静脉血栓发生率可高达 40% ~50%，肾静脉血栓最常见。有自发缓解倾向，约 25% 的患者会在 5 年内自发缓解。单用激素治疗无效；必须与细胞毒性药物联合使用可使部分患者缓解，但长期和大剂量使用激素和细胞毒性药物时会有较多的不良反应，因此必须权衡利弊，慎重选择。此外，应适当使用调脂药和抗凝治疗。患者常在发病 5 ~10 年后逐渐出现肾功能损害。

5. 局灶性节段性肾小球硬化

此型占我国原发性 NS 的 20% ~25%，好发于青少年男性。多隐匿起病，NS 为主要临床表现，其中约 3/4 伴有血尿，约 20% 可见肉眼血尿。确诊时约半数伴高血压、约 30% 有肾功能减退，部分患者可伴有近曲小管功能障碍。部分患者可由微小病变型肾病转变而来。对激素和细胞毒性药物治疗的反应性较差，激素治疗无效者达 60% 以上，疗程要较其他病理类型的 NS 适当延长。预后与激素治疗的效果及蛋白尿的程度密切相关。激素治疗反应性好者，预后较好。

二、辅助检查

1. 尿液检查

尿蛋白定性一般为+++~++++，尿中可有红细胞、管型等。24小时尿蛋白定量超过3.5 g。

2. 血液检查

血浆清蛋白低于30 g/L，血清胆固醇、三酰甘油、低及极低密度脂蛋白增高。肾功能衰竭时血尿素氮、血肌酐升高。

3. 肾活检

可明确肾小球的病理类型。

4. 肾B超检查

双肾正常或缩小。

三、诊断

根据大量蛋白尿、低蛋白血症、高脂血症、水肿等临床表现，排除继发性NS即可确定诊断，其中尿蛋白>3.5 g/d、血浆白蛋白<30 g/L为诊断的必备条件。NS的病理类型有赖于肾活组织病理检查。

四、治疗

治疗要点以抑制免疫与炎症反应为主，同时防治并发症。

（一）一般治疗

1. 适当休息，预防感染

NS患者应注意休息，避免到公共场所并预防感染。病情稳定者适当进行活动，以防止静脉血栓形成。

2. 限制水钠，优质蛋白饮食

水肿明显者应适当限制水钠摄入（NaCl<3 g/d）。肾功能良好者不必限制蛋白的摄入，但NS患者摄入高蛋白饮食会加重蛋白尿，加快肾脏病变的进展。因此，主张给予NS患者正常量0.8~1.0 g/（kg·d）的优质蛋白（富含必需氨基酸的动物蛋白）饮食。

（二）对症治疗

1. 利尿消肿

一般患者在使用激素并限制水、钠摄入后可达到利尿消肿的目的。对于水肿明显，经上述处理仍无效者可适当选用利尿剂。利尿治疗的原则是不宜过快、过猛，以免引起有效血容量不足、加重血液高黏倾向，诱发血栓、栓塞并发症。常用噻嗪类利尿剂（氢氯噻嗪）和保钾利尿剂（螺内酯）做基础治疗，二者并用可提高利尿的效果，同时可减少钾代谢紊乱。上述治疗无效时，改为渗透性利尿剂（低分子右旋糖酐、羟乙基淀粉）并用袢利尿剂（呋塞米），可获良好利尿效果。注意在通过输注血浆或血浆白蛋白利尿时要严格掌握适应证，只有病情严重的患者在必需利尿时方可使用，且避免过频、过多。对伴有心脏病的患者应慎用此法利尿。

2. 提高血浆胶体渗透压

血浆或白蛋白等静脉输注均可提高血浆胶体渗透压，促进组织中水分回吸收并利尿，如继而使用呋塞米 60 ~ 120 mg 加于葡萄糖溶液中缓慢静脉滴注，有时能获得良好的利尿效果。但由于输入的蛋白将于 24 ~ 48 小时内由尿中排出，可引起肾小球高滤过及肾小管高代谢造成肾小球脏层及肾小管上皮细胞损伤、促进肾间质纤维化，轻者影响糖皮质激素疗效，延缓疾病缓解，重者可损害肾功能，多数学者认为非必要时不宜多用。故应严格掌握适应证，对严重低蛋白血症、高度水肿而又少尿（尿量 <400 mL/d）的 NS 患者，在必需利尿的情况下方可考虑使用，但也要避免过频、过多使用。心力衰竭者慎用。

3. 减少尿蛋白

持续性大量蛋白尿本身可导致肾小球高滤过、加重肾小管—间质损伤、促进肾小球硬化，是影响肾小球病预后的重要因素。已证实减少尿蛋白可以有效延缓肾功能的恶化。应用 ACEI 如贝那普利和（或）ARB 如氯沙坦，可通过有效地控制高血压，降低肾小球内压和直接影响肾小球基底膜对大分子蛋白的通透性，有不依赖于降低全身血压而减少尿蛋白作用。所用剂量一般比常规降压药剂量大，才能获得良好疗效。

4. 调脂

高脂血症可加速肾小球疾病的发展，增加心、脑血管疾病的发生率，因此，NS 患者并发高脂血症应使用调脂药，尤其是有高血压及冠心病家族史、高低密度脂蛋白（LDL）及低高密度脂蛋白（HDL）血症的患者更需积极治疗。常用降脂药有：①3-羟基-3-甲基戊二酰单酰辅酶 A 还原酶抑制剂，如洛伐他汀、辛伐他汀；②纤维酸类药物，如非诺贝特、吉非贝齐；③普罗布考，本品除降脂作用外还具有抗氧化作用，可防止低密度脂蛋白的氧化修饰，抑制粥样斑块的形成，长期使用可预防肾小球硬化。若 NS 缓解后高脂血症自行缓解则不必使用调脂药。

5. 抗凝

由于凝血因子的改变及激素的使用，常处于高凝状态，有较高血栓并发症的发生率，尤其是在血浆白蛋白 <20 g/L 时，更易并发静脉血栓的形成。建议当血浆白蛋白 <20 g/L 时可常规使用抗凝剂，使用普通肝素或低分子肝素，维持部分活化凝血酶原时间（APTT）处于正常的 2 倍。此外，也可使用口服抗血小板药如双嘧达莫、阿司匹林。一旦出现血栓或栓塞时，应及早予尿激酶或链激酶溶栓，并配合应用抗凝药。治疗期间应密切观察出、凝血情况，避免药物过量而致出血。

6. 抗感染

用激素治疗时，不必预防性使用抗生素，因其不能预防感染，反而可能诱发真菌双重感染。一旦出现感染，应及时选用敏感、强效及无肾毒性的抗生素。

7. 透析

急性肾功能衰竭时，利尿无效且达到透析指征时应进行血液透析。

（三）抑制免疫与炎症反应

1. 糖皮质激素

该药可能是通过抑制免疫与炎症反应，抑制醛固酮和抗利尿激素的分泌，影响肾小球基底膜通透性而达到治疗作用。应用激素时应注意以下几点：①起始用量要足，如泼尼松始量为 1 mg/（kg · d），共服 8 ~ 12 周；②撤减药要慢，足量治疗后应每 1 ~ 2 周减少原用量的

10%，当减至 20 mg/d 时疾病易反跳，应更加缓慢减量；③维持用药要久，最后以最小有效剂量（10 mg/d）作为维持量，再服半年至 1 年或更久。激素可采用全日量顿服，维持用药期间两日量隔日一次顿服，以减轻激素的不良反应。

NS 患者对激素治疗的反应可分为三种类型：①激素敏感型，即治疗 8～12 周内 NS 缓解；②激素依赖型，即药量减到一定程度即复发；③激素抵抗型，即对激素治疗无效。

2. 细胞毒性药物

目前国内外最常用的细胞毒性药物为 CTX，细胞毒性药物常用于“激素依赖型”或“激素抵抗型”NS，配合激素治疗有可能提高缓解率。一般不首选及单独应用。

3. 环孢素

该药可选择性抑制辅助性 T 细胞及细胞毒效应 T 细胞。近年来已开始用该药治疗激素及细胞毒性药物都无效的难治性 NS，但此药昂贵，不良反应大，停药后病情易复发，因此限制了广泛应用。

4. 霉酚酸酯

霉酚酸酯（MMF）是一种新型有效的免疫抑制剂，在体内代谢为霉酚酸，通过抑制次黄嘌呤单核苷酸脱氢酶、减少鸟嘌呤核苷酸的合成，从而抑制 T、B 淋巴细胞的增殖。可用于激素抵抗及细胞毒性药物治疗无效的 NS 患者。推荐剂量为 1.5～2.0 g/d，分两次口服，共用 3～6 个月，减量维持半年。不良反应相对较少，有腹泻及胃肠道反应等，偶有骨髓抑制作用。其确切的临床效果及不良反应还需要更多临床资料证实。

（四）中药治疗

一般主张与激素及细胞毒性药物联合使用，不但可降尿蛋白，还可拮抗激素及细胞毒性药物的不良反应，如雷公藤总苷、真武汤等。

五、护理评估

（一）健康史

1. 病史

询问本病的有关病因，如有无原发性肾疾病、糖尿病、过敏性紫癜、系统性红斑狼疮等病史。询问有关的临床表现，如水肿部位、程度、特点及消长情况，有无出现胸闷、气促、腹胀等胸腔、心包、腹腔积液的表现；有无肉眼血尿、高血压、尿量减少等。注意有无发热、咳嗽、咳痰、尿路刺激征、腹痛等感染征象；有无腰痛、下肢疼痛等肾静脉血栓、下肢静脉血栓的表现。

2. 治疗经过

询问患者的用药情况，如激素的剂量、用法、减药情况、疗程、治疗效果、有无不良反应等；有无用过细胞毒性药及其他免疫抑制剂，其用法、剂量及疗效等。

（二）身体状况

评估患者的一般状态，如精神状态、营养状况、生命体征、体重等有无异常。评估水肿范围、特点，有无胸腔、腹腔、阴囊水肿和心包积液。

（三）心理社会状况

患者有无因形象的改变产生自卑、悲观、失望等不良的情绪反应；患者及家属的应对能力；患者的社会支持情况、患者出院后的社区保健资源等。

（四）辅助检查

观察实验室及其他检查结果，如24小时尿蛋白定量结果、血浆白蛋白浓度的变化、肝肾功能、血清电解质、血脂浓度的变化、凝血功能等；肾活组织的病理检查结果等。

六、常见的护理诊断/问题

1. 体液过多

与低蛋白血症致血浆胶体渗透压下降等有关。

2. 营养失调：低于机体需要量

与大量蛋白质的丢失、胃肠黏膜水肿致蛋白质吸收障碍等因素有关。

3. 焦虑

与疾病造成的形象改变及病情复杂，易反复发作有关。

4. 有感染的危险

与皮肤水肿，大量蛋白尿致机体营养不良，激素、细胞毒性药物的应用致机体免疫功能低下有关。

5. 潜在并发症

血栓形成、急性肾功能衰竭、心脑血管并发症等。

七、护理目标

（1）患者能积极配合治疗，水肿程度减轻或消失。

（2）能按照饮食原则进食，营养状况逐步改善。

（3）能正确应对疾病带来的各种问题，焦虑程度减轻。

（4）无感染发生。

（5）无血栓形成及急性肾功能衰竭、心脑血管等并发症的发生。

八、护理措施

1. 一般护理

（1）休息与活动：NS如有全身严重水肿、胸腹腔积液时应绝对卧床休息，并取半坐卧位。护理人员可协助患者在床上做关节的全范围运动，以防止关节僵硬及挛缩，并可防止肢体血栓形成。对于有高血压的患者，应适当限制活动量。老年患者改变体位时不可过快，以防止直立性低血压。

水肿减轻后患者可进行简单的室内活动，尿蛋白定量下降到2 g/d以下时可恢复适量的室外活动，恢复期的患者应在其体能范围内适当进行活动。但需注意在整个治疗、护理及恢复阶段，患者应避免剧烈运动，如跑、跳、提取重物等。

（2）饮食护理：NS患者的饮食要求既能改善患者的营养状况，又不增加肾脏的负担。饮食原则如下：①蛋白质，高蛋白饮食可增加肾脏负担，对肾不利，故提倡正常量的优质蛋白（富含必需氨基酸的动物蛋白）摄入，按1 g/（kg·d）供给。但当肾功能不全时，应根据肌酐清除率调整蛋白质的摄入量；②热量供给要充足，不少于126～147 kJ［30～35 kcal/（kg·d）］；③为减轻高脂血症，应少食富含饱和脂肪酸的食物如动物油脂，而多吃富含多不饱和脂肪酸的食物如植物油及鱼油，以及富含可溶性纤维的食物如燕麦、豆类等；④水肿时低盐饮食，勿食腌制食品；⑤注意各种维生素及微量元素（如铁、钙）的补充，且应定期测量血浆白蛋白、血红蛋白等指标以反映机体营养状态。

由于 NS 患者一般食欲欠佳，因此可采用增加餐次的方法以提高摄入量。同时在食谱内容上注意色、香、味。在烹调方法上可用糖醋汁、番茄汁等进行调味以改善低盐膳食的味道。

2. 病情观察

监测生命体征、体重、腹围、出入量的变化，定时查看各种辅助检查结果，结合临床表现判断病情进展情况。如根据体温有无升高，患者有无出现咳嗽、咳痰、肺部湿啰音、尿路刺激征、皮肤破溃化脓等判断是否并发感染；根据患者有无腰痛、下肢疼痛、胸痛、头痛等判断是否并发肾静脉、下肢静脉、冠状血管及脑血管血栓；根据患者有无少尿、无尿及血 BUN、血肌酐升高等判断有无肾功能衰竭。同时，注意观察有无营养不良、内分泌紊乱及微量元素缺乏的改变。

3. 感染的预防及护理

保持水肿皮肤清洁、干燥，避免皮肤摩擦或损伤；指导和协助患者进行口腔黏膜、眼睑结膜及会阴皮肤的清洁；定期做好病室的空气消毒，用消毒药水拖地板、湿擦桌椅等；尽量减少病区的探访人次，对有上呼吸道感染者应限制探访；同时指导患者少去公共场所等人多聚集的地方；遇寒冷季节，嘱患者减少外出，注意保暖。出现感染情况时，按医嘱正确采集患者的血、尿、痰、腹腔积液等标本送检，根据药敏试验使用有效的抗生素，观察用药后感染有无得到有效控制。

4. 用药护理

（1）激素和细胞毒性药物：应用环孢素的患者，服药期间应注意监测血药浓度，观察有无不良反应的出现，如肝肾毒性、高血压、高尿酸血症、高血钾、多毛及牙龈增生等。

（2）抗凝药：如在使用肝素、双嘧达莫等的过程中，若出现皮肤黏膜、口腔、胃肠道等的出血倾向时，应及时减药并给予对症处理，必要时停药。

（3）中药：使用雷公藤制剂时，应注意监测尿量、性功能及肝肾功能、血常规的变化。因其可造成性腺抑制、肝肾损害及外周血白细胞减少等不良反应。

5. 心理护理

针对本病病程长、表现复杂、易反复发作带给患者及其家属的忧虑。首先要允许患者发泄自己的郁闷，对患者的想法表示理解；还要引导患者多说话，随时将自己的需要说出来，这样消极的心理会逐渐变为积极的配合；在此期间，随时向患者及其家属报告疾病的进展情形，对任何微小的进步都应给予充分的认可，使他们重建信心。同时，要根据评估资料，调动患者的社会支持系统，为患者提供最大限度的物质和精神支持。

九、护理评价

（1）患者水肿程度有无减轻并逐渐消退。

（2）营养状况有无改善。

（3）焦虑程度有无减轻。

（4）是否发生感染。

(5) 有无血栓形成、急性肾功能衰竭、心脑血管等并发症的发生。

十、健康指导

1. 预防指导

认识到积极预防感染的重要性，能够加强营养、注意休息、保持个人卫生，积极采取措施防止外界环境中病原微生物的侵入。

2. 生活指导

能够根据病情适度活动，注意避免肢体血栓等并发症的产生。饮食上注意限盐，每日不能摄入过多蛋白。

3. 病情监测指导

学会每日用浓缩晨尿自测尿蛋白，出院后坚持定期门诊随访，密切观察肾功能的变化。

4. 用药指导

坚持遵医嘱用药，勿自行减量或停用激素，了解激素及细胞毒性药物的常见不良反应。

5. 心理指导

意识到良好的心理状态有利于提高机体的抵抗力，增强适应能力。能保持乐观开朗的心态，对疾病治疗充满信心。

（王永余）

第三节　急性肾功能衰竭

急性肾功能衰竭（ARF）是由于各种病因引起的短期内（数小时或数日）肾功能急剧、进行性减退而出现的临床综合征。当肾功能衰竭发生时，原来应由尿液排出的废物，因为尿少或无尿而积存于体内，导致血肌酐（Cr）、尿素氮（BUN）升高，水、电解质和酸碱平衡失调，以及全身各系统并发症。

一、病因与发病机制

1. 病因

分三类：①肾前性：主要病因包括有效循环血容量减少和肾内血流动力学改变（包括肾前小动脉收缩或肾后小动脉扩张）等；②肾后性：肾后性肾功能衰竭的原因是急性尿路梗阻，梗阻可发生于从肾盂到尿道的任一水平；③肾性：肾性肾功能衰竭有肾实质损伤，包括急性肾小管坏死（acute tubular necrosis，ATN）、急性肾间质病变及肾小球和肾血管病变。其中急性肾小管坏死是最常见的急性肾功能衰竭类型，可由肾缺血或肾毒性物质损伤肾小管上皮细胞引起，其结局高度依赖于并发症的严重程度。如无并发症，肾小管坏死的死亡率为7%～23%，而在手术后或并发多器官功能衰竭时，肾小管坏死的死亡率可高达50%～80%。在此主要以急性肾小管坏死为代表进行叙述。

2. 发病机制

不同病因、病理类型的急性肾小管坏死有不同的发病机制。中毒所致的急性肾小管坏死，是年龄、糖尿病等多种因素的综合作用。对于缺血所致急性肾小管坏死的发病机制，当前主要有三种解释。①肾血流动力学异常：主要表现为肾皮质血流量减少，肾髓质淤血等。目前认为造成以上结果最主要的原因为血管收缩因子产生过多，舒张因子产生相对过少。②肾小管上皮细胞代谢障碍：缺血引起缺氧，进而影响到上皮细胞的代谢。③肾小管上皮脱落，管腔中管型形成：肾小管管型造成管腔堵塞，使肾小管内压力过高，进一步降低了肾小球滤过，加剧了肾小管间质缺血性障碍。

二、临床表现

临床典型病程可分为三期：

1. 起始期

此期急性肾功能衰竭是可以预防的，患者常有诸如低血压、缺血、脓毒病和肾毒素等病因，无明显的肾实质损伤。但随着肾小管上皮损伤的进一步加重，GFR 下降，临床表现开始明显，进入维持期。

2. 维持期

又称少尿期。典型持续 7 ~ 14 天，也可短至几日，长达 4 ~ 6 周。患者可出现少尿，也可没有少尿，称非少尿型急性肾功能衰竭，其病情较轻，预后较好。但无论尿量是否减少，随着肾功能减退，可出现一系列尿毒症表现。

（1）全身并发症。①消化系统症状：食欲降低、恶心、呕吐、腹胀、腹泻等，严重者有消化道出血。②呼吸系统症状：除感染的并发症外，还可因容量负荷增大出现呼吸困难、咳嗽、憋气、胸闷等。③循环系统症状：多因尿少和未控制饮水，导致体液过多，出现高血压和心力衰竭；可因毒素滞留、电解质紊乱、贫血及酸中毒引起各种心律失常及心肌病变。④其他：常伴有肺部、尿路感染，感染是急性肾功能衰竭的主要死亡原因之一，死亡率高达 70%。此外，患者也可出现神经系统表现，如意识不清、昏迷等。严重的患者可有出血倾向，如 DIC 等。

（2）水、电解质和酸碱平衡失调：其中高钾血症、代谢性酸中毒最为常见。①高钾血症：其发生与肾排钾减少、组织分解过快、酸中毒等因素有关。高钾血症对心肌细胞有毒性作用，可诱发各种心律失常，严重者出现心室颤动、心搏骤停。②代谢性酸中毒：主要因酸性代谢产物排出减少引起，同时急性肾功能衰竭常并发高分解代谢状态，又使酸性产物明显增多。③其他：主要有低钠血症，由水潴留过多引起。还可有低钙、高磷血症，但远不如慢性肾功能衰竭明显。

3. 恢复期

肾小管细胞再生、修复，肾小管完整性恢复，肾小球滤过率逐渐恢复正常或接近正常范围。患者开始利尿，可有多尿表现，每日尿量可达 3000 ~ 5000 mL，通常持续1 ~ 3 周，继而再恢复正常。少数患者可遗留不同程度的肾结构和功能缺陷。

三、辅助检查

1. 血液检查

少尿期可有轻、中度贫血；血肌酐每日升高 44.2 ~ 88.4 μmol/L（0.5 ~ 1.0 mg/dL），血 BUN 每日可升高 3.6 ~ 10.7 mmol/L（10 ~ 30 mg/dL）；血清钾浓度常大于 5.5 mmol/L，

可有低钠、低钙、高磷血症；血气分析提示代谢性酸中毒。

2. 尿液检查

尿常规检查尿蛋白多为 + ~ + +，尿沉渣可见肾小管上皮细胞，少许红、白细胞，上皮细胞管型，颗粒管型等；尿比重降低且固定，多在 1.015 以下；尿渗透浓度低于 350 mmol/L；尿钠增高，多在 20 ~ 60 mmol/L。

3. 其他

尿路超声显像对排除尿路梗阻和慢性肾功能不全很有帮助。如有足够理由怀疑梗阻所致，可做逆行性或下行性肾盂造影。另外，肾活检是进一步明确致病原因的重要手段。

四、诊断要点

患者尿量突然明显减少，肾功能急剧恶化（即血肌酐每天升高超过 44.2 μmol/L 或在 24 ~ 72 小时内血肌酐值相对增加 25% ~ 100%），结合临床表现、原发病因和实验室检查，一般不难作出诊断。

五、治疗要点

1. 起始期治疗

治疗重点是纠正可逆的病因，预防额外的损伤。对于严重外伤、心力衰竭、急性失血等都应进行治疗，同时停用影响肾灌注或肾毒性的药物。

2. 维持期治疗

治疗重点为调节水、电解质和酸碱平衡、控制氮质潴留、供给足够营养和治疗原发病。

（1）高钾血症的处理：当血钾超过 6.5 mmol/L，心电图表现异常变化时，应紧急处理：①10% 葡萄糖酸钙 10 ~ 20 mL 稀释后缓慢静注；②5% $NaHCO_3$ 100 ~ 200 mL 静滴；③50% 葡萄糖液 50 mL 加普通胰岛素 10 U 缓慢静脉注射；④用钠型离子交换树脂 15 ~ 30 g，每日 3 次，口服；⑤透析疗法是治疗高钾血症最有效的方法，适用于以上措施无效和伴有高分解代谢的患者。

（2）透析疗法：凡具有明显尿毒症综合征者都是透析疗法的指征，具体包括心包炎、严重脑病、高钾血症、严重代谢性酸中毒及容量负荷过重对利尿剂治疗无效。重症患者主张早期进行透析。对非高分解型、尿量正常的患者可试行内科保守治疗。

（3）其他：纠正水、电解质和酸碱平衡紊乱，控制心力衰竭，预防和治疗感染。

3. 多尿期治疗

此期治疗重点仍为维持水、电解质和酸碱平衡，控制氮质血症，防治各种并发症。对已进行透析者，应维持透析，当一般情况明显改善后可逐渐减少透析，直至病情稳定后停止透析。

4. 恢复期治疗

一般无须特殊处理，定期复查肾功能，避免肾毒性药物的使用。

六、常见的护理诊断/问题

1. 体液过多

与急性肾功能衰竭所致肾小球滤过功能受损、水分控制不严格等因素有关。

2. 营养失调：低于机体需要量

与患者食欲低下、限制饮食中蛋白质的摄入、透析、原发疾病等因素有关。

3. 有感染的危险

与限制蛋白质饮食、透析、机体抵抗力降低等有关。

4. 恐惧

与肾功能急剧恶化、症状严重等因素有关。

5. 潜在并发症

高血压脑病、急性左心衰竭、心律失常、心包炎、DIC、多脏器功能衰竭等。

七、护理措施

1. 一般护理

（1）休息与活动：少尿期要绝对卧床休息，保持安静，以减轻肾脏的负担，对意识障碍者，应加床护栏。当尿量增加、病情好转时，可逐渐增加活动量，但应注意利尿后的过分代谢，患者会有肌肉无力的现象，应避免独自下床。患者若因活动使病情恶化，应恢复前一日的活动量，甚至卧床休息。

（2）饮食护理。①糖及热量：对发病初期因恶心、呕吐无法经口进食者，应由静脉补充葡萄糖，以维持基本热量。少尿期应给予足够的糖类（150 g/d）。若患者能进食，可将乳糖 75 g、葡萄糖和蔗糖各 37.5 g 溶于指定溶液中，使患者在一日中饮完。多尿期可自由进食。②蛋白质：对一般少尿期的患者，蛋白质限制为 0.5 g/（kg·d），其中 60% 以上应为优质蛋白，如尿素氮太高，则应给予无蛋白饮食。接受透析的患者予高蛋白饮食，血液透析患者的蛋白质摄入量为 1.0～1.2 g/（kg·d），腹膜透析为 1.2～1.3 g/（kg·d）。对多尿期的患者，如尿素氮低于 8.0 mmol/L 时，可给予正常量的蛋白质。③其他：对少尿期患者，尽可能减少钠、钾、磷和氯的摄入量。多尿期时不必过度限制。

（3）维持水平衡：急性肾功能衰竭少尿时，对于水分的出入量应严格测量和记录，按照“量出为入”的原则补充入液量。补液量的计算一般以 500 mL 为基础补液量，加前一日的出液量。在利尿的早期，应努力使患者免于发生脱水，给予适当补充水分，以维持利尿作用。当氮质血症消失后，肾小管对盐和水分的再吸收能力改善，即不需要再供给大量的液体。

2. 病情观察

应对急性肾功能衰竭的患者进行临床监护。监测患者的神志、生命体征、尿量、体重，注意尿常规、肾功能、电解质及血气分析的变化。观察有无高血钾、低血钠或代谢性酸中毒的发生；有无严重头痛、恶心、呕吐及不同意识障碍等高血压脑病的表现；有无气促、端坐呼吸、肺部湿啰音等急性左心衰竭的征象；有无出现水中毒或稀释性低钠血症的症状，如头痛、嗜睡、意识障碍、共济失调、昏迷、抽搐等。

3. 用药护理

用甘露醇、呋塞米利尿治疗时应观察有无脑萎缩、溶血、耳聋等不良反应；使用血管扩张剂时注意监测血压的变化，防止低血压发生；纠正高血钾及酸中毒时，要随时监测电解质；使用肝素或双嘧达莫要注意有无皮下或内脏出血；输血要禁用库血；抗感染治疗时避免选用有肾毒性的抗生素。

4. 预防感染

感染是急性肾功能衰竭少尿期的主要死亡原因，故应采取切实措施，在护理的各个环节预防感染的发生。具体措施为：①尽量将患者安置在单人房间，做好病室的清洁消毒，避免与有上呼吸道感染者接触；②避免任意插放保留导尿管，可每 24 ~ 48 小时导尿一次，获得每日尿量；③需留置尿管的患者应加强消毒、定期更换尿管和进行尿液检查以确定有无尿路感染；④卧床及虚弱的患者应定期翻身，协助做好全身皮肤的清洁，防止皮肤感染的发生；⑤意识清醒者，鼓励患者每小时进行深呼吸及有效排痰；意识不清者，定时抽取气管内分泌物，以预防肺部感染的发生；⑥唾液中的尿素可引起口角炎及腮腺炎，应协助做好口腔护理，保持口腔清洁、舒适；⑦对使用腹膜或血液透析治疗的患者，应按外科无菌技术操作；⑧避免其他意外损伤的发生。

5. 心理护理

病情的危重会使患者产生对于死亡和失去工作的恐惧，同时因治疗费用的昂贵又会进一步加重患者及家属的心理负担。观察了解患者的心理变化及家庭经济状况，通过讲述各种检查和治疗进展信息，解除患者的恐惧，树立战胜疾病的信心；通过与社会机构的联系取得对患者的帮助，解除患者的经济忧患。还应给予患者高度同情、安慰和鼓励，以高度的责任心认真护理，使患者具有安全感、信赖感及良好的心理状态。

八、健康教育

1. 生活指导

合理休息，劳逸结合、防止劳累；严格遵守饮食计划，并注意加强营养；注意个人清洁卫生，注意保暖。

2. 病情监测

学会自测体重、尿量；明确高血压脑病、左心衰竭、高钾血症及代谢性酸中毒的表现；定期门诊随访，监测肾功能、电解质等。

3. 心理指导

在日常生活中能正确调节自己的情绪，保持愉快的心境；遇到病情变化时不恐慌，能及时采取积极的应对措施。

4. 预防指导

禁用库血；慎用氨基糖苷类抗生素；避免妊娠、手术、外伤；避免接触重金属、工业毒物等；误服或误食毒物，立即进行洗胃或导泻，并采用有效解毒剂。

（李源丽）

第四节 慢性肾功能衰竭

慢性肾功能衰竭（CRF）简称肾衰，是在各种慢性肾脏病的基础上，肾功能缓慢减退至衰竭而出现的临床综合征。据统计，每1万人口中，每年约有1人发生肾功能衰竭。

随着病情的进展，根据肾小球滤过功能降低的程度，将慢性肾功能衰竭分为四期：①肾储备能力下降期，GFR减至正常的50%～80%，血肌酐正常，患者无症状；②氮质血症期，是肾功能衰竭早期，GFR降至正常的25%～50%，出现氮质血症，血肌酐已升高，但小于450 μmol/L，无明显症状；③肾功能衰竭期，GFR降至正常的10%～25%，血肌酐显著升高（为450～707 μmol/L），患者贫血较明显，夜尿增多及水电解质失调，并可有轻度胃肠道、心血管和中枢神经系统症状；④尿毒症期。是肾功能衰竭的晚期，GFR减至正常的10%以下，血肌酐大于707 μmol/L，临床出现显著的各系统症状和血生化异常。

一、病因与发病机制

任何能破坏肾的正常结构和功能的泌尿系统疾病，均可导致肾功能衰竭。国外最常见的病因依次为糖尿病肾病、高血压肾病、肾小球肾炎、多囊肾等；在我国则为原发性慢性肾小球肾炎、糖尿病肾病、高血压肾病、多囊肾、梗阻性肾病等。有些由于起病隐匿、到肾功能衰竭晚期才就诊的患者，往往因双侧肾已固缩而不能确定病因。

肾功能恶化的机制尚未完全明了。目前多数学者认为，当肾单位破坏至一定数量，“健存”肾单位代偿性地增加排泄负荷，因此发生肾小球内“三高”，即肾小球毛细血管的高灌注、高压力和高滤过，而肾小球内“三高”会引起肾小球硬化、肾小球通透性增加，使肾功能进一步恶化。此外，血管紧张素Ⅱ、蛋白尿、遗传因素都在肾功能衰竭的恶化中起着重要的作用。尿毒症各种症状的发生与水电解质酸碱平衡失调、尿毒症毒素、肾的内分泌功能障碍等有关。

二、临床表现

肾功能衰竭早期仅表现为基础疾病的症状，到残余肾单位不能调节适应机体的最低要求时，尿毒症使各器官功能失调的症状才表现出来。

1. 水、电解质和酸碱平衡失调

可表现为钠、水平衡失调，如高钠或低钠血症、水肿或脱水；钾平衡失调，如高钾或低钾血症；代谢性酸中毒；低钙血症、高磷血症；高镁血症等。

2. 各系统表现

（1）心血管和肺症状：心血管病变是肾功能衰竭最常见的病因，可有以下几个方面。①高血压和左心室肥大：大部分患者存在不同程度的高血压，个别可为恶性高血压。高血压主要是由于水钠潴留引起的，也与肾素活性增高有关，使用重组人红细胞生成素、环孢素等药物也会发生高血压。高血压可引起动脉硬化、左心室肥大、心力衰竭，并可加重肾损害。②心力衰竭：是常见死亡原因之一。其原因大多与水钠潴留及高血压有关，部分患者亦与尿毒症性心肌病有关。尿毒症心肌病的病因可能与代谢废物的潴留和贫血等有关。③心包炎：主要见于透析不充分者（透析相关性心包炎），临床表现与一般心包炎相同，但心包积液多为血性，可能与毛细血管破裂有关。严重者有心包填塞征。④动脉粥样硬化：本病患者常有高三酰甘油血症及轻度胆固醇升高，动脉粥样硬化发展迅速，是主要的死亡原因之一。⑤肺症状：体液过多可引起肺水肿，尿毒症毒素可引起“尿毒症肺炎”。后者表现为肺充血，肺部X线检查出现“蝴蝶翼”征。

（2）血液系统表现。①贫血：尿毒症患者常有贫血，为正常色素性正细胞性贫血，主要原因有：a. 肾脏产生红细胞生成激素减少；b. 铁摄入不足；叶酸、蛋白质缺乏；c. 血透时失血及经常性的抽血检查；d. 肾功能衰竭时红细胞生存时间缩短；e. 有抑制血细胞生成的物质等因素。②出血倾向：常表现为皮下出血、鼻出血、月经过多等。出血倾向与外周血小板破坏增多、出血时间延长、血小板聚集和黏附能力下降等有关。③白细胞异常：中性粒细胞趋化、吞噬和杀菌的能力减弱，因而容易发生感染。部分患者白细胞减少。

（3）神经、肌肉系统表现：早期常有疲乏、失眠、注意力不集中等精神症状，后期可出现性格改变、抑郁、记忆力下降、谵妄、幻觉、昏迷等。晚期患者常有周围神经病变，患者可出现肢体麻木、深反射迟钝或消失、肌无力等。但最常见的是肢端袜套样分布的感觉丧失。

（4）胃肠道表现：食欲不振是常见的早期表现。另外，患者可出现口腔有尿味、恶心、呕吐、腹胀、腹泻、舌和口腔黏膜溃疡等。上消化道出血在本病患者中也很常见，主要与胃黏膜糜烂和消化性溃疡有关，尤以前者常见。慢性肾功能衰竭患者的消化性溃疡发生率较正常人高。

（5）皮肤症状：常见皮肤瘙痒。患者面色较深而萎黄，轻度水肿，称尿毒症面容，与贫血、尿素霜的沉积等有关。

（6）肾性骨营养不良症：简称肾性骨病，是尿毒症时骨骼改变的总称。按常见顺序排列包括，纤维囊性骨炎、肾性骨软化症、骨质疏松症和肾性骨硬化症。骨病有症状者少见。早期诊断主要靠骨活组织检查。肾性骨病的发生与继发性甲状旁腺功能亢进、骨化三醇缺乏、营养不良、代谢性酸中毒等有关。

（7）内分泌失调：肾功能衰竭时内分泌功能出现紊乱。患者常有性功能障碍，小儿性成熟延迟，女性性欲差，晚期可有闭经、不孕，男性性欲缺乏和阳痿。

（8）易并发感染：尿毒症患者易并发严重感染，与机体免疫功能低下、白细胞功能异常等有关。以肺部和尿路感染常见，透析患者易发生动静脉瘘或腹膜入口感染、肝炎病毒感染等。

（9）其他：可有体温过低、糖类代谢异常、高尿酸血症、脂代谢异常等。

三、辅助检查

1. 血液检查

血常规可见红细胞数目下降，血红蛋白含量降低，白细胞升高或降低；肾功能检查结果为内生肌酐清除率降低，血肌酐增高；血清电解质增高或降低；血气分析有代谢性酸中毒等。

2. 尿液检查

尿比重低，为1.010。尿沉渣中有红细胞、白细胞、颗粒管型、蜡样管型等。

3. B 超或 X 线平片

显示双肾缩小。

四、诊断

根据慢性肾功能衰竭的临床表现，内生肌酐清除率下降，血肌酐、血尿素氮升高、B 超显示双肾缩小，即可作出诊断。之后应进一步查明原发病。

五、治疗

1. 治疗原发疾病和纠正加重肾功能衰竭的因素

如治疗狼疮性肾炎可使肾功能有所改善，纠正水钠缺失、控制感染、解除尿路梗阻、控制心力衰竭、停止使用肾毒性药物等可使肾功能有不同程度的恢复。

2. 延缓慢性肾功能衰竭的发展

应在肾功能衰竭的早期进行。

（1）饮食治疗：饮食治疗可以延缓肾单位的破坏速度，缓解尿毒症的症状，因此，慢性肾功能衰竭的饮食治疗非常关键。要注意严格按照饮食治疗方案，保证蛋白质、热量、钠、钾、磷及水的合理摄入。

（2）必需氨基酸的应用：对于因各种原因不能透析、摄入蛋白质太少的尿毒症患者，为了使其维持良好的营养状态，必须加用必需氨基酸（EAA）或必需氨基酸与 α-酮酸混合制剂。α-酮酸可与氨结合成相应的 EAA，EAA 在合成蛋白过程中，可利用一部分尿素，故可减少血中的尿素氮水平，改善尿毒症症状。EAA 的适应证为肾功能衰竭晚期患者。

（3）控制全身性和（或）肾小球内高压力：肾小球内高压力会促使肾小球硬化，全身性高血压不仅会促使肾小球硬化，且能增加心血管并发症的发生，故必须控制。首选血管紧张素Ⅱ抑制药。

（4）其他：积极治疗高脂血症、有痛风的高尿酸血症。

3. 并发症的治疗

（1）水、电解质和酸碱平衡失调。①钠、水平衡失调：对单纯水肿者，除限制盐和水的摄入外，可使用呋塞米利尿处理；对水肿伴稀释性低钠血症者，需严格限制水的摄入；透析者加强超滤并限制钠水摄入。②高钾血症：如血钾中度升高，主要治疗引起高钾的原因，并限制钾的摄入。如血钾 >6.5 mmol/L，心电图有高钾表现，则应紧急处理。③钙、磷失调和肾性骨病：为防止继发性甲旁亢和肾性骨病，肾功能衰竭早期应积极限磷饮食，并使用肠道磷结合物，如口服碳酸钙 2 g，每日 3 次。活性维生素 D_3（骨化三醇）主要用于长期透析的肾性骨病患者，使用过程中要注意监测血钙、磷浓度，防止异位钙化的发生。对与铝中毒有关的肾性骨病，主要是避免铝的摄入，并可通过血液透析降低血铝水平。目前对透析相关性淀粉样骨变病还没有好的治疗方案。④代谢性酸中毒：一般口服碳酸氢钠，严重者静脉补碱。透析疗法能纠正各种水、电解质、酸碱平衡失调。

（2）心血管和肺：①高血压：通过减少水和钠盐的摄入，以及对尿量较多者选用利尿剂清除水、钠潴留，多数患者的血压可恢复正常，对透析者可用透析超滤脱水降压。其他的降压方法与一般高血压相同，首选 ACEI；②心力衰竭：除应特别强调清除水、钠潴留外，其他与一般心力衰竭治疗相同，但疗效较差；③心包炎：积极透析可有改善，当出现心包填塞时，应紧急心包穿刺或心包切开引流；④尿毒症肺炎：透析可迅速获得疗效。

（3）血液系统：透析、补充叶酸和铁剂均能改善肾功能衰竭贫血。而使用 rHuEPO 皮下注射疗效更为显著，同时注意补充造血原料，如铁、叶酸等。

（4）感染：治疗与一般感染相同，但要注意在疗效相近时，尽量选择对肾毒性小的药物。

（5）其他：充分透析、肾移植、使用骨化三醇和促红细胞生成素（EPO）可改善肾功能衰竭患者神经、精神和肌肉系统症状；外用乳化油剂、口服抗组胺药及强化透析对部分患者的皮肤瘙痒有效。

4. 替代治疗

透析（血液透析、腹膜透析）和肾移植是替代肾功能的治疗方法。尿毒症患者经药物治疗无效时，应透析治疗。血液透析和腹膜透析的疗效相近，各有优缺点，应综合考虑患者的情况来选用。透析至少 3 个月后，可考虑是否做肾移植。

六、护理评估

询问本病的有关病史，如有无各种原发性肾脏病史，有无导致继发性肾脏病的疾病史，有无导致肾功能进一步恶化的诱因。评估患者的临床症状，如有无出现厌食、恶心、呕吐、口臭等消化道症状，有无头晕、胸闷、气促等缺血的表现，有无出现皮肤瘙痒及鼻、牙龈、皮下等部位出血等症状，有无兴奋、淡漠、嗜睡等精神症状。评估患者的体征，如生命体征、精神意识状态有无异常，有无出现贫血面容、尿毒症面容，皮肤有无出血点、瘀斑、尿素霜的沉积等，皮肤水肿的部位、程度、特点有无出现胸腔、心包积液、腹腔积液征，有无心力衰竭、心包填塞征的征象，肾区有无叩击痛，神经反射有无异常等。判断患者的辅助检查结果，如有无血红蛋白含量降低，血尿素氮及血肌酐升高的程度，肾小管功能有无异常，血电解质和二氧化碳结合力的变化，肾影像学检查的结果。此外，应注意评估患者及其家属的心理变化及社会支持情况，如有无抑郁、恐惧、绝望等消极情绪，家庭、单位、社区的支持度如何等。

七、常见的护理诊断/问题

1. 营养失调：低于机体需要量

与长期限制蛋白质摄入、消化功能紊乱、水电解质紊乱、贫血等因素有关。

2. 体液过多

与肾小球滤过功能降低导致水钠潴留，过多饮水或补液不当等因素有关。

3. 活动无耐力

与心脏病变，贫血，水、电解质和酸碱平衡紊乱有关。

4. 有感染的危险

与白细胞功能降低、透析治疗等有关。

5. 绝望

与病情危重及预后差有关。

八、护理目标

（1）患者能保证足够营养物质的摄入，身体营养状况有所改善。

（2）能遵守饮食计划，水肿减轻或消退。

（3）自诉活动耐力增强。

（4）住院期间不发生感染。

（5）能按照诊疗计划配合治疗和护理，对治疗有信心。

九、护理措施

1. 一般护理

（1）休息与活动：慢性肾功能衰竭患者以休息为主，尽量减少对患者的干扰，并协助其做好日常的生活护理，如对视力模糊的患者，将物品放在固定易取的地方，对因尿素霜沉积而皮肤瘙痒的患者，每日用温水擦拭。但对病情程度不同的患者还应有所区别，如症状不明显、病情稳定者，可在护理人员或亲属的陪伴下活动，活动以不出现疲劳、胸痛、呼吸困难、头晕为度；对症状明显、病情加重者，应绝对卧床休息，且应保证患者的安全与舒适，如对意识不清者，加床护栏，防止患者跌落；对长期卧床者，定时为患者翻身和做被动肢体活动，防止压疮或肌肉萎缩。

（2）饮食护理。

1）蛋白质：在高热量的前提下，应根据患者的 GFR 来调整蛋白质的摄入量。当 GFR < 50 mL/min 时，就应开始限制蛋白质的摄入，其中 50% ~60% 以上的蛋白质必须是富含必需氨基酸的蛋白（即高生物价优质蛋白），如鸡蛋、鱼、牛奶、瘦肉等。当 GFR < 5 mL/min 时，每日摄入蛋白约为 20 g（0.3 g/kg），此时患者需应用 EAA 疗法；当 GFR 在 5 ~10 mL/min 时，每日摄入的蛋白约为 25 g（0.4 g/kg）；GFR 在 10 ~20 mL/min 者约为 35 g（0.6 g/kg）；GFR > 20 mL/min 者，可加 5 g。尽量少摄入植物蛋白，如花生、豆类及其制品，因其含非必需氨基酸多。米、面中所含的植物蛋白也要设法去除，如可部分采用小麦淀粉作主食。

静脉输入必需氨基酸应注意输液速度。输液过程中若有恶心、呕吐应给予止吐剂，同时减慢输液速度。切勿在氨基酸内加入其他药物，以免引起不良反应。

2）热量与糖类：患者每日应摄取足够的热量，以防止体内蛋白质过度分解。每日供应热量至少 125.6 kJ/kg（30 kcal/kg），主要由糖类和脂肪供给。低蛋白摄入会引起患者的饥饿感，这时可食芋头、马铃薯、苹果、马蹄粉等补充糖类。

3）盐分与水分：肾功能衰竭早期，患者无法排出浓缩的尿液，需要比正常人摄入或排出更多的水分和盐分，才能处理尿中溶质。又因肾小管对钠的重吸收能力减退，而每日从尿中流失的钠增加，所以应增加水分和盐分的摄入。到肾功能衰竭末期，由于肾小球的滤过率降低，尿量减少，钠由尿的丢失已不明显，应注意限制水分和盐分的摄入。

4）其他：低蛋白饮食时，钙、铁及维生素 B_{12} 含量不足，应注意补充；避免摄取含钾量高的食物，如白菜、萝卜、梨、桃、葡萄、西瓜等；低磷饮食，不超过 600 mg/d；还应注意供给富含维生素 C、B 族维生素的食物。

2. 病情观察

认真观察身体症状和体征的变化；严密监测意识状态、生命体征；每日定时测量体重，准确记录出入量。注意观察有无液体量过多的症状和体征：如短期内体重迅速增加、血压升高、意识改变、心率加快、肺底湿啰音、颈静脉怒张等；结合肾功能、血清电解质、血气分析结果，观察有无高血压脑病、心力衰竭、尿毒症性肺炎及电解质代谢紊乱和酸碱平衡失调等并发症的表现。观察有无感染的征象，如体温升高、寒战、疲乏无力，咳嗽、咳脓性痰，肺部湿啰音，尿路刺激征，白细胞增高等。

3. 预防感染

要注意慢性肾功能衰竭患者皮肤和口腔护理的特殊性。慢性肾功能衰竭患者由于尿素霜的刺激，常感皮肤瘙痒，注意勿用力搔抓，可每日用温水清洗后涂抹止痒剂。此外，慢性肾功能衰竭患者口腔容易发生溃疡、出血及口唇干裂，应加强口腔护理，保持口腔湿润，可增进食欲。

4. 用药护理

用红细胞生成激素纠正患者的贫血时，注意观察用药后副反应，如头痛、高血压、癫痫发作等，定期查血红蛋白和血细胞比容等。使用骨化三醇治疗肾性骨病时，要随时监测血钙、磷的浓度，防止内脏、皮下、关节血管钙化和肾功能恶化。用降压、强心、降脂等其他药物时，注意观察其不良反应。

5. 心理护理

慢性肾功能衰竭患者的预后不佳，加上身体形象改变以及性方面的问题，常会有退缩、消极、自杀等行为。护理人员应以热情、关切的态度去接近他，使其感受到真诚与温暖。并应鼓励家属理解并接受患者的改变，安排有意义的知觉刺激环境或鼓励其参加社交活动，使患者意识到自身的价值，积极接受疾病带来的变化。对于患者的病情和治疗，应使患者和家属都有所了解，因为在漫长的治疗过程中，需要家人的支持、鼓励和细心的照顾。

十、护理评价

（1）患者的贫血状况有所好转，血红蛋白、人血白蛋白在正常范围。

（2）机体的水肿程度减轻或消退。

（3）自诉活动耐力增强。

（4）体温正常，无发生感染。

（5）患者情绪稳定，生活规律，并做到定时服药或透析。

十一、健康教育

1. 生活指导

注意劳逸结合，避免劳累和重体力活动。严格遵从饮食治疗的原则，注意水钠限制和蛋白质的合理摄入。

2. 预防指导

注意个人卫生，保持口腔、皮肤及会阴部的清洁。皮肤痒时避免用力搔抓。注意保暖，避免受凉。尽量避免妊娠。

3. 病情观察指导

准确记录每日的尿量、血压、体重。定期复查肾功能、血清电解质等。

4. 用药指导

严格遵医嘱用药，避免使用肾毒性较大的药物，如氨基糖苷类抗生素等。

5. 透析指导

慢性肾功能衰竭患者应注意保护和有计划地使用血管，尽量保留前臂、肘等部位的大静脉，以备用于血透治疗。已行透析治疗的患者，血液透析者应注意保护好动—静脉瘘管，腹膜透析者保护好腹膜透析管道。

6. 心理指导

注重心理调节，保持良好的心态，培养积极的应对能力。

（李 旭）

第八章

普外科疾病的护理

第一节　腹外疝

一、病因

常见原因为腹壁肌肉强度降低、前列腺增生、小便困难或体力劳动引起腹压增加，从而导致腹外疝形成。腹外疝多见于老年人群，由于老年人肌肉萎缩，腹壁及腹股沟区较薄弱，同时前列腺增生为腹外疝形成提供便利条件。此外，在咳嗽时可使腹压增高，为腹外疝形成提供动力。

二、临床表现

腹外疝患者的主要表现为腹股沟区出现可复性包块，在站立、行走、咳嗽或者劳动时出现，平卧休息时即可消失。

三、辅助检查

腹部影像学检查，如 CT 检查、超声检查及 X 射线检查等，并做钡餐、钡灌肠等检查以确定诊断。

四、诊断

1. 病史

询问发病时间，有无慢性咳嗽、经常呕吐、便秘、脱肛、尿道狭窄、包茎、膀胱结石、排尿困难、腹部手术、外伤等病史，既往有无疝嵌顿史。

2. 体检

注意腹部有无异常膨隆或凹陷、腹水、肝脾肿大、站立时有无肿块突出等。老年人应检查有无前列腺肥大。胸部一侧有无呼吸运动度受限、呼吸音减弱，肋间饱满，以及在胸部可否听到肠鸣音或振水音等膈疝体征。腹股沟疝应注意疝的外形及疝环大小，站立或咳嗽时内容物是否降入阴囊，能否复位。必须了解有无绞窄或嵌顿情况，并确定疝的种类。

五、治疗

治疗上常采用疝修补手术。

六、护理措施

（一）术前护理

（1）观察有无引起腹内压力增高的因素。避免重体力劳动和活动。

（2）遵医嘱行术前检查，有慢性基础疾病者应积极治疗。

（3）嵌顿疝和绞窄疝应禁食、补液、胃肠减压、抗生素治疗等术前准备。

（4）手术前嘱患者排尿，以免术中损伤膀胱。

（5）术前指导患者进行床上排尿练习，避免术后出现尿潴留。

（二）术后护理

（1）预防血肿：一般选择合适的沙袋在伤口处加压 24 小时左右，减少伤口出血。腹股沟疝修补术后可用绷带托起阴囊，并密切观察阴囊肿胀情况。

（2）术后取平卧位：膝下垫一软枕使髋关节屈曲，以减少局部张力。2～3 天后可取半卧位。术后3～5 天可考虑下床活动，无张力疝修补术患者可以尽早下床活动。年老体弱、复发性疝、绞窄疝、巨大疝患者应适当延迟下床活动时间。

（3）术后 1 天进流质饮食，次日进高热量、高蛋白、高维生素的软食或普食，多食蔬菜、水果、多饮水，以防便秘。行肠切除术者暂禁食，待肠蠕动恢复后方可进流质饮食。

（4）避免腹内压过高，预防感冒、咳嗽，避免活动过度、便秘等。

（5）按医嘱应用抗生素，保持敷料清洁，严格无菌操作，防止切口感染。

七、健康教育

（1）注意避免增加腹腔压力的各种因素。

（2）手术后 14 天可恢复一般性工作，3 周内避免重体力劳动。

（3）复发应及早诊治。

（邵金花）

第二节　急性阑尾炎

一、病因

急性阑尾炎的病因有各种原因引起的管腔阻塞，梗阻后管腔分泌物积存、内压增高，压迫阑尾壁阻碍远端血供导致；还有阑尾腔内细菌所致的直接感染引起；其他腹泻、便秘等引起阑尾肌肉和血管痉挛等原因。

二、临床表现

典型临床表现为转移性右下腹痛，伴发热、恶心及呕吐，右下腹有固定压痛点，腹肌紧张，皮肤感觉过敏。

三、辅助检查

急性阑尾炎的辅助检查项目，主要包括血常规、肝功能、电解质、阑尾系的彩超，或下腹部 CT 等检查和检验来判断。

四、诊断

急性阑尾炎的诊断，主要依靠病史、体检，以及辅助检查等三个方面进行。

1. 病史

主要有转移性的右下腹痛，疼痛开始时位于上腹部，疼痛较轻，随着时间的进展会逐渐转移至右下腹，并固定在麦氏点处，且疼痛性质加剧。

2. 体检

体检可在麦氏点处触及压痛阳性，如伴有阑尾的化脓、坏疽或穿孔时还可出现腹膜炎的表现，为局限性的腹膜炎或全腹弥漫性的腹膜炎的表现，此时全腹或局部肌肉紧张呈板状腹。

3. 辅助检查

主要通过阑尾的彩超或 CT，以及血常规等检查辅助诊断。

五、治疗

原则上急性阑尾炎，除黏膜水肿型可以保守后痊愈外，其他都应采用阑尾切除手术治疗。

六、护理评估

1. 术前评估

（1）健康史：了解患者既往病史，尤其注意有无急性阑尾炎发作史，了解有无与急性阑尾炎鉴别的其他器官病变，如胃十二指肠溃疡穿孔、右侧输尿管结石、胆石症及妇产科疾病等。了解患者发病前是否有剧烈活动、不洁饮食等诱因。

（2）身体状况：了解患者发生腹痛的时间、部位、性质、程度及范围等，了解有无转移性右下腹痛、右下腹固定压痛、压痛性包块及腹膜刺激征等。了解患者的精神状态、饮食、活动及生命体征等改变，有无乏力、脉速、寒战、高热、黄疸及感染性休克等表现。查看血、尿常规检查结果，了解其他辅助检查结果如腹部 X 线、B 超等。

（3）心理社会状况：本病发病急，腹痛明显，需急诊手术治疗，患者常感突然焦虑、不安。应了解患者的心理状态、患者和家属对疾病及治疗的认知和心理承受能力，了解家庭的经济承受能力。

2. 术后评估

了解麻醉和手术方式、术中情况、病变情况，对放置腹腔引流管的患者，应了解引流管放置的位置及作用。了解术后切口愈合情况、引流管是否通畅及引流液的颜色、性状及量等；有无并发症发生。患者对于术后康复知识的了解和掌握程度。

七、主要护理诊断/问题

1. 疼痛

与阑尾炎炎症刺激、手术切口等有关。

2. 体温过高

与急性阑尾炎有关。

3. 焦虑

与突然发病、缺乏术前准备及术后康复等相关知识有关。

4. 潜在并发症

出血、切口感染、粘连性肠梗阻、腹腔脓肿等。

八、护理目标

（1）患者主诉疼痛程度减轻或缓解。

（2）体温逐渐降至正常范围。

（3）焦虑程度减轻或缓解，情绪平稳。

（4）护士能及时发现并发症的发生并积极配合处理。

九、护理措施

（一）术前护理

1. 病情观察

加强巡视、观察患者精神状态，定时测量体温、脉搏、血压和呼吸；观察患者的腹部症状和体征，尤其注意腹痛的变化。患者体温一般低于 38 ℃，高热则提示阑尾穿孔；若患者腹痛加剧，出现腹膜刺激征，应及时通知医师。

2. 对症处理

疾病观察期间，通知患者禁食；按医嘱静脉输液、保持水电解质平衡，应用抗生素控制感染。为减轻疼痛，患者可取右侧屈曲被动体位，屈曲可使腹肌松弛。禁服泻药及灌肠，以免肠蠕动加快，增加肠内压力，导致阑尾孔或炎症扩散。诊断未明确之前禁用镇静止痛剂，如吗啡等，以免掩盖病情。

3. 术前准备

做好血、尿、便常规、出凝血时间及肝、肾、心、肺功能等检查，清洁皮肤，遵医嘱行手术区备皮。做好药物过敏试验并记录。嘱患者术前禁食 12 小时，禁水 4 小时。按手术要求准备麻醉床、氧气及监护仪等用物。

4. 心理护理

在与患者和家属建立良好沟通的基础上，做好解释安慰工作，稳定患者的情绪，减轻其焦虑；向患者和家属介绍有关急性阑尾炎的知识，讲解手术的必要性和重要性，提高他们对疾病的认识，消除不必要的紧张和担忧，使之积极配合治疗和护理。

（二）术后护理

1. 一般护理

（1）休息与活动：患者回病室后，应根据不同麻醉，选择适当体位卧床休息，全身麻醉术后清醒、连续硬膜外麻醉患者可取平卧位，6 小时后，血压脉搏平稳者，改为半卧位，利于呼吸和引流。鼓励患者术后在床上翻身、活动肢体，术后 24 小时可起床活动，促进肠蠕动恢复，防止肠粘连，同时可增进血液循环，加速伤口愈合。老年患者术后注意保暖，协助咳嗽咳痰，预防坠积性肺炎。

（2）饮食护理：患者手术当天禁食，经静脉补液。术后第 1 天可进少量清流质饮食，待肠蠕动恢复，第 3 ~4 天可进易消化的普食。少数病情重的坏疽、穿孔性阑尾炎，术后饮食恢复较缓慢。

2. 病情观察

密切监测生命体征及病情变化遵医嘱定时测量体温、脉搏、血压及呼吸；加强巡视，倾听患者的主诉，观察患者腹部体征的变化，尤其注意观察有无粘连性肠梗阻、腹腔感染或脓肿等术后并发症的表现，及时发现异常，通知医生并积极配合治疗。

3. 切口和引流管的护理

保持切口敷料清洁、干燥，及时更换渗血、渗液污染的敷料；观察切口愈合情况，及时发现出血及切口感染的征象。对于腹腔引流的患者，应妥善固定引流管，防止扭曲、受压，保持通畅；经常从近端至远端方向挤压引流管，防止因血块或脓液而堵塞；观察并记录引流液的量、颜色、性状等。当引流液量逐渐减少、颜色逐渐变淡至浆液性，患者体温及血常规正常，可考虑拔管。

4. 用药护理

遵医嘱术后应用有效抗生素，控制感染，防止并发症发生。术后 3 ~5 天禁用强泻剂和刺激性强的肥皂水灌肠，以免增加肠蠕动，而使阑尾残端结扎线脱落或缝合伤口裂开，如术后便秘可口服轻泻剂。

5. 并发症的预防和护理

（1）切口感染：是阑尾术后最常见的并发症。多见于化脓或穿孔性急性阑尾炎，表现为术后 2 ~3 天体温升高，切口胀痛或跳痛，局部红肿、压痛等，可先行试穿抽出脓汁，或于波动处拆除缝线，排出脓液，放置引流，定期换药。手术中加强切口保护、彻底止血、消灭无效腔等措施可预防切口感染。

（2）粘连性肠梗阻：较常见的并发症。病情重者须手术治疗。早期手术，早期离床活动可适当预防此并发症。

十、健康教育

（1）对于非手术治疗的患者，应向其解释禁食的目的和重要性，教会患者自我观察腹部症状和体征变化的方法。

（2）对于手术治疗的患者，指导患者术后饮食的种类及量，鼓励患者循序渐进，避免暴饮暴食；向患者介绍术后早期离床活动的意义，鼓励患者尽早下床活动，促进肠蠕动恢复，防止术后肠粘连。

（3）出院指导，若出现腹痛、腹胀等不适，应及时就诊。

十一、护理评价

（1）患者的疼痛程度是否减轻或消失，腹壁切口是否愈合。

（2）体温是否恢复到正常范围。

（3）焦虑程度是否缓解，情绪是否稳定。

（4）术后并发症是否被及时发现并积极处理。

（李 鑫）

第三节 急性胰腺炎

一、病因

急性胰腺炎常见病因主要包括胆道疾病、高脂血症、摄入乙醇和药物刺激等，具体如下。

1. 胆道疾病

常见于胆石症，如常见的胆管结石，可能阻塞胰胆管，从而诱发急性胰腺炎。

2. 高脂血症

特别是高甘油三酯血症，常见于肥胖或暴饮暴食患者。一次性脂肪性食物摄入过多，导致甘油三酯明显升高，甚至发生乳糜血，在此时易诱发胰腺炎。

3. 摄入乙醇

即酒精，一次性大量饮酒，或长期、反复饮酒的患者，比较容易罹患胰腺炎。

4. 药物刺激

常用的如噻嗪类利尿剂，还有糖皮质激素等，容易诱发急性胰腺炎。

5. 机械损伤

某些手术或操作直接损伤胰腺，如胃肠道手术，或内镜下胰胆造影术（ERCP）检查，可能造成胰管损伤。

6. 胰管阻塞

如胆道蛔虫病或胰腺肿瘤，直接压迫和阻塞胰管，也会导致急性胰腺炎。

7. 高钙血症

如多发性骨髓瘤或肿瘤骨转移患者，较容易发生高钙血症，高钙血症也是导致胰腺炎的常见原因。

二、临床表现

1. 腹痛

主要表现为持续性的钝痛或者刀割样的痛、胀痛、绞痛等，这是急性胰腺炎最主要的临床表现，也是首要的症状。

2. 腹胀

因胰腺炎发作累及肠道肠麻痹或者麻痹性梗阻，多数在起病后出现明显的腹胀。

3. 恶心呕吐

与肠道麻痹有关，一般出现会比较频繁。

4. 发热

胰腺炎患者多数会出现中度的发热，大概会出现三至五天。

5. 脱水

因胰腺炎会造成腹泻，所以会出现轻重不等的脱水现象。

6. 低血压和休克

这种情况一般常见于重症胰腺炎患者，主要表现为烦躁不安、皮肤苍白、湿冷等。

三、辅助检查

1. 血尿淀粉酶

血淀粉酶在起病后 6 ~ 12 小时升高，升高会持续 3 ~ 5 天，一般高于正常值的三倍或以上，尿淀粉酶在 12 小时后升高。

2. 血脂肪酶

在 24 小时开始上升，特异性较高，对急性胰腺炎的诊断价值高。

3. 血常规

白细胞会增高，如果持续不降，要考虑是否出现重症急性胰腺炎或已合并感染。

4. 血钙、血糖

持续性低钙和持续性空腹血糖升高，提示病情重。

5. 非血浆蛋白

如果 48 小时后非血浆蛋白超过 150mg/L，提示预后差。

6. 影像学

B 超是急性胰腺炎患者首选检查，建议 72 小时后做 CT，明确严重程度。

四、诊断

急性胰腺炎的诊断标准分为三项，具体如下。

1. 疼痛症状

出现胰腺炎，典型的疼痛症状是剧烈难忍，主要是位于上腹部，一般早期会出现上腹偏左或者整个上腹部的疼痛，后期严重时甚至出现全腹的疼痛，程度会由轻转重。

2. 血淀粉酶变化

血淀粉酶的数值超过了正常值的 3 倍以上，一般血淀粉酶在急性胰腺炎发作初始 2 – 12 个小时就会出现升高，如果升高超过 3 倍以上，代表为阳性诊断标准。

3. 影像学的检查

比如 B 超、CT 等检查，出现了典型的胰腺炎周边坏死的改变，则提示有急性胰腺炎。

如果这三个标准中有两个呈现为阳性，这种情况下往往就可以诊断为急性胰腺炎。

五、治疗

1. 非手术治疗

防治休克，改善微循环、解痉、止痛，抑制胰酶分泌，抗感染，营养支持，预防并发症的发生，加强重症监护的一些措施等。

2. 手术治疗

虽有局限性区域性胰腺坏死、渗出，若无感染而全身中毒症状不十分严重的患者，不需急于手术。若有感染则应予以相应的手术治疗。

六、护理评估

（一）术前评估

（1）患者既往有无胆管疾病、十二指肠病变，有无酗酒及暴饮暴食的习惯。

（2）腹痛的诱因、部位、性质、程度及放射部位。

（3）生命体征及意识状态变化，有无恶心、呕吐、腹胀、排气、排便异常等消化道症状。

（4）有无重症胰腺炎的征兆。

（5）各种化验及检查结果：血、尿淀粉酶增高及增高程度，血糖、电解质等其他生化指标，腹部B超与CT检查结果。

（6）患者及家属对疾病的认知程度、心理状态及家庭支持状况。

（二）术后评估

（1）麻醉、手术方式、术中出血、用药、补液情况。

（2）生命体征及意识状态，手术切口愈合和敷料情况。

（3）各种引流管情况。

（4）腹部体征的改变。

（5）各种检查及化验结果。

（6）进食及营养状况。

七、主要护理诊断/问题

（1）疼痛。

（2）体温过高。

（3）糖代谢紊乱。

（4）水电解质紊乱。

（5）营养失调，低于机体需要量。

（6）潜在并发症：急性呼吸衰竭、急性肾衰竭、心力衰竭与心律失常、消化道出血、胰性脑病、败血症及真菌感染、胰腺脓肿、假性囊肿、慢性胰腺炎。

（7）健康知识缺乏。

（8）焦虑。

八、护理措施

（一）一般护理

（1）急性发作期应绝对卧床休息，无休克者取半卧位。协助患者做好生活护理，保持口腔、皮肤清洁。

（2）禁饮食，腹胀严重者给予胃肠减压。禁食期间给予胃肠外营养支持，如患者口渴可含漱口液或湿润口唇。待症状好转逐渐给予清淡流质、半流质软食。恢复期仍禁止高脂饮食。

（3）密切观察生命体征变化、尿量及意识状态，及早发现脏器衰竭或休克。记录 24 小时出入量。动态观察腹痛情况，如腹痛的部位、疼痛程度、伴随症状，并做好详细记录。

（4）观察患者的呼吸型态，必要时给予氧气吸入。指导患者深呼吸和有效咳嗽，协助翻身、排痰或给予雾化吸入，如出现严重呼吸困难或缺氧情况，应给予气管插管或气管切开，应用呼吸机辅助呼吸。

（5）定时留取标本，监测血生化及电解质、酸碱平衡情况。

（6）严格执行医嘱，用药时间、剂量准确，必要时可使用微量泵输液。根据病情调节输液速度。发生低血钙抽搐时可静脉注射葡萄糖酸钙。血糖升高时可应用胰岛素降糖，注意监测血糖变化。

（7）多与患者交流，消除不良情绪，指导患者使用放松技术，如缓慢地深呼吸，使全身肌肉放松。

（8）积极做好抗休克治疗，病情危急需行手术治疗时应积极做好手术准备。

（二）症状护理

1. 疼痛的护理

（1）剧烈疼痛时可取弯腰、屈膝侧卧位以减轻腹痛，注意安全，必要时加用床档。

（2）遵医嘱给予镇痛、解痉、胰酶抑制剂。但禁用吗啡，以防引起 Oddi 括约肌痉挛加重病情。

（3）观察用药后腹痛有无减轻，疼痛的性质及特点有无改变，及时发现腹膜炎或胰腺脓肿。

（4）腹胀严重者做好胃肠减压的护理。记录 24 小时出入量，作为补液依据。

2. 体温过高的护理

（1）监测体温及血常规变化，注意热型及体温升高的程度。

（2）采用物理降温并观察降温效果，体温下降过程中须防止大量出汗引起的脱水。

（3）合理应用抗生素及降温药物，严格执行无菌操作。

（4）并发症的观察及护理。

1）急性呼吸窘迫综合征（ARDS）：监测血氧饱和度及呼吸型态、动脉血气分析，应用糖皮质激素，必要时行机械通气。

2）急性肾衰竭（ARF）：记录 24 小时出入量，每小时观察记录尿量，合理补液，必要时行透析治疗。

3）休克：密切观察生命体征、意识状态及末梢循环，静脉补液，必要时应用血管活性药物。

4）DIC：评估皮肤黏膜出血点，检查凝血功能，遵医嘱抗凝治疗。

5）心功能衰竭：进行心电监护和血流动力学监测，严格记录出入量。输液时严格控制滴速。

6）胰腺假性囊肿：必要时行手术治疗。

7）出血：急性胰腺炎易引起应激性胃溃疡出血，使用 H_2 受体拮抗剂和抗酸药物可预防和治疗胃出血。如有腹腔出血者应做好急诊手术准备。

（三）术后护理

1. 多种管道的护理

患者可能同时有胃管、尿管、氧气管、输液管、肠道造瘘管、“T”管以及腹腔引流管等，护理时要注意以下几点。

（1）了解每根导管的作用。

（2）妥善固定：保持有效引流，严格无菌操作，定期更换引流袋。

（3）准确记录各种引流物的性状、颜色、量。

2. 伤口的护理

观察有无渗血、渗液、伤口裂开；并发胰瘘时要注意保持负压引流通畅，并保护瘘口周围皮肤。

3. 维持营养需要

完全胃肠外营养的同时，采用经空肠造瘘管灌注要素饮食。

4. 防治休克，维持水、电解质平衡

准确记录24小时出入量，监测水、电解质状况；建立两条静脉输液通路，注意输液顺序及调节输液速度。

5. 控制感染，降低体温

监测体温和血白细胞计数变化，根据医嘱给予抗生素。协助并鼓励患者定时翻身、深呼吸、有效咳嗽及排痰，加强口腔和尿道口护理，预防口腔、肺部和尿路感染。

6. 并发症的观察与护理

（1）术后出血：按医嘱给予止血药物，定时监测血压、脉搏，出血严重者应行手术。

（2）胰腺或腹腔脓肿：急性胰腺炎患者术后两周如出现发热、腹部肿块，应检查并确定有无胰腺脓肿或腹腔脓肿的发生。

（3）胰瘘：保持负压引流通畅，保护创口周围皮肤，防止胰液对皮肤的浸润和腐蚀。

（4）肠瘘：腹部出现明显的腹膜刺激征，有含粪便的内容物流出即可明确诊断应注意保持局部引流通畅。保持水、电解质平衡。加强营养支持。

7. 心理护理

患者由于发病突然，病情重，病程长，常会产生恐惧、悲观情绪。应为患者提供安静舒适的环境，耐心解答患者的问题，帮助树立战胜疾病的信心。

九、护理评价

（1）患者是否明确腹痛的原因，腹痛能否逐渐缓解及有无腹膜炎等并发症的发生。

（2）胃肠减压引流有无通畅，有无明显失水征，血生化检查结果显示水、电解质和酸碱度是否在正常范围。

（3）是否发生休克和严重的全身并发症，发生时是否被及时发现和抢救。

（4）体温是否恢复到正常范围。

十、健康教育

（1）养成规律的饮食习惯，避免暴饮暴食。禁食刺激性强、产气多、高脂肪和高蛋白饮食，以防复发。

（2）戒烟禁酒。

（3）积极治疗胆管疾病。

（4）定期门诊复查，若出现紧急情况，及时到医院就诊。

（李京淑）

第四节　门静脉高压

门静脉高压（portal hypertension）是指门静脉的血流受阻、血液淤滞时，引起门静脉系统压力增高，出现脾大和脾功能亢进、食管胃底静脉曲张、呕血和腹腔积液等一系列表现的临床疾病。门静脉的正常压力为1.27～2.35 kPa（13～24 cmH_2O），门静脉高压时，压力可高达2.9～4.9 kPa。

一、解剖生理概要

门静脉主干是由肠系膜上、下静脉和脾静脉汇合而成，其中约20%的血液来自脾。门静脉和腔静脉之间有四个交通支。

1. 胃底、食管下段交通支

门静脉血流经胃冠状静脉、胃短静脉，通过食管胃底静脉与奇静脉、半奇静脉的分支吻合，流入上腔静脉。

2. 直肠下端、肛管交通支

门静脉血流经肠系膜下静脉、直肠上静脉与直肠下静脉、肛管静脉吻合，流入下腔静脉。

3. 前腹壁交通支

门静脉（左支）的血流经脐旁静脉与腹上深静脉、腹下深静脉吻合，分别流入上、下腔静脉。

4. 腹膜后交通支

在腹膜后，有许多肠系膜上、下静脉分支与下腔静脉分支相互吻合。

在以上四个交通支中，最主要的是胃底、食管下段交通支。这些交通支在正常情况下都很细小，血流量也很少。

二、病因与发病机制

根据门静脉血流受阻所在的部位，门静脉高压可分为肝前型、肝内型和肝后型三大类。肝内型门静脉高压又可分为窦前型、窦后型和窦型。在我国门静脉高压以肝炎后肝硬化、血吸虫性肝硬化最为常见。门静脉高压形成后，可引起下列病理变化。

1. 脾大、脾功能亢进

门静脉血流受阻后，首先出现充血性脾大，脾窦长期充血使脾内纤维组织和脾中吞噬细胞增生，引起脾破坏血细胞的功能增强。临床上除有脾大之外，还有外周血细胞减少，最常见的是白细胞和血小板减少。

2. 静脉交通支扩张

由于正常的门静脉通路受阻，门静脉又无静脉瓣，门静脉高压时，上述的四个交通支可大量开放，并扩张、扭曲形成静脉曲张。其中最有临床意义的是在食管下段、胃底形成的曲张静脉。进食粗糙食物，或咳嗽、呕吐、用力排便、负重等因素会使腹腔内压骤然升高，可引起曲张静脉的破裂，导致上消化道大出血。其他交通支同样也会发生扩张，如直肠上、下静脉丛扩张会引起继发性痔；脐旁静脉与腹上、下深静脉交通支扩张会引起前腹壁静脉曲张。

3. 腹腔积液

腹腔积液的形成的因素如下：①门静脉压力升高；②低蛋白血症；③淋巴液回流受阻；④醛固酮分泌增多。

三、护理评估

（一）健康史

了解患者有无慢性肝炎、肝硬化、血吸虫病史，有无长期大量饮酒史。

（二）身体状况

1. 脾大、脾功能亢进

在门静脉高压早期即可有脾大，伴有程度不同的脾功能亢进。

2. 呕血和黑便

食管下段及胃底曲张静脉突然破裂发生急性大出血，患者会呕吐鲜红色血液或排出柏油样便，甚至很快形成休克；由于肝功能损害致凝血功能障碍，脾功能亢进致血小板减少，因此出血常不易自行停止；大出血同时可引起肝组织严重缺氧，易发生肝性脑病。

3. 腹腔积液

腹腔积液形成较多时患者表现为腹部膨胀，腹部能叩出移动性浊音。

4. 其他

常有消化吸收功能障碍或营养不良的表现，鼻与牙龈出血等全身出血倾向，还可有黄疸、蜘蛛痣、腹壁静脉曲张等。

（三）心理—社会状况

（1）患者对突然大量出血感到紧张、恐惧。

（2）患者因长时间、反复发病，工作和生活受到影响而感到焦虑不安和悲观失望。

（3）家庭成员能否提供足够的心理和经济支持。

（4）患者及家属对门脉高压症的治疗、预防再出血的知识的了解程度。

（四）辅助检查

1. 常规检查

脾功能亢进时，全血细胞计数减少，白细胞计数降至 $3\times10^9/L$ 以下，血小板计数减至（70～80）$\times10^9/L$ 以下。

2. 肝功能检查

肝功能检查常表现为血浆白蛋白水平降低而球蛋白增高，白、球蛋白比例倒置，凝血因子时间延长。肝炎后肝硬化患者的血清转氨酶和血胆红素增高较血吸虫性肝硬化者明显。

3. 影像学检查

（1）B 超检查：可了解肝脏和脾脏的形态、大小，有无腹腔积液及门静脉扩张。

（2）食管吞钡X线检查：可发现食管和胃底静脉曲张的征象。在食管为钡剂充盈时，曲张的静脉使食管黏膜呈虫蚀状改变；排空时，则表现为蚯蚓样或串珠状负影。

（3）腹腔动脉（静脉相）或肝静脉造影：可确定门静脉受阻部位及侧支回流情况。

（五）治疗要点与反应

以内科综合治疗为重点，但若发生食管—胃底曲张静脉破裂引起的上消化道大出血，严重脾大伴明显的脾功能亢进及由肝硬化引起的顽固性腹腔积液，常需利用外科手术治疗。手术方式有以下几种。

1. 门体分流术

通过手术将门静脉系统和腔静脉连接起来，使压力较高的门静脉系统血液直接分流到腔静脉中，从而降低门静脉系统的压力。门体分流术存在的主要问题是门静脉系统向肝血流减少，会加重肝功能损害，未经肝处理的门静脉系统血液直接流入体循环，易致肝性脑病。

2. 断流术

通过阻断门—奇静脉间反常血流达到止血的目的。

3. 脾切除术

对严重脾大并发脾功能亢进者应作脾切除。脾切除术对于肝功能较好的晚期血吸虫性肝硬化患者疗效较好。但脾切除后血小板迅速增高，有静脉血栓形成的危险。

4. 顽固性腹腔积液的手术处理

对于终末期肝硬化门静脉高压的患者，唯一有效的治疗方法是肝移植，即替换了病肝，又使门静脉系统血流动力学恢复正常。但目前临床尚难推广。其他方式还有腹腔—颈静脉转流术。

四、主要护理诊断/问题

1. 体液不足

与上消化道大量出血有关。

2. 体液过多（腹腔积液）

与肝功能损害致低蛋白血症、血浆胶体渗透压降低及醛固酮分泌增加有关。

3. 营养失调：低于机体需要量

与肝功能损害、营养素摄入不足、消化吸收障碍有关。

4. 潜在并发症

上消化道大出血、术后出血、肝性脑病、静脉血栓形成。

5. 知识缺乏

缺乏预防上消化道出血的有关知识。

五、护理目标

（1）预防患者出现出血、肝性脑病、静脉血栓等并发症。

（2）患者的体液不足得到改善。

（3）患者的腹腔积液减少，体液平衡能得到维持。

（4）患者肝功能和营养状况得到改善。

（5）患者能正确描述预防再出血的有关知识。

六、护理措施

1. 心理护理

门静脉高压患者因长期患病对战胜疾病的信心不足，一旦并发急性大出血，会极度焦虑、恐惧。因此在积极治疗的同时，应做好患者的心理护理，减轻患者的焦虑，稳定其情绪，使之能配合各项治疗和护理。

2. 预防上消化道出血

（1）休息与活动：合理休息与适当活动，避免过于劳累，一旦出现头晕、心慌和出汗等不适，立即卧床休息。

（2）饮食：避免进食粗糙、带骨、带渣及辛辣食物；饮食不宜过热，以免损伤食管黏膜而诱发上消化道出血。

（3）避免引起腹内压升高的因素：如剧烈咳嗽、打喷嚏、便秘、用力排便等，以免引起腹内压升高诱发曲张静脉破裂出血。

3. 减少腹腔积液形成或积聚

（1）注意休息：尽量取平卧位，以增加肝、肾血流灌注。若有下肢水肿，可抬高患侧肢体减轻水肿。

（2）限制液体和钠的摄入：每日钠摄入量限制在 500 ~ 800 mg（氯化钠 1.2 ~ 2.0 g）内，输入液量约为 1000 mL。少食含钠高的食物，如咸肉、酱菜、酱油、罐头等。

（3）测量腹围和体重：每天测腹围一次，每周测体重一次。标记腹围测量部位，每次在同一时间、同一体位和同一部位测量。

（4）按医嘱使用利尿剂：如氨苯喋啶，同时记录每日出入量，并观察有无低钾血症、低钠血症。

4. 改善营养状况，保护肝脏

（1）加强营养调理：肝功能尚好者，宜给予高蛋白、高热量、高维生素、低脂饮食；肝功能严重受损者，可补充支链氨基酸，限制芳香族氨基酸的摄入。

（2）纠正贫血、改善凝血功能：贫血严重或凝血功能障碍者可输注新鲜血和肌内注射维生素 K，改善凝血功能。血浆白蛋白低下者，可静脉输入白蛋白等。

（3）保护肝脏：遵医嘱给予肌苷、乙酰辅酶 A 等保肝药物，避免使用红霉素、巴比妥类、盐酸氯丙嗪等有损肝脏的药物。

5. 急性出血期的护理

（1）一般护理：①绝对卧床休息；②心理护理；③口腔护理。

（2）恢复血容量：迅速建立静脉通路，输血、输液，恢复血容量，保证心、脑、肝、肾等重要器官的血流灌注，避免不可逆性损伤。宜输新鲜血，因其含氨量低、凝血因子多，有利于止血及预防肝性脑病。

（3）止血：①局部灌洗：用冰盐水或冰盐水加血管收缩剂（如肾上腺素），作胃内灌洗。因低温可使胃黏膜血管收缩，减少血流量，从而达到止血目的；②药物止血：遵医嘱应用止血药，并观察其效果；③严密观察病情：监测血压、脉搏、每小时尿量及中心静脉压的变化，注意有无水、电解质及酸碱平衡失调。

（4）对放置三腔管者做好置管后的护理：三腔管压迫止血是食管—胃底静脉大出血的

有效止血方法之一。

6. 分流术前准备

除以上护理措施外，术前 2～3 天口服肠道不吸收的抗生素，以减少肠道氨的产生，预防术后肝性脑病；术前 1 天晚做清洁灌肠，避免术后因肠胀气而致血管吻合口受压；脾—肾分流术前要明确肾功能是否正常。

7. 术后护理

（1）病情观察：①密切观察患者神志、血压、脉搏变化；②胃肠减压引流和腹腔引流液的性状与量，若引流出新鲜血液量较多，应考虑是否发生内出血。

（2）保护肝脏：缺氧可加重肝功能损害，因此术后应予吸氧；禁用或少用吗啡、巴比妥类、盐酸氯丙嗪等对肝功能有损害的药物。

（3）卧位与活动：分流术后 48 小时内，患者取平卧位或 15°低坡卧位，2～3 天后改半卧位；避免过多活动，翻身时动作要轻柔；手术后不宜过早下床活动，一般需卧床 1 周，以防血管吻合口破裂出血。

（4）饮食：指导患者从流质饮食开始逐步过渡到正常饮食，保证热量供给。分流术后患者应限制蛋白质和肉类摄入，忌食粗糙和过热食物，禁烟、禁酒。

8. 观察和预防并发症

（1）肝性脑病：分流术后部分门静脉血未经肝脏解毒而直接进入体循环，因其血氨含量高，加上术前肝功能已有不同程度受损及手术对肝功能的损害等，术后易诱发肝性脑病。若发现患者有神志淡漠、嗜睡、谵妄，应立即通知医生；遵医嘱测定血氨浓度，对症使用谷氨酸钾、钠，降低血氨水平；限制蛋白质的摄入，减少血氨的产生；忌用肥皂水灌肠，减少血氨的吸收。

（2）静脉血栓形成：脾切除后血小板迅速增高，有诱发静脉血栓形成的危险。术后 2 周内每日或隔日复查一次血小板，若超过 $600 \times 10^9/L$，立即通知医生，协助抗凝治疗。应注意使用抗凝药物前后的凝血时间变化。脾切除术后不用维生素 K 和其他止血药物，以防血栓形成。

七、护理评价

（1）患者焦虑情绪得到解除，能积极配合治疗和护理。

（2）患者营养状况得到改善。

（3）患者是否有出血、肝性脑病、感染或静脉血栓形成等并发症，若有上述情况，能否得到及时的治疗。

（4）患者对预防上消化道出血的知识了解。

八、健康教育

（1）保持心情舒畅，避免情绪波动而诱发出血。

（2）指导患者合理安排活动强度，避免劳累和较重体力活动。

（3）避免引起腹内压增高的因素，如咳嗽、打喷嚏、用力排便等，以诱发曲张静脉破裂而出血。

（4）注意自我保护，用软牙刷刷牙，避免牙龈出血，防外伤。

（祝美玲）

第九章

骨创伤疾病的护理

第一节　骨折病人的护理概述

骨折是指骨的完整性和连续性中断。

一、病因

骨折可由创伤和骨骼疾病所致。创伤性骨折多见，如交通事故、坠落或跌倒等。骨髓炎、骨肿瘤等疾病导致骨质破坏，在轻微外力作用下即发生的骨折，称为病理性骨折。本章重点介绍创伤性骨折。

1. 直接暴力

暴力直接作用于局部骨骼使受伤部位发生骨折，常伴有不同程度的软组织损伤。如小腿被车轮碾压的部位出现骨折（图 9-1）。

2. 间接暴力

暴力通过传导、杠杆、旋转和肌肉收缩等方式使受力点以外的骨骼部位发生骨折（图 9-2）。如跌倒时以手掌撑地，由于上肢与地面的角度不同，暴力向上传导可致桡骨远端骨折或肱骨髁上骨折。骤然跪倒时，股四头肌猛烈收缩，可致髌骨骨折。

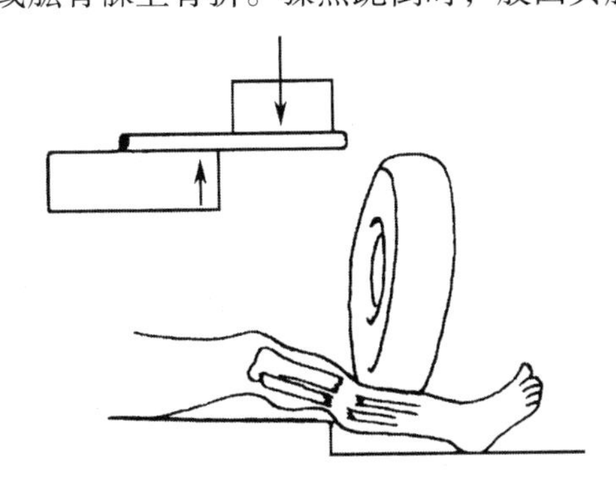

图 9-1　直接暴力引起骨折

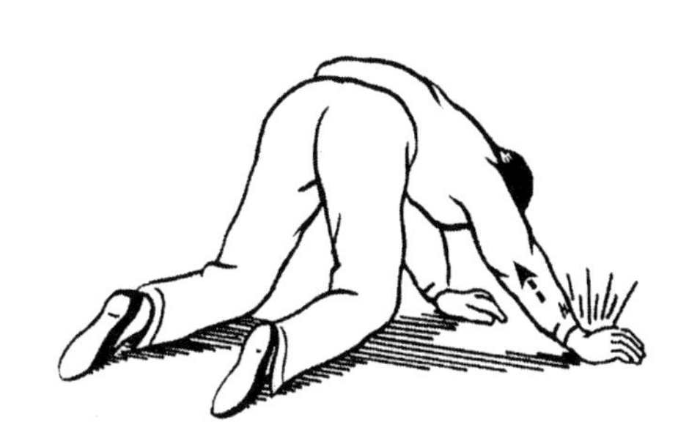

图 9-2　间接暴力引起骨折

3. 疲劳性骨折

长期、反复、轻微的直接或间接外力可致肢体某一特定部位骨折。如长途行军易致第

2、3 跖骨及腓骨下 1/3 骨干骨折。

二、分类

1. 根据骨折的程度和形态分类

（1）不完全骨折：骨的完整性和连续性部分中断，按其形态又可分为以下几种。

1）裂缝骨折：骨质出现裂隙，无移位，像瓷器上的裂纹。多见于颅骨、肩胛骨等。

2）青枝骨折：多见于儿童。主要表现为骨皮质和骨膜部分断裂，可有成角畸形，因与青嫩树枝被折断时相似而得名。

（2）完全骨折：骨的完整性和连续性全部中断。按骨折线的方向及其形态可分为以下几种（图 9-3）。

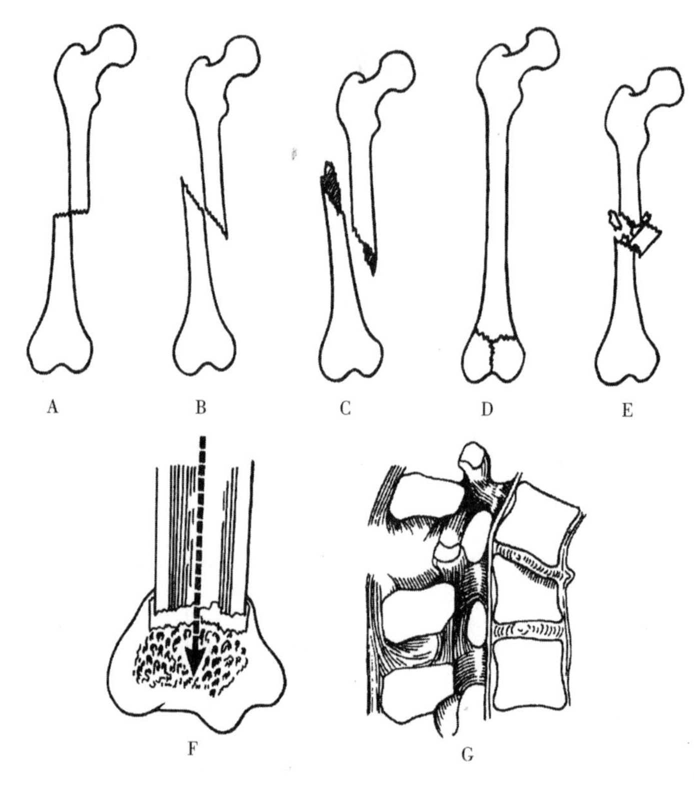

图 9-3　完全骨折

A—横形骨折　B—斜形骨折　C—螺旋形骨折　D—T 形骨折
E—粉碎形骨折　F—嵌插骨折　G—压缩骨折

1）横形骨折：骨折线与骨干纵轴接近垂直。

2）斜形骨折：骨折线与骨干纵轴呈一定角度。

3）螺旋形骨折：骨折线呈螺旋状。

4）粉碎性骨折：骨质碎裂成 3 块以上。骨折线呈 T 形或 Y 形者又称为 T 形或 Y 形骨折。

5）嵌插骨折：骨折片相互嵌插，多见于干骺端骨折，即骨干的密质骨嵌插入骨骺端的松质骨内。

6）压缩骨折：骨质因压缩而变形，多见于松质骨，如脊椎骨和跟骨。

7）骨骺损伤：经过骨骺的骨折，骨骺的断面可带有数量不等的骨组织。

2. 根据骨折处皮肤、筋膜或骨膜的完整性分类

（1）开放性骨折：骨折处皮肤、筋膜或骨膜破裂，骨折端直接或间接与外界相通。如刀枪打击造成骨折处有开放性创口，直肠破裂伴尾骨骨折。

（2）闭合性骨折：骨折处皮肤或黏膜完整，骨折端不与外界相通。

3. 根据骨折端的稳定程度分类

（1）稳定性骨折：在生理外力作用下，骨折端不易移位或复位后不易再发生移位的骨折，如裂缝骨折、青枝骨折、横形骨折、压缩骨折和嵌插骨折等。

（2）不稳定性骨折：在生理外力作用下，骨折端易移位或复位后易再移位的骨折，如斜形骨折、螺旋形骨折和粉碎性骨折等。

三、骨折移位

由于暴力作用、肌肉牵拉以及不恰当的搬运等原因，大多数完全骨折均有不同程度的移位。常见的移位有以下5种（图9-4），并常同时存在：①成角移位：两骨折段的纵轴线交叉成角，以其顶角的方向为准分为向前、后、内或外成角；②侧方移位：以近侧骨折段为准，远侧骨折段向前、后、内、外的侧方移位；③缩短移位：两骨折段相互重叠或嵌插，使其缩短；④分离移位：两骨折段在纵轴上分离，形成间隙；⑤旋转移位：远侧骨折段围绕骨的纵轴旋转。

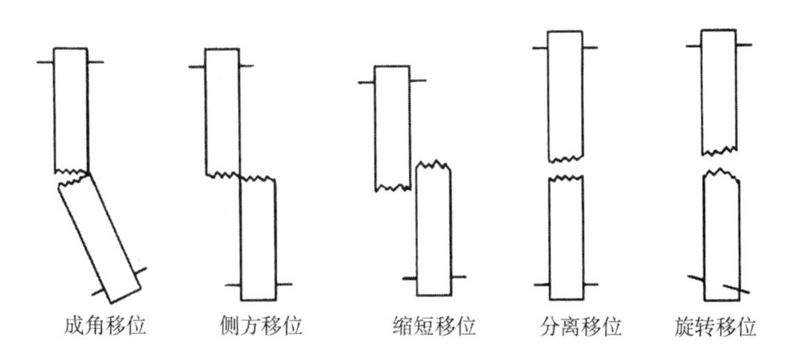

图9-4 骨折段5种不同移位

四、骨折愈合

1. 骨折愈合过程

根据组织学和细胞学的变化，通常将骨折后的愈合过程分为以下3个相互交织逐渐演进的阶段。

（1）血肿炎症机化期：骨折导致骨髓腔、骨膜下和周围组织血管破裂出血。伤后6～8小时，骨折断端及其周围形成的血肿凝结成血块。损伤可致部分软组织和骨组织坏死，在骨折处引起无菌性炎症反应。炎性细胞逐渐清除血凝块、坏死软组织和死骨，而使血肿机化形成肉芽组织。肉芽组织内成纤维细胞合成和分泌大量胶原纤维，转化为纤维结缔组织连接骨折两端，称为纤维连结。此过程约在骨折后2周完成。同时，骨折端附近骨外膜的成骨细胞

伤后不久即活跃增生，1周后即开始形成与骨干平行的骨样组织，并逐渐延伸增厚。骨内膜在稍晚时也发生同样改变。

（2）原始骨痂形成期：骨内、外膜增生，新生血管长入，成骨细胞大量增殖，合成并分泌骨基质，使骨折端附近内、外形成的骨样组织逐渐骨化，形成新骨，即膜内成骨。由骨内、外膜紧贴骨皮质内、外形成的新骨，分别称为内骨痂和外骨痂。填充于骨折断端间和髓腔内的纤维组织逐渐转化为软骨组织，软骨组织经钙化而成骨，即软骨内成骨，形成环状骨痂和髓腔内骨痂，即为连接骨痂。连接骨痂与内、外骨痂相连，形成桥梁骨痂，标志着原始骨痂形成。这些骨痂不断钙化加强，当其达到足以抵抗肌收缩及剪力和旋转力时，则骨折达到临床愈合，一般需12~24周。此时X线片上可见骨折处有梭形骨痂阴影，但骨折线仍隐约可见。

（3）骨痂改造塑形期：原始骨痂中新生骨小梁逐渐增粗，排列越来越规则和致密。随着破骨细胞和成骨细胞的侵入，完成骨折端死骨清除和新骨形成的爬行替代过程。原始骨痂被板层骨所替代，使骨折部位形成坚强的骨性连接，此过程约需1~2年。根据Wolff定律，骨的机械强度取决于骨的结构，正常与异常骨结构随着功能需要而发生变化。因此在骨痂形成成熟骨板后，破骨细胞与成骨细胞相互作用。在应力轴线上成骨细胞相对活跃，有更多新骨形成坚强的板层骨；在应力轴线以外破骨细胞相对活跃，吸收和清除多余的骨痂。最终，髓腔重新沟通，骨折处恢复正常骨结构，在组织学和放射学上不留痕迹。但这种改建有一定限度，畸形严重者将很难完全矫正。

骨折愈合过程分为一期愈合（直接愈合）和二期愈合（间接愈合）。前者是指骨折复位和固定后，骨折断端可通过哈弗系统重建直接发生连接，X线检查显示无明显外骨痂形成，骨折线逐渐消失。后者是膜内化骨与软骨内化骨2种成骨方式的结合，有骨痂形成。临床上以二期愈合多见。

骨折经过治疗，超过一般愈合所需时间，骨折断端仍未出现骨折连接，称为骨折延迟愈合。此时骨折仍有愈合能力，针对原因适当处理后仍可达到骨折愈合。骨折经过治疗，超过一般愈合时间（9个月），且经再度延长治疗时间（3个月）仍达不到骨性愈合，称为骨折不愈合。骨折愈合的位置未达到功能复位的要求，存在成角、旋转或重叠畸形，称为畸形愈合。

2. 临床愈合标准

临床愈合是骨折愈合的重要阶段，其标准为：①局部无压痛及纵向叩击痛；②局部无反常活动；③X线检查显示骨折处有连续性骨痂通过，骨折线已模糊。达到临床愈合后，可拆除病人的外固定，通过功能锻炼逐渐恢复患肢功能。

3. 影响愈合的因素

主要包括：①全身因素，如年龄、健康状况；②局部因素，如骨折的类型、骨折部位的血液供应、软组织损伤程度、软组织嵌入以及感染等；③治疗方法，如反复多次的手法复位、治疗操作不当、骨折固定不牢固、过早和不恰当的功能锻炼等。

五、临床表现

（一）全身表现

大多数骨折只会引起局部症状，但严重骨折和多发性骨折可导致全身反应。

1. 休克

多由于出血所致，特别是骨盆骨折、股骨骨折和多发性骨折，严重时出血量可超过2000 mL。严重的开放性骨折或并发重要内脏器官损伤时可导致休克甚至死亡。

2. 发热

骨折后体温一般正常。股骨骨折、骨盆骨折等的出血量较大，血肿吸收时可出现吸收热，但一般不会超过38 ℃。开放性骨折出现高热时，应考虑感染的可能。

（二）局部表现

1. 一般表现

（1）疼痛和压痛：骨折和合并伤处疼痛，移动患肢时疼痛加剧，伴明显压痛。由骨长轴远端向近端叩击和冲击时可诱发骨折部位的疼痛，为纵向叩击痛。

（2）肿胀和瘀斑：骨折处血管破裂出血形成血肿，软组织损伤导致水肿，这些都可使患肢严重肿胀，甚至出现张力性水疱和皮下瘀斑。由于血红蛋白的分解，皮肤可呈紫色、青色或黄色。

（3）功能障碍：局部肿胀和疼痛使患肢活动受限。完全骨折时受伤肢体活动功能可完全丧失。

2. 特有体征

（1）畸形：骨折段移位可使患肢外形改变，多表现为缩短、成角或旋转畸形。

（2）反常活动：正常情况下肢体非关节部位出现类似于关节部位的活动。

（3）骨擦音或骨擦感：两骨折端相互摩擦时，可产生骨擦音或骨擦感。

具有以上特有体征三者之一即可诊断为骨折。但是，三者都不出现也不能排除骨折，如裂缝骨折和嵌插骨折。不能为了检查特有体征而刻意搬动患肢，不可故意反复检查，以免加重周围组织的损伤特别是血管和神经。

（三）并发症

骨折常由较严重的创伤所致，有时骨折伴有或导致重要组织、器官的损伤比骨折本身更严重，甚至可以危及病人的生命。

1. 早期并发症

（1）休克：严重创伤、骨折引起大出血或重要脏器损伤可致休克。

（2）脂肪栓塞综合征：成人多见，多发生于粗大的骨干骨折，如股骨干骨折。由于骨折部位的骨髓组织被破坏，血肿张力过大，使脂肪滴经破裂的静脉窦进入血液循环，引起肺、脑、肾等部位的脂肪栓塞。通常发生在骨折后48小时内，典型表现有进行性呼吸困难、发绀，低氧血症可致烦躁不安、嗜睡，甚至昏迷和死亡，胸部X线显示有广泛性肺实变。

（3）重要内脏器官损伤：骨折可导致肝、脾、肺、膀胱、尿道和直肠等损伤，如骨盆骨折可导致膀胱破裂。

（4）重要周围组织损伤：骨折可导致重要血管、周围神经和脊髓等损伤，如脊柱骨折和脱位伴发脊髓损伤。

（5）骨筋膜室综合征：引起骨筋膜室内压力增高的因素包括骨折的血肿和组织水肿使室内内容物体积增加，或包扎过紧、局部压迫使室内容积减小。当压力达到一定程度，供应肌肉血液的小动脉关闭（图9-5），可形成缺血—水肿—缺血的恶性循环。根据缺血程度不同可导致以下不同结果：①濒临缺血性肌挛缩；②缺血性肌挛缩；③坏疽。

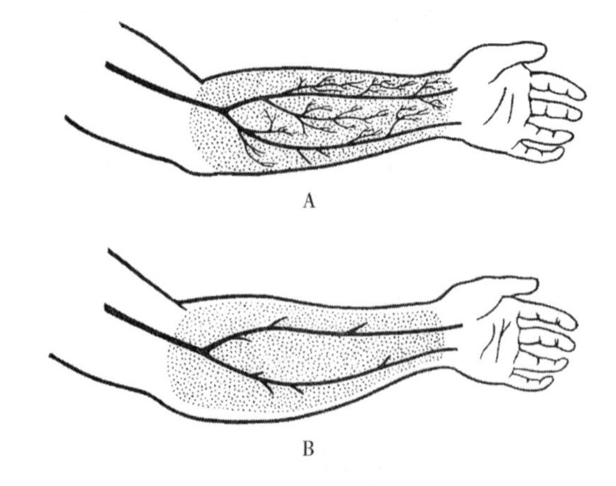

A

B

图 9-5 前臂骨筋膜室综合征发展过程

A—早期肌肉的毛细血管血液循环开始受压 B—若骨筋膜室内张力继续增加，肌肉血液供应可完全丧失，但远侧的动脉搏动还可以存在，因此临床上不能以此作为安全的客观指标

骨筋膜室综合征好发于前臂掌侧和小腿，出现以下 4 个体征可确诊：①患肢感觉异常；②肌肉被动牵拉试验阳性（被动牵拉受累肌肉出现疼痛）；③肌肉主动屈曲时出现疼痛；④筋膜室（即肌腹处）有压痛。骨筋膜室综合征常并发肌红蛋白尿。

2. 晚期并发症

（1）坠积性肺炎：主要发生于因骨折长期卧床不起者，以老年、体弱和伴有慢性病者多见，有时甚至可危及病人生命。

（2）压疮：骨突处受压时，局部血液循环障碍易形成压疮。常见部位有骶骨部、髋部、足跟部等。截瘫病人由于肢体失去神经支配，局部感觉缺乏且血液循环更差，因此压疮更易发生且更难治愈。

（3）下肢深静脉血栓形成（deep vein thrombosis，DVT）：多见于骨盆骨折或下肢骨折病人。由于下肢长时间制动，静脉血液回流缓慢，以及创伤导致的血液高凝状态等，都容易导致下肢深静脉血栓形成。若血栓脱落阻塞肺动脉及其分支，可引起肺栓塞（pulmonary embolism，PE）。深静脉血栓形成和肺栓塞合称为静脉血栓栓塞症（venous thromboembolism，VTE）。

（4）感染：开放性骨折时，由于骨折断端与外界相通而存在感染的风险，严重者可能发生化脓性骨髓炎。

（5）损伤性骨化：又称骨化性肌炎。关节扭伤、脱位或关节附近骨折时，骨膜剥离形成骨膜下血肿，若血肿较大或处理不当使血肿扩大，血肿机化并在关节附近的软组织内广泛骨化，严重影响关节活动功能。多见于肘关节周围损伤，如肱骨髁上骨折反复暴力复位，或骨折后肘关节活动受限时强力反复牵拉所致。

（6）创伤性关节炎：关节内骨折后若未能准确复位，骨折愈合后关节面不平整，长期磨损易引起活动时关节疼痛。多见于膝关节、踝关节等负重关节。

（7）关节僵硬：最常见。由于患肢长时间固定导致静脉和淋巴回流不畅，关节周围组织发生纤维粘连，并伴有关节囊和周围肌肉挛缩，致使关节活动障碍。

（8）急性骨萎缩（acute bone atrophy，Sudeck's atrophy）：是损伤所致关节附近的痛性骨质疏松，又称反射性交感神经性骨营养不良。好发于手、足骨折后，典型症状是疼痛和血管舒缩紊乱。疼痛与损伤程度不一致，随邻近关节活动而加剧，局部有烧灼感，因关节周围保护性肌肉痉挛而致关节僵硬。由于血管舒缩紊乱，骨折早期皮温升高、水肿、汗毛和指甲生长加快，随之皮温低、多汗、皮肤光滑、汗毛脱落，导致手或足部肿胀、僵硬、寒冷、略呈青紫达数月。

（9）缺血性骨坏死：骨折使某一断端的血液供应被破坏，导致该骨折段缺血坏死。常发生在腕舟状骨骨折后近侧骨折段或股骨颈骨折后股骨头部位。

（10）缺血性肌挛缩：是骨折最严重的并发症之一，是骨筋膜室综合征处理不当的严重后果。常见原因是骨折处理不当，特别是外固定过紧，也可由骨折和软组织损伤直接导致。一旦发生则难以治疗，可造成典型的爪形手（图9-6）或爪形足。

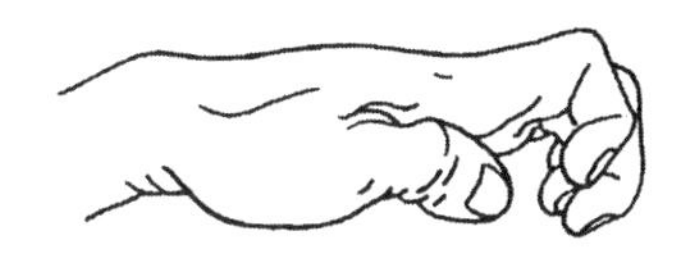

图9-6 前臂缺血性肌挛缩后的典型畸形——爪形手

六、辅助检查

1. 实验室检查

（1）血常规：骨折致大量出血时可见血红蛋白和血细胞比容降低。

（2）血钙、血磷：在骨折愈合阶段，血钙和血磷水平常升高。

（3）尿常规：脂肪栓塞综合征时尿液中可出现脂肪球。

2. 影像学检查

（1）X线检查：对骨折的诊断和治疗具有重要价值，是最常用的检查方法。凡疑为骨折者都应常规进行X线检查，以了解骨折的部位、类型和移位等。

（2）CT和MRI：可发现结构复杂的骨折或常规X线检查难以发现的骨折（如椎体骨折），以及其他组织的损伤（如脊髓损伤）。

七、治疗

（一）现场急救

在现场急救时不仅要处理骨折，更要注意全身情况的处理。骨折急救的目的是用最为简单而有效的方法抢救生命、保护患肢并迅速转运，以便尽快妥善处理。

（二）临床处理

骨折的治疗有三大原则，即复位、固定和功能锻炼。

1. 复位

复位是将移位的骨折段恢复正常或接近正常的解剖关系，重建骨的支架作用，是骨折固定和功能锻炼的基础。临床可根据对位（两骨折端的接触面）和对线（两骨折段在纵轴上的关系）是否良好来衡量复位程度。

（1）复位标准。

1）解剖复位：骨折段恢复了正常的解剖关系，对位和对线完全良好。

2）功能复位：骨折段虽未恢复正常的解剖关系，但骨折愈合后对肢体功能无明显影响。

（2）复位方法。

1）手法复位：又称闭合复位，适用于大多数骨折。其步骤包括解除疼痛、松弛肌肉、对准方向和拔伸牵引。复位时应争取达到解剖复位或接近解剖复位，如不易达到则功能复位即可。不能为了追求解剖复位而反复进行多次复位，以免加重软组织损伤，影响骨折愈合。

2）切开复位：指手术切开骨折部位的软组织，暴露骨折端，将骨折复位。适用于手法复位失败、关节内骨折经手法复位无法达到解剖复位、手法复位未能达到功能复位、骨折并发主要血管或神经损伤、多处骨折等情况。其最大的优点是可使手法复位无效的骨折达到解剖复位，有效的内固定还可使病人早期下床活动，减少并发症，方便护理。但是切开复位本身可加重局部软组织损伤，影响血液供应，若无菌操作不当可造成感染。

2. 固定

固定是将骨折断端维持在复位后的位置直至骨折愈合，是骨折愈合的关键。常用方法有外固定和内固定两类。

（1）外固定：常用方法有小夹板、石膏绷带、外展支具、持续牵引和外固定器等。

1）小夹板：利用有一定弹性的柳木板、竹板或塑料板制成的长、宽合适的小夹板，在适当部位加固定垫，用横带绑在骨折部肢体的外面固定骨折。此法主要适用于四肢闭合性、无移位、稳定性骨折。其优点是固定范围一般不包括骨折的上、下关节，便于及早进行功能锻炼，并发症较少，治疗费用低。缺点是易导致骨折再移位，若使用不当可导致压疮和骨筋膜室综合征等后果。应掌握正确的固定方法，避免绑扎太松或太紧、固定垫应用不当等。

2）石膏绷带：石膏绷带可根据肢体形状塑形，固定可靠，维持时间较长。缺点是无弹性，不能调节松紧度，固定范围一般须超过骨折端的上、下关节，无法进行关节活动，易引起关节僵硬。

3）头颈及外展支具：前者主要用于颈椎损伤，后者可将肩、肘、腕关节固定于功能位，适用于肩关节周围骨折、肱骨骨折及臂丛神经损伤等。外展架使患肢处于抬高位，有利于消肿、止痛，且可避免因肢体重量的牵拉导致骨折分离移位。

4）持续牵引：既有复位作用，也有外固定作用。方法包括皮肤牵引、骨牵引和兜带牵引等。应根据病人的年龄、骨折部位、肌肉发达程度和软组织损伤情况等来选择牵引的方法和牵引重量。

5）外固定器：骨折复位后将钢针穿过远离骨折处的骨骼，利用夹头在钢管上的移动和旋转矫正骨折移位，最后用金属外固定器固定（图 9-7）。外固定器主要用于开放性骨折，或闭合性骨折伴有局部软组织损伤或感染灶等情况。它具有固定可靠、易于处理伤口、不限制关节活动、可早期功能锻炼等优点。

（2）内固定：切开复位后，将骨折段固定在解剖位置。内固定物包括接骨板、螺丝钉、髓内钉和加压钢板等。但取出内固定器材多需要二次手术。

3. 功能锻炼

功能锻炼是在不影响固定的情况下，尽快地恢复患肢肌肉、肌腱、韧带、关节囊等软组织的舒缩活动。功能锻炼是尽早恢复患肢功能和预防并发症的重要保证。在锻炼过程中，可配合理疗、中医和中药治疗等。

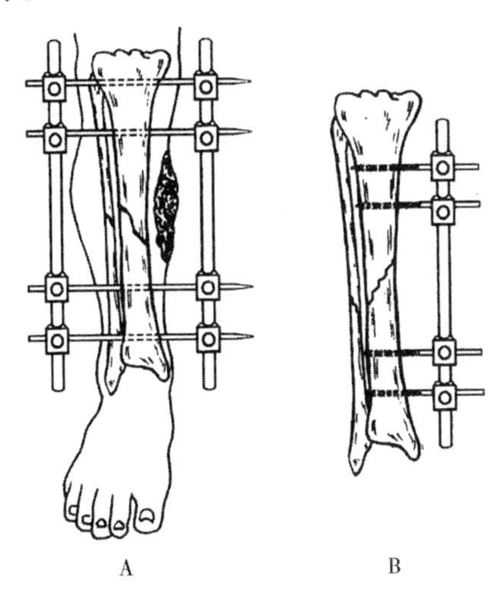

图 9-7 骨外固定器

A—双边外固定器 B—单边外固定器

八、护理评估

（一）非手术治疗/术前评估

1. 健康史

（1）一般情况：包括年龄、性别、婚姻、职业和运动爱好等。

（2）外伤史：了解受伤的时间、原因和部位，受伤时的体位、症状和体征，搬运方式、急救情况，有无昏迷史和其他部位复合伤等。

（3）既往史：重点了解与骨折愈合有关的因素，如病人有无骨质疏松、骨折、骨肿瘤病史或手术史。

（4）家族史：了解家族中是否有患骨科疾病的病人。

2. 身体状况

（1）症状与体征：评估有无休克或体温异常的症状；是否有骨折局部的一般表现和专有体征；皮肤是否完整，开放性损伤的范围、程度和污染情况；有无其他重要伴随症状，如神经、血管或脊髓损伤；有无骨折后早期和晚期并发症；石膏固定、夹板固定或牵引固定是否维持于有效状态等。

（2）辅助检查：了解有无 X 线、CT、MRI 及其他有关手术耐受性检查（如心电图、肺功能检查）等的异常发现。

3. 心理—社会状况

了解病人对疾病的认知程度，对治疗方案和疾病预后有何顾虑和思想负担；了解病人的朋友及家属对其关心和支持程度；了解家庭对治疗的经济承受能力。

（二）术后评估

1. 术中情况

了解病人手术、麻醉方式与效果、骨折修复情况、术中出血、补液、输血情况和术后诊断。

2. 身体评估

评估石膏固定、小夹板固定或牵引术是否维持于有效状态；功能恢复情况；是否出现与手术有关或与骨折有关的并发症。

3. 心理—社会状况

评估病人有无焦虑、抑郁等消极情绪；康复训练和早期活动是否配合；对出院后的继续治疗是否了解。

九、主要护理诊断/问题

1. 疼痛

与骨折部位神经损伤、软组织损伤、肌肉痉挛和水肿有关。

2. 有外周神经血管功能障碍的危险

与骨和软组织损伤、外固定不当有关。

3. 躯体活动障碍

与骨折、牵引或石膏固定有关。

4. 潜在并发症

休克、脂肪栓塞综合征、骨筋膜室综合征、静脉血栓栓塞症、关节僵硬等。

十、护理目标

（1）病人主诉骨折部位疼痛减轻或消失。

（2）患肢末端维持正常的组织灌注，皮肤温度和颜色正常，末梢动脉搏动有力，感觉正常。

（3）病人能够在不影响牵引或固定的情况下有效移动。

（4）病人未出现并发症，或并发症得到及时发现和处理。

十一、护理措施

（一）急救护理

1. 抢救生命

骨折病人，尤其是严重骨折者，往往合并其他组织和器官的损伤。应检查病人全身情况，首先处理休克、昏迷、呼吸困难、窒息或大出血等可能威胁病人生命的紧急情况。

2. 包扎止血

绝大多数伤口出血可用加压包扎止血，大血管出血时可用止血带止血。最好使用充气止血带，并记录所用压力和时间。创口用无菌敷料或清洁布类包扎，以减少再污染。若骨折端已戳出伤口并已污染，又未压迫重要血管或神经，则不应现场复位，以免将污物带到伤口深处。若在包扎时骨折端自行滑入伤口内，应做好记录，以便入院后清创时进一步处理。

3. 妥善固定

妥善的固定可以防止骨折断端活动，从而避免其对周围血管、神经或内脏等重要组织的损伤，减轻疼痛，并便于搬运。凡疑有骨折者均应按骨折处理。对闭合性骨折者在急救时不必脱去患肢的衣裤和鞋袜，患肢肿胀严重时可用剪刀将患肢衣袖和裤脚剪开。骨折有明显畸形，并有穿破软组织或损伤附近重要血管、神经的危险时，可适当牵引患肢，使之变直后再行固定。固定物可以为特制的夹板，或就地取材的木板、木棍或树枝等。若无任何可利用的材料，可将骨折的上肢固定于胸部，骨折的下肢与对侧健肢捆绑固定。

4. 迅速转运

病人经初步处理后，应尽快地转运至就近的医院进行治疗。

（二）非手术治疗的护理/术前护理

1. 心理护理

向病人及其家属解释骨折的愈合是一个循序渐进的过程，充分固定能为骨折断端连接提供良好的条件，而正确的功能锻炼可以促进断端生长愈合和患肢功能恢复，因此若能在医务人员指导下积极锻炼，则可取得良好的治疗效果。对骨折后可能遗留残疾者，应鼓励其表达自己的思想，减轻病人及其家属的心理负担。

2. 病情观察

观察病人意识和生命体征，患肢固定和愈合情况，患肢远端感觉、运动和末梢血液循环等。若发现休克、脂肪栓塞综合征、骨筋膜室综合征等骨折早期并发症征象，或下肢深静脉血栓形成、感染、损伤性骨化等骨折晚期并发症征象，应及时报告医师，采取相应处理措施。

3. 疼痛护理

根据疼痛原因，对症处理。若因创伤性骨折造成的疼痛，在现场急救中予以临时固定可缓解疼痛。若因伤口感染引起疼痛，应及时清创并应用抗生素等进行治疗。疼痛较轻时可鼓励病人听音乐或看电视以分散注意力，也可用局部冷敷或抬高患肢来减轻水肿以缓解疼痛，热疗和按摩可减轻肌肉痉挛引起的疼痛，疼痛严重时可遵医嘱给予镇痛药。护理操作时动作应轻柔准确，严禁粗暴搬动骨折部位，以免加重疼痛。

4. 患肢缺血护理

骨折局部内出血、包扎过紧、不正确使用止血带或患肢严重肿胀等原因均可导致患肢血液循环障碍。应严密观察肢端有无剧痛、麻木、皮温降低、皮肤苍白或青紫、脉搏减弱或消失等血液灌注不足表现。一旦出现应对症处理，如调整外固定松紧度，定时放松止血带等。若出现骨筋膜室综合征应及时切开减压，严禁局部按摩、热敷、理疗或使患肢高于心脏水平，以免加重组织缺血和损伤。

5. 外固定护理

行石膏或牵引外固定病人的护理参见相关内容。

6. 体位与功能锻炼

骨折复位后，遵医嘱将患肢维持于固定体位。在保证牢固固定的前提下，应循序渐进地进行患肢功能锻炼，以促进骨折愈合，预防并发症发生。其他未固定肢体可正常活动。

7. 生活护理

指导病人在患肢固定制动期间进行力所能及的活动，为其提供必要的帮助，如协助进食、进水、排便和翻身等。

8. 加强营养

指导病人进食高蛋白、高钙和高铁的食物，多饮水。增加晒太阳时间以促进骨中钙和磷的吸收，促进骨折修复。对不能到户外晒太阳者要注意补充鱼肝油滴剂、维生素 D 片、强化维生素 D 牛奶和酸奶等。

（三）术后护理

术后早期维持肢体于固定体位（如抬高患肢），鼓励病人积极进行功能锻炼，早期下床活动，及时拆除外固定，促进肿胀消退，预防压疮、下肢深静脉血栓、关节僵硬和急性骨萎缩等。

十二、健康教育

1. 安全指导

指导病人及家属评估家居环境的安全性，妥善放置可能影响病人活动的障碍物，如小块地毯、散放的家具等。指导病人安全使用步行辅助器械或轮椅。行走练习需有人陪伴，以防跌倒。

2. 功能锻炼

告知病人出院后继续功能锻炼的意义和方法。指导家属如何协助病人完成各种活动。

3. 复诊指导

告知病人若骨折远端肢体肿胀或疼痛明显加重，肢体感觉麻木、肢端发凉，夹板、石膏或外固定器械松动等，应立即到医院复查并评估功能恢复情况。

十三、护理评价

通过治疗与护理，病人是否得到如下改善：①主诉骨折部位疼痛减轻或消失，感觉舒适；②肢端维持正常的组织灌注，皮肤温度和颜色正常，末梢动脉搏动有力；③能够在不影响牵引或固定的情况下有效移动；④并发症得以预防，或得到发现和处理。

（张宇珊）

第二节　骨伤患者入出院护理

出、入院护理是患者进入医院后和离开医院前，由护理人员为患者提供的一系列护理工作。通过护理人员提供的护理措施，可以使患者入院后很快适应环境，遵守医院规章制度，密切配合医疗护理活动。出院后继续巩固治疗效果，提高自护能力，提高生活质量。护理人员应掌握出、入院护理的一般程序，按照整体护理的要求，有针对性地提供护理措施。

一、入院护理

入院护理是指患者住进医院后，护理人员对患者一系列医护活动的安排。目的是促进新患者尽快适应医院环境，消除紧张、焦虑等不良心理情绪；满足患者的各种合理需求，以调动患者配合治疗护理的积极性；做好健康教育，满足患者对疾病知识的需求。

病房护士在接到门诊或急诊科发出的患者入院通知时，要主动了解患者的病情，以便根据情况做好迎接患者的准备。

1. 准备床单位

接到住院处通知后，应立即根据病情需要选择并准备病床。一般骨伤科患者要准备硬板床，首先将备用床改为暂空床，再根据骨折的种类准备好支具或牵引用具，如下肢疾患要准备下肢抬高架，上肢要准备垫枕，老人或截瘫患者要准备好充气床垫等。手术后患者应准备麻醉床，危重患者应安置在危重病房或ICU病房，并做好各种抢救治疗的用物准备。

2. 迎接新患者

主管护士应热情接待新患者，将患者领到床边，协助患者上床，掌握各种患者的搬运方法，切勿因搬动而加重患者病情，如四肢骨折患者在移动患肢时要边拔伸边移动，并要注意稳抬稳放。脊柱损伤者搬动时要保持脊柱上下一致，不能扭曲。妥善安置患者的体位，如四肢骨折患者要抬高患肢。对在院外已使用石膏、夹板外固定等患者，注意检查肢体远端血运、颜色、温度等，保持关节于功能位，以保证固定关节的最大效能。

3. 观察及评估

观察和评估患者目前是否有严重的疼痛或不适的症状及体征，若有特殊不适症状，除就个人能力给予处理外，应立即请医生诊治；如无特殊不适，则先执行住院护理常规。

4. 填写入院病历及各种卡片

建立病历并将门诊检查的各种资料进行整理，粘贴在病历上。填写各种住院卡片，如住院一览卡、床头卡等。对昏迷和危重患者应向其家属及同事进行了解，对联系地址、电话等必须填写准确。

5. 测量生命体征

准确测量患者的生命体征，如体温、脉搏、呼吸、血压等，做好记录。如有异常，立即通知医生。

6. 通知医生

及时通知医生协助做好有关检查，了解诊断及治疗方案。如属重症患者，要立即配合医生进行抢救处理。

7. 执行医嘱

要及时准确地处理医嘱，根据医嘱对患者进行观察和护理。

8. 收集资料

按照护理程序收集患者的健康资料，如既往史、健康状况、药物过敏史等，进行入院评估，制订护理计划并实施。

9. 进行健康教育指导

（1）医务人员介绍：患者入病房后，医护人员在迎接患者时，即做自我介绍，以消除患者的陌生感。向患者介绍所住的房间、床号，介绍科主任、护士长、主治医生、责任护士等。

（2）住院环境及规章制度介绍：对于慢症患者，在做好安置、进行初步卫生处置、待患者及家属的心情稳定后，责任护士向患者及其家属介绍患者床单位的设备及使用方法（如呼叫系统的使用等），介绍同病室的病友、病房的有关制度（如外翻窗的管理、病房物品的管理、吸烟的管理、探视时间及陪住制度等）和医院的常规（用餐时间、送开水时间、开关仓库的时间等），最后引导患者或家属认识病房的环境，如护士站、治疗室、医生办公室、仓库、卫生间、餐厅、茶水炉及垃圾投放的位置等，使患者及家属尽快熟悉新的环境和适应新的角色，处于接受治疗的最佳状态。对于急症患者，应先配合医生进行抢救，待病情稳定后再进行相关介绍。向患者及家属解释“医患双向承诺书”的内容，并请患者及家属签名。

（3）病情介绍：向患者介绍其所患疾病名称，对于暂时不适合向患者公开的疾病，如骨肉瘤、截瘫等，应向家属讲明，取得家属的配合。

（4）相关疾病知识介绍：根据病情及患者接受情况，对相关疾病知识进行简单介绍。如四肢骨折患者患肢要制动、抬高；脊柱骨折患者要防止脊柱扭曲；骨折患者禁止吸烟，因烟中的尼古丁可收缩血管，影响骨折愈合；骨折早期给予低脂、高维生素、清淡、易消化的饮食等。

（5）介绍各项治疗护理措施：医生下达医嘱后，在落实治疗护理措施时，对治疗护理的目的、意义及患者的配合要进行指导。如牵引的目的、意义、术中配合及注意事项等。

二、出院护理

患者经过住院期间的治疗和护理，病情好转、稳定、痊愈需出院或需转院（科），或不愿接受医生的建议而自动离院时，护理人员均应对其进行一系列的出院护理工作。

出院护理的目的是了解出院患者的生理、心理及社会再适应的情况，以协助其重返社会；指导患者和家属，出院后仍须继续执行的治疗和护理活动，使其明白出院并非意味着治疗护理工作的全面结束，而只是初步完成第一个疗程，出院后的治疗、护理、休养、锻炼等，对疾病最终痊愈、功能康复都起着重要作用；指导患者办理出院手续；清洁、整理床单位。出院护理应始于患者情况稳定后，使患者在出院时能全面了解出院后需要注意的问题及需要遵循的原则，具备一定的自护能力，使其家属正确掌握一般的护理方法。

骨伤科患者出院的护理程序如下。

（一）患者出院前的护理

1. 通知患者和家属

医生根据患者健康情况，决定出院日期，护士按出院医嘱，提前通知患者及家属，做好出院的思想准备和物质准备（如硬垫床、轮椅、拐杖、便器等）。

2. 根据患者情况制定有针对性的健康教育计划并组织实施

（1）使患者了解疾病的转归过程：根据疾病的特点，向患者讲解疾病的过程，使患者对疾病的痊愈过程有所了解，对今后的治疗工作既不盲目乐观，也不悲观失望，能正确了解治疗目的和注意事项，自觉主动地配合完成治疗计划。注意保持心情愉快、乐观，情绪稳定，生活有规律，劳逸结合，适当参加一些社会活动。

（2）掌握一般护理方法：根据不同病情指导患者或共同居住者掌握简单的护理方法，如翻身、皮肤护理、穿衣、协助大小便、肢体搬动、上下轮椅、使用拐杖等。如有外固定者，应使患者及家属了解外固定的基本性能、观察指征及常见异常情况的处理措施，告诫患者及家属在未取得医务人员同意的情况下不可擅自松解、去除外固定。需继续牵引固定者，应事先在家中准备可靠的牵引装具，在医护人员指导下安放体位及牵引锤。

（3）正确选择饮食：根据不同病情、不同年龄、不同体质指导患者有针对性地配餐，使营养科学、合理，如截瘫患者需多食富含纤维素的食物，防止长期卧床造成便秘，忌食辛辣、煎炸肥腻之食。

（4）药物的服用方法与保管：对出院继续用药者，要详细介绍药物的使用方法、作用，以及可能发生的不良反应，教育本人要注意保护药品包装上的标志，包装损坏、药物失效时，应废弃不用，以免发生药物中毒。要按时服药，自我观察不良反应。

（5）卧床并发症的预防：对不能下床活动需长期卧床的患者，预防皮肤压疮、泌尿系统感染、坠积性肺炎等并发症是家庭护理的重点内容，要向患者及家属介绍预防方法，使其掌握为患者翻身、叩背、排痰及皮肤护理的方法。

（6）坚持功能锻炼：功能锻炼是骨伤科疾病治疗的重要内容之一，必须贯穿于整个治疗过程中。护士根据病程合理指导功能锻炼，教会患者锻炼的方法，掌握有效指征及锻炼中的注意事项。要使患者了解继续功能锻炼的重要意义，使之科学合理、持之以恒，既不能惧怕痛苦而懈怠锻炼，也不能操之过急而盲目锻炼出现意外。功能锻炼以患者不感到疲劳为度。

（7）自理能力的培养：根据所患病症及病情恢复情况有针对性地培养患者自理能力。如上肢疾患患者要尽早训练健侧功能，如梳头、拿筷子吃饭等；下肢疾患患者要教会双拐的使用方法，如何上下楼梯等；对伤情较重可能致残者，要在做好心理护理的同时，引导患者尽早掌握一门适合自己的技术。总之，要使患者最大限度地恢复自我照顾能力，提高生活质量。

（8）复印病历的方法：如需复印病历者，持本人身份证及门诊挂号证，先到挂号室提取门诊病历，然后再到医务科开具复印病历的证明，最后到病案室复印病历。如果本人不能来复印病历，直系亲属持本人和患者的身份证以及两人关系的证明信，按照上述复印程序办理即可。

（9）需及时就诊的症状与体征：将病区的电话号码告诉患者，向患者及家属交代来院复诊时间及程序。根据不同疾病和不同的治疗方法，向患者讲清出现哪些情况要及时就诊，以免耽误治疗时机使病情加重甚至致残。如有石膏外固定的患者肢体出现异常疼痛，肢体活动无力，可能为神经受压迫，应及时与医生联系或到医院诊治，否则将会造成不可逆损害。

3. 注意患者的情绪变化

护理人员应特别注意病情无明显好转、转院、自动离院的患者并做好相应的护理。如进行有针对性的安慰与鼓励，增进患者康复信心，以减轻患者的恐惧与焦虑心情。

（二）患者出院当日的护理

（1）停止一切医嘱，通知营养部门及有关部门取消饮食、治疗及药物，注销各种卡片（如一览卡、床头卡等）。

（2）将有关资料（如 MRI、CT 等）交家属妥善保管，有外固定者要认真检查各部件是否有效。

（3）做好出院指导。①环境：安全、洁净、舒适，阳光充足，注意避免风寒。②饮食：多食高蛋白、高营养、低脂肪、粗纤维饮食，多饮水，多食新鲜水果蔬菜，少食辛辣刺激性饮食，忌吸烟、酗酒等。③服药：遵医嘱给予抗炎、活血、补钙药物。④休息：保证充足的睡眠，每天 6~8 小时。⑤患肢继续加强功能锻炼，不同患者具体指导。⑥复查：术后 1 个月到骨伤科门诊复查，复查时间遵医嘱，根据骨折愈合情况，决定取外固定或内固定时间。随时复诊的指征：a. 发热（体温 >38.5 ℃）；b. 不明原因患肢剧痛，感觉运动异常；c. 再次受伤；d. 伤口红、肿、热、痛；e. 伤口、钉孔处渗液等；f. 外固定过紧或过松，固定肢体末端发凉、严重肿胀、颜色苍白或暗紫等。⑦遵医嘱节制房事。⑧下地活动时间和去除外固定时间严格遵从医嘱，不可私自行事，以免影响骨折顺利愈合。

（4）征求患者对医院医疗、护理等各项工作的意见以便不断提高医疗护理质量。

（5）办理出院手续：护士执行出院医嘱，填写出院通知单，结账（总结患者在住院期间所用的药品及医疗费用），指导患者或家属到出院处办理出院手续。

（6）护送出院：根据患者情况，采用不同方法护送患者出病区。

三、骨伤患者搬运法

掌握正确的患者搬运法是骨伤科护士的基本功，也是院前急救的重要技术之一。在搬运过程中，要特别注意保护伤口或手术部位，切勿因搬动而加重患者病情，同时应用人体力学的节力原理来保护自身安全。

（一）搬动患者的力学要求

（1）防止病损局部产生剪切应力或旋转应力，以免加重原有病理损害和疼痛。

（2）保持平衡稳定，防止跌倒摔伤。

（3）保持舒适，避免患者其他部位受到挤压或牵拉。

（4）护理人员应力求省力，减轻疲劳，防止自身发生损伤。

（二）搬动患者前的评估

（1）患者的心理准备情况，了解患者的配合程度。

（2）了解患者的身体状态，如意识、瞳孔、生命体征等。

（3）评估患者的体重，估计身体各部段的重量，确定各部段的重心位置，合理分配支托力量和选择着力点。身体各部段的重量：头、颈和躯干约占体重的58%，每个上肢占5%，每个下肢占16%。

（4）了解病损部位和病情，有针对性地采取保护措施，主要是防止病变部位受压和扭曲，以免使局部产生剪切应力和旋转应力。如颈椎骨折的患者应绝对保持头颈部平直，禁止向任何方向弯曲；而对四肢骨折的患者，患肢局部应妥善固定支托，使患部既不受压，也不悬空；有骨髓炎病灶时，应注意防止病理性骨折。

（三）搬运的原则

（1）患者应对帮助者有信心，从而使自己身心放松，配合转移搬运。

（2）患者应向前看，而不应看地板或看向帮助者。

（3）搬运前应检查器械是否安全良好，准备好并固定妥当，保持空间通畅，没有障碍。

（4）在多人协助搬运时，应决定由何人指挥，发出指令后，大家一起协同用力。

（5）搬动患肢时，搬动者双脚间距应适当放宽，增加支撑面。托起患者时，搬动者两臂应尽可能地向身体两侧靠拢，以减少身体重力线的偏移程度，减少阻力臂。搬动者如为2人以上，则应准备好后同时用力，以提高平衡的稳定度，减少意外损伤的机会，保持患者的安全与舒适，同时也可省力。根据病损部位和病情，选择合适的搬运方法。如病情许可，能在床上配合动作者，可用单人搬运法；不能自行活动或体重较重者，可用两人或三人搬运法；病情危重或颈腰椎骨折等患者，需采用四人搬运法。

（6）在搬运过程中，搬运者应保持搬运开始的姿势，不得在中途改变姿势。

（四）搬运方法

1. 床上搬运法主要搬动卧床患者

（1）搬运方法。

1）一人帮助患者移向床头法：适用于一侧上肢或下肢骨折患者。

上肢：让患者仰卧屈膝，健手握住床头板，双脚蹬床面，护士用手托住患肢，同时提供助力，使其移向床头。

下肢：让患者仰卧屈健侧膝部，双手握住床头板，健足蹬床面，护士用手托住患肢，同时提供助力，使其移向床头。

2）二人帮助患者移向床头法：适用于一侧上肢和下肢同时骨折的患者或骨盆骨折患者。

上、下肢合并骨折：让患者仰卧屈健侧膝部，健手握住床头板，健足蹬床面，两位护士站在床的同侧，一人托住患者的上肢，另一人托住患者的下肢，同时提供助力，使其移向床头。

骨盆骨折：让患者双手握住床头板，两位护士分别站在床的两侧，交叉托住患者的腰臀部，协调地将患者抬起移向床头。

3）三人帮助患者移向床头法：适用于双侧下肢骨折患者。

让患者仰卧，双手握住床头板，两位护士站在床的两侧，分别托住患者的下肢，另一位护士用手托住患者的腰臀部，同时提供助力，使其移向床头。

4）轴线翻身法：适用于脊椎损伤及脊椎手术患者。

胸、腰椎损伤患者翻身法：两位护士站在床的同侧，一人将双手分别置于患者肩、腰部，另一人将双手分别置于腰、臀部，患者可将一手搭于第一位护士的一侧肩部，三人一起用力，使胸腰部保持在同一水平线上，翻转至对侧，垫好枕头。

颈椎损伤患者的翻身法：应由3位护士同时进行，一人立于患者头上，固定患者头部，沿纵轴向上略加牵引，使头、颈随躯干一起缓慢移动，另一人将双手分别置于肩部、腰部，第三人将双手分别置于腰部、臀部，三人一起操作时头、颈、肩、腰、髋保持在同一水平线上，翻转至侧卧位。

（2）注意事项。

1）搬运前了解患者病情、意识状态、肢体肌力、配合能力、身体有无创伤及骨折固定、牵引、留置各种管道等情况。

2）视患者病情放平床头，将枕头横立于床头，避免上移撞伤患者头部。

3）搬运患者时动作宜轻柔，扶托患肢时必须双手同时扶托骨折部位上下两个关节；未固定的患肢搬运时，扶托远端肢体关节的手要沿肢体轴线略向上施加一个牵引力。

4）搬运后要放回枕头，根据患者需求抬高床头，使患者体位舒适。

5）胸、腰椎骨折患者翻身时，躯干和头部应在同一轴线上，向同一方向、用同样速度进行。翻身以后，用枕头、沙袋等将头部、肩部、腰部及四肢固定好。

6）颈椎骨折患者搬运时，注意颈、肩一直线，防止颈部扭曲，加重脊髓损伤；平卧后，颈部要放置海绵或棉垫，颈部两侧用软枕固定，避免因头摇动而加重损伤。

2. 轮椅运送法主要运送不能行走的患者

（1）搬运方法：将轮椅推至床边，椅背与床尾平齐，面向床头，翻起脚踏板，拉起车闸，以固定车轮；协助患者穿衣、裤、袜、穿健侧鞋；嘱患者将双手置于护士肩上，患肢蜷起勿碰伤，护士双手环抱患者腰部，协助健肢落地；协助患者转身，嘱患者用手扶住轮椅把手，坐于轮椅中间；患者坐稳后，翻下脚踏板，脚踏在脚踏板上。

（2）注意事项。

1）推轮椅时，嘱患者双手扶着轮椅扶手，尽量靠后坐，勿向前倾身或自行下地。

2）下坡时要减慢速度并注意观察病情。

3. 平车运送法主要运送不能起床的患者

（1）搬运方法。

1）单人搬运法：a. 推平车至患侧床旁，大轮端靠近床头，使平车与病床平行并调整高度，踩下平车刹车以免平车移动；b. 松开盖被，协助患者穿好衣服；c. 患者取坐位，双手撑住床面，健腿屈曲支床抬臀，移向床缘；d. 护士双手平托患肢与患者一齐用力，依次将患肢、臀部及上肢移至平车上。

2）两人搬运法：a. 推平车至床尾，大轮端靠近床尾，使平车头端与患者床尾呈钝角，踩下平车刹车以免平车移动；b. 松开盖被，协助患者穿好衣服；c. 甲乙搬运者同时站在靠近车的一侧，协助患者将上肢交叉于胸前，甲一手托住患者头、颈、肩下方，另一手托住患者腰部下方；乙一手托住患者臀部下方，另一手托住患者膝部下方，为减少患者疼痛，搬运者应将前臂及手完全伸至患者身下，同时用力抬起患者至近侧床缘，再同时抬起患者稳步向平车处移动。

3）三人搬运法：a. 推平车至床尾，大轮端靠近床尾，使平车头端与患者床尾呈钝角，踩下平车刹车以免平车移动；b. 松开盖被，协助患者穿好衣服；c. 甲乙丙搬运者站在靠近车的一侧，协助患者将上肢交叉于胸前，甲托住患者头、颈、肩及胸部；乙托住患者背、腰和臀部；丙托住患者膝部和双足；为减少患者疼痛，搬运者应将前臂及手完全伸至患者身下，三人合力同时抬起患者至近侧床缘，再同时抬起患者稳步向平车处移动。此搬运法在骨伤科最常用。

4）四人搬运法：a. 推平车至床尾，大轮端靠近床尾，使平车头端与患者床尾呈钝角，踩下平车刹车以免平车移动；b. 松开盖被，协助患者穿好衣服；c. 搬运者甲站于床头，托住患者头及颈肩部；乙站于床尾，托住患者两腿；丙站立于平车侧紧握中单两角；丁站立于丙的对侧或跪立于床上膝盖略分开，一前一后，加大支撑面，紧握中单另两角；四人合力同时抬起患者，放于平车上；此搬运法法适用于颈腰椎损伤的患者。

（2）注意事项。

1）搬运患者时动作轻稳，车速适宜，要确保患者安全、舒适，多人搬运时动作应协调一致。

2）搬运患者时，搬动者双脚间距应适当加大，增大支撑面。托起患者时，搬动者两臂尽可能向身体两侧靠拢，尽量让患者身体靠近搬运者，使重力线通过支撑面，保持平衡。

3）推车时，护士应站在患者头侧，便于观察病情，要注意观察患者的面色、呼吸及脉搏的变化。对烦躁不安或神志不清的患者，必须有护士在车旁守护，以防意外。

4）平车上下坡时，患者头部应放在高处一端，以免引起不适；如平车一端为固定轮，一端为方向轮，患者头部应卧于固定轮端。

5）搬运骨折患者，车上需垫木板，护士应重点保护并固定好骨折部位。

6）各种导管的固定：一般保留静脉输液通路，更换液体后，调节滴速。护士应暂时关闭其他导管，或在无菌操作下夹闭、分离接口，消毒后用无菌纱布捆扎并妥善固定，返回后再消毒连接。

7）推车出门时，应先将门打开，不可用车撞门，以免震动患者或损坏建筑物。

8）有些检查须掀开盖被以便确定部位，卧床患者应穿好贴身衣物或病员服以免受凉或过分暴露。

4. 担架运送法

这是院前急救最常用的搬运方法，主要运送路途较长、病情较重的患者。担架必须是硬质担架，上铺软垫（不宜很厚）。搬运方法同平车搬运法，疑有胸腰椎损伤者，尽可能不变换体位，将患者四肢伸直、并拢，一人扶肩及腰，一人扶臀及下肢，将患者滚到担架上，并使其仰卧位。注意患者头部在后、足部在前，搬运途中保持水平状态，患者进入救护车后，应取头部在前、足部在后的位置。

四、患肢护理

患肢护理是骨伤患者护理的基本内容，包括卫生处置、患肢观察、患肢保护等内容，做好患肢护理，对预防感染、早期发现血管神经并发症、保持患肢正确治疗位置、促进康复具有重要作用，在临床护理过程中，应注意根据患肢不同情况给予全面护理。

1. 卫生处置

及时做好入院卫生处置，清除患肢血迹、污垢，保持患肢皮肤清洁、干燥。

2. 观察伤肢情况

包括疼痛、肿胀、出血、末梢血液循环及主动被动活动、感觉、有无全身伴随症状等项目。对任何异常疼痛及严重的肢体肿胀均应提高警惕，防止骨筋膜间区综合征的发生。

3. 观察外固定情况

包括外固定装置是否有效，夹板松紧度是否适宜，石膏有无断裂、石膏筒内肢体是否松动或受挤压、牵引重量是否适宜、牵引滑轮是否灵活、牵引锤是否落地、牵引针孔有无红肿、脓液渗出等影响外固定效能的内容，以及外固定处与身体受压处皮肤有无红肿、水疱、破溃，有无胶布过敏反应等躯体反应的内容。

4. 保持肢体位置

按治疗要求正确摆放与固定体位，注意保持功能位，抬高患肢 15°～30°，以利消肿止痛。

5. 平稳搬移

协助患者移动或改变体位时应注意重点保护受损部位，双手托扶患肢，缓慢移动，稳抬轻放，争取一次性完成，尽量减少患者痛苦。

6. 促进消肿镇痛

受伤后 48 小时内可给予冰袋冷敷受伤部位，以减轻肿胀和疼痛，中后期可使用热敷，使用冷热敷应注意防止冻伤或烫伤。亦可向心性按摩患肢加快血液循环，促进患肢消肿。

7. 指导锻炼

鼓励患者早期进行正确的功能锻炼，防止发生肌肉萎缩、关节僵硬、骨质疏松等并发症。

8. 水疱护理

患肢出现张力性水疱者注意保护好局部，尽量避免水疱破裂，保持皮肤的完整性，防止细菌感染。水疱较大者应在严格无菌操作下沿水疱边缘抽出其中渗液，必要时定时无菌换药。

9. 爱伤观念

注意保护好患肢，禁止在伤侧做输液、抽血等穿刺操作，避免在患肢做测量血压等影响血液循环的操作，手术患者禁止在手术区及其附近做损伤性操作。

（孙圆圆）

第三节　骨伤患者的心理护理

心理护理是指通过护士的行为、语言、态度、表情和姿势等，改变患者的心理状态和行为，使之有利于疾病的转归与康复。护理人员与患者之间的关系是建立在平等、尊重、信任和合作基础上的人际关系。护理人员要善于使用暗示和美好语言，举止端庄大方、镇定从容，操作认真严肃、准确轻柔，服务体贴入微，采用最佳的心理护理措施，使患者安心治疗，早日康复。对于骨伤患者无论是在疾病的治疗过程中，还是在康复时期，都要重视患者的心理社会因素及心理康复问题，才能使患者早日康复。

一、心理护理的目标

心理护理的目标主要指心理护理的实施者在护理过程中通过积极的语言、表情、态度和行为去影响患者，促使其疾病愈合，或增强其适应性。具体的目标如下。

1. 满足患者的合理需要

了解和分析患者的不同需要是心理护理要达到的首要目标。

2. 提供良好的心理

创造一个使患者康复的良好心理与物质环境是做好心理护理的前提。

3. 消除不良情绪反应

发现患者的不良情绪，及早采取多种措施是心理护理的关键。

4. 提高患者的适应能力

调动患者战胜疾病的主观能动性是心理护理的最终目标。

二、心理护理的步骤

1. 了解患者的需要

这是解决问题的第一步。通过观察、交谈、调查等手段，收集有关患者各种需要的信息。如果患者的某些需要得不到满足，有时会通过心理反应来表达，如发脾气、生闷气等，这些反应也会影响患者的病情。因此，要善于捕捉，及时发现这些信息。

2. 分析患者的需要

不同患者在不同时期都会有各种各样的不同需要，分析这些需要也是心理护理的一个重要步骤。例如，有的患者爱清洁，怕在医院受到交叉感染而产生生物学上的安全需要；也有的患者对医疗环境感到陌生甚至惧怕，因而产生心理上的安全需要。这些都需要在深入的交往中分析其内在原因。

3. 提出解决问题的方法

这是决策阶段。根据了解和分析的结果，设计解决问题的护理干预手段，是运用专业知识来解决具体问题的关键步骤。

4. 心理护理的实施

这是行动阶段，就是解决问题的手段付诸实践的过程。这个阶段也关系到护理目标的实现。除了决策的正确性之外，心理护理技巧起决定性作用。

5. 心理护理的效果评价

此阶段就是看心理护理的目标是否实现。如果没有实现，就要分析原因，是哪一个环节发生了问题，例如是了解不全面，还是分析不正确；是决策的问题，还是行动上的不足。根据评价来提出下一阶段的新要求。

心理护理虽然可以分解成五个步骤，但它是作为一个整体，连续、动态地进行的。心理护理程序的核心是要确定这次心理护理的目标，即通过了解与分析，从患者的大量心理需要中选择最主要、最关键的需要首要解决的问题；然后确定最佳护理干预手段，即从心理学角度做出“护理诊断”。

（一）常见心理特征与护理

骨伤科患者多因突然遭受意外事故、车祸、人为伤害而致伤。发病突然、症状强烈、病情复杂，事先毫无心理准备，外伤后改变了患者生理、心理及社会状况，对机体功能有很大影响，给家庭、工作、生活、学习带来很多问题，也给家人带来不良影响，需要及时给予调整和适应，因此骨伤患者不论是在疾病的治疗，还是在康复的全过程中，不仅要重视药物及手术等治疗与护理，还要重视患者的心理社会因素及心理康复问题，才能给患者以全面的护理，使患者早日康复。

1. 骨伤患者常见心理特征

（1）紧张和恐惧：创伤初期，患者因突然遭受意外事故，看到伤口出血，又受到伤处疼痛的折磨，且常回忆受伤时的情景，心有余悸。此外，骨伤科特殊的检查治疗手段（暗室透视、骨牵引、手法整复、钢板内固定等），担心手术效果不佳或残废，看到为抢救危重患者而来回奔忙的医生、护士，也可产生一种异乎寻常的恐惧感。少数患者怕无人照顾，特别是目睹其他危重或死亡患者，更易产生恐惧心理，出现面色苍白、全身发抖、判断力差、不知所措等表现。

（2）焦虑：引起焦虑的因素很多，根据医学心理学的研究，患者产生焦虑的原因主要有下述几个方面：①人际关系紧张，环境陌生；②诊断不明确；③疗效不明显；④患者是家庭支柱，对老人、孩子牵挂惦念；⑤经济负担重；⑥恐惧情绪的延续和疼痛；⑦怕失去事业、怕失去生活能力、怕失去爱情等。表现为性情急躁、容易激动、爱发脾气，男性多为一点小事吵吵嚷嚷，女性多为抑郁哭泣，或者是患者在适应患者角色过程中与其本人病前的各种角色发生心理冲突引起的行为矛盾。这种情况在中年患者中多见，其后果将使病情加重或导致骨折延迟愈合等不良后果。

（3）孤独感：患者住院后由于医院环境、人际关系陌生、生活单调无聊及医院各种管理规定的约束，患者感到不习惯、拘束，甚至有度日如年的感觉，加之患者伤情稳定后，亲友渐渐离去，忙于各自的工作疏于探视，医护人员忙于其他重患者的治疗护理与其交谈减少，也会使患者产生孤独、寂寞感。

（4）忧郁悲观：多见于经过一段时间救治而无缓解，以及知道自己有可能致残的患者。这些患者在经过一段时间救治后不但病情没有好转，反而不断恶化，甚至出现一些严重的并发症，于是，对治疗效果产生怀疑，又因长期卧床，生活不能自理、思想负担加重，觉得自己是家庭社会的负担，出院后也不能恢复劳动及工作能力，而产生悲观失望情绪。不同的患者有着不同的表现形式。如有的故作姿态，极力掩饰；有的表现为沉默寡言，对周围事物漠不关心；有的哭喊连天；有的不思饮食，拒绝治疗，甚至产生自杀行为等。

（5）怨恨和抵触：因车祸造成的创伤患者，常对肇事者或肇事单位抱有怨恨和抵触情绪。患者常把手术、牵引、换药、注射等痛苦归罪于肇事者，在其面前有意夸大伤痛和病情，甚至大喊大骂，诅咒对方也遭受同样的不幸；多不主动锻炼，锻炼时也不刻苦，且多不愿出院。

（6）患者角色行为减退：多见于一些住院时间较长或已处恢复期的患者。患者已适应其角色，但由于某些原因，使他不顾疾病的预后，过早地承担在社会中的其他角色，从事不应承担的活动。如一个腰椎压缩性骨折患者，住院后经卧床治疗一周病情已大有好转，但由于其爱人与其一同受伤，且呈昏迷状态，患者由于更关心爱人的安危，便过早下床照料爱人，他的病痛似乎已感觉消失了，这是因“丈夫”的角色在其心中上升为主要位置，而他放弃了患者角色去承担“丈夫”角色，因此患者角色行为减退。

（7）患者角色行为强化：此种情况常见于康复期患者。由于依赖性增强和自信心减弱，对自我能力表示怀疑，对承担原来或其他角色感到恐惧不安，而安于患者角色的现状，或自我感觉病情的严重程度超过实际情况，于是小病大养，并且与患者年龄、性格、外伤性质、个人修养、家庭条件等有明显关系，如儿童住院后因家人迁就、照顾、被动性增强、变得娇气，感觉事事需别人照顾。一些大手术或车祸之后，患者死里逃生，心理上害怕再负责任，随之产生依附心理，习惯于别人的照料与帮助，不做主观努力，如不能主动进行功能锻炼，使功能恢复及适应过程变长。病情慢性化，一些工伤、交通事故及斗殴致伤者，当肇事方负责赔偿患者全部损失时，患者因经济消费有依赖，易产生迁延不愈的“赔偿”神经症，患者症状迟迟不消失。有些人病前泼辣能干，伤后已到恢复后期，但力所能及的事也不会做了，其症状与外伤程度不相符，主要原因是患者症状不消失可获取经济赔偿和生活照料等，这种“继发性获益”的心理，使疾病过程大为延长，少数患者可成为终生的“残废”。

2. 心理护理

骨伤科住院患者因伤情轻重、性格、家庭情况、年龄、外伤性质等在不同的住院时期将产生不同的心理变化，护士要针对不同的病程、不同患者的心理特征，采取相应的心理调护。

（1）对紧张、恐惧的患者：护士要耐心详细地介绍病情、治疗方法及康复的过程，在遇到较严重的伤情时，采取恰当的救护措施，工作有条不紊、忙而不乱。告知患者不要直视伤口，配合医务人员迅速止血、固定、包扎，疼痛较严重时，遵医嘱使用止痛剂。告知家属要避免因惊慌或使用不恰当的语言增加患者的恐惧心理。将抢救患者、危重患者与一般患者隔开，以减少精神刺激、消除恐惧紧张心理，为患者创造一个安全舒适的治疗环境。

（2）对焦虑的患者：护士要与患者耐心的交流，了解其焦虑的原因，进行耐心的解释和劝慰工作，使其遇事不要情绪激动，保持心态平和。必要时遵医嘱服抗焦虑药物。创造条件并鼓励患者和家属经常与病情好转的患者交流，增加治疗信心。对极度焦虑或长期处于焦虑之中的患者要格外重视，设法帮助他们减轻心理负担，以免影响疾病的治疗或诱发其他疾病。

（3）对孤独感的患者：医护人员在患者入院时主动热情地与患者打招呼，搀扶患者到床边，亲切自然地介绍病房环境和有关住院制度，介绍同病室的病友，帮助患者建立病友关系，使他们尽快适应环境。对中老年人要注重与患者感情上的沟通，根据患者的职业特点适当称呼，切忌轻率的直呼姓名和床号。在不影响治疗的情况下，让患者尽可能参加一些文娱活动，活跃病房的气氛，亲属或亲友应多探视和陪伴患者，以消除患者的孤独心理。

（4）对抑郁悲观的患者：护士要经常对其开导和谈心，借鉴治愈、好转以及肢体功能恢复好的典型病例，来增强其战胜疾病的信心。对患者加强患肢的功能锻炼指导，鼓励其与病友聊天，谈家庭、孩子、家乡、生活和理想。对伤残严重的患者，应鼓励其学习有成就的伤残人的事迹，身残志不残，敢于面对现实，积极配合治疗。在恢复期，应重点指导患者自立奋发，重新设计自己的生活目标，同时参加一些适当的娱乐活动，使身心得到康复。对情况严重的忧郁者，可遵医嘱使用抗忧郁药物。

（5）对怨恨和抵触的患者：护士应首先安慰患者，耐心做好患者的思想工作，并详细了解患者有关事故的发生经过，劝告患者正确处理自己与肇事者之间的关系；同时护士积极与医生配合，及时告知患者治疗及预后情况，以减轻患者某些不必要的焦躁心理。

（6）对患者角色行为减退的患者：了解患者角色行为减退的原因，劝慰患者要重视自己的疾病，否则会加重病情或遗留后患。积极沟通家属，尽量解除患者的后顾之忧，使其配合治疗，安心休养。

（7）对患者角色行为强化的患者：对因家人迁就而依赖性增强的儿童，告知家属不可过分溺爱，不能因怕疼而姑息不做功能锻炼。对依赖型性格患者，医务人员应指导其做一些力所能及的事情，如吃饭、洗脸、刷牙、健肢伸展运动等，适当的锻炼、活动有利于疾病恢复。及时告知患者疾病的好转情况，使其做好恢复工作或自理生活的心理准备。做好家属的沟通和教育，使家属从患者实际情况出发，从维护患者健康出发，对患者适当照顾关心，避免过度的生活照料，充分调动患者的主观能动性、恢复自理能力，以促进患者早日康复。对于因他人意外致伤，产生“继发性获益”心理者，应采取适当方式使双方尽早解决经济或司法纠纷，减少后遗症。

（二）围手术期心理护理

对大多数患者而言，手术都是一个强烈的刺激源。通过交感神经系统，使肾上腺素和去甲肾上腺素的分泌增加，引起患者血压升高、心率加快；有的患者对手术环境和手术器械异常敏感，在手术台上可出现四肢发凉、发抖，甚至出现病理性心理活动。

1. 术前心理特征与护理

术前患者最明显的心理特征是焦虑不安，其焦虑程度对手术效果及预后有很大的影响。资料表明，轻度焦虑者，术后效果较好；严重焦虑者，预后不佳；而无焦虑者，效果往往更差。这是因为：一定程度的焦虑反应，可调动机体的生理防御机制和心理防御机制，使人进入警觉防卫状态而准备采取适当的行动；而没有焦虑反应的患者由于对医生或手术过度依赖、过分放心，对生理上带来的不可避免的痛苦缺乏应有的心理准备。

焦虑的主要原因是关于疼痛与死亡、是否会残废和留下后遗症、是否会发生意外。焦虑的主要表现是交感神经系统功能亢进，如心跳加快、血压升高、颜面苍白、皮肤发冷等，或语言改变，说话速度快而声音高，也可能沉默寡言，精神难以集中等。患者术前的这种紧张和焦虑，将直接影响手术效果，如失血量大、伤口愈合慢等，还易引起术后并发症。

护士应当进行术前心理咨询，耐心听取患者的意见和要求，向家属详细交代病情，阐明手术的重要性和必要性，尤其要使患者完全放松；谨慎向患者交代术中可能发生的危险。依据不同的患者，用恰当的语言交代术中情况和术后需用的引流管、导尿管及仪器等；有针对性地组织同类手术患者交流。这些心理上的准备，可使患者正视现实，稳定情绪，减轻焦虑反应，使患者以良好的心态积极应对手术。

2. 术中心理特征与护理

患者一进手术室就感到自己失去了对自己的主宰，一切痛苦甚至生命，全都由医生和护士掌握，所以，患者对手术室的环境和气氛极为敏感。

要求手术室要整齐清洁，床单无血迹，手术器械要掩蔽；医生和护士不能闲谈嬉笑，也不要窃窃私语，尽量减轻手术器械的碰击声，态度和蔼、言语亲切，使患者产生安全感；应观察患者的情绪变化，如心理过度紧张时应及时安慰，发生意外时，医护人员要沉着冷静，不可惊慌失措，给患者造成紧张感和恐惧感。

3. 术后心理特征与护理

（1）及时告之手术效果：当患者回到病房，从麻醉中刚刚醒来时，医生、护士应以亲切和蔼的语言，告诉患者术中的有关情况；对预后不良的患者，不宜直接将真实情况告诉患者，因为患者在手术之后经不起任何外来的精神刺激，应当及时传达对患者有利的信息，让患者的身心处于最佳状态，有利于术后机体的顺利康复。

（2）帮助患者缓解疼痛：术后 6 小时内给予药物止痛，可以大大减轻术后全过程的疼痛；安静、和谐的环境也有利于患者镇痛；积极的暗示可以减轻患者的疼痛感；音乐疗法也可以转移患者对疼痛的注意力。

（3）鼓励患者康复锻炼：骨伤科患者手术后大都要经过相当长一段时间的恢复过程，术后患者的功能锻炼必须及时、正确，否则，可能导致关节僵硬甚至功能障碍，从而留下后遗症。

三、不同年龄段心理护理

1. 小儿骨伤科患者的心理特征与护理

小儿骨伤科患者突出的特点是年龄小，对疾病缺乏深刻认识，注意力转移较快，情感表露比较直率、外露、单纯。对创伤后的疼痛、陌生的医院环境，患儿极易产生恐惧、焦虑、孤独、抑郁、烦躁等情绪。小儿骨伤科患者的心理护理，在很大程度上是对家长的心理支持。护士要理解患儿家属的心情，尽量满足家属及患儿的要求；要善于观察其细微变化，及时发现问题，采取有效措施，防止事故发生；使用和蔼的语言、亲切的爱抚给患儿带来关爱，利用孩子的好学心理进行启发诱导，取得其在治疗上的配合；针对儿童的模仿心理，树立典型加以表扬，引导其他患儿的仿效，使个别带动一片。

2. 青年患者的心理特征与护理

青年人正是学习、工作、生活、恋爱、婚姻时期，情绪强烈而不稳定，心理活动错综复杂。一旦面临突然而至的创伤，就显得格外紧张和恐惧，常常翻阅各类医学书籍，向医务人员咨询疾病的愈后和转归等情况。他们担心疾病会耽误自己的学习和工作，会影响自己恋爱、婚姻和家庭生活，或因致残而被迫放弃自己感兴趣的工作，甚至产生轻生念头；有时病情稍有好转，他们就盲目乐观，不再认真执行医疗护理计划，不按时服药。护士要了解这类患者容易从一个极端走向另一个极端的心理，密切注意其思想波动，主动沟通，正确引导，预防可能发生的不良后果。

3. 中年患者的心理特征与护理

中年患者思想比较成熟，遇到意外事故，多数能够正确面对现实。但该年龄段扮演多种角色，是家庭的顶梁柱，受伤后的顾虑和牵挂较多，易产生偏执、猜忌的心理，对周围事物特别敏感，既想了解有关疾病的预后，又对听到的一些解释抱有怀疑。应主动积极与患者单位和家属沟通，妥善处理患者所牵挂的事件，解除其后顾之忧。

4. 老年骨伤科患者的心理特征与护理

孤独、失落、抑郁、悲观是老年人常见的心理反应。由于社会角色的改变以及疾病的影响，如骨折或牵引而导致患者长期卧床，造成老年人活动受限，生活无法自理，需依赖他人，成为家人的负担。因而，有些老年人要求出院或转院，拒绝治疗。老年患者一般都盼望亲人来访，护士要有意识地告诉家人多来看望，带些老年人喜欢吃的东西等；对丧偶或无子女的老年患者，护士应倍加关心，不要直接呼叫床号、姓名，应以长辈的尊称，让患者感到亲切，人格受到尊重；老年患者一般都有不同程度的健忘、耳聋和眼花，护士要勤快、细心、耐心、周到；老年人的生活方式刻板，看问题也有些固执，除治病饮食的需要以外，要尽量照顾他们的饮食习惯；尽量创造安静、舒适的环境，鼓励老年患者做力所能及的活动，以促进机体早日康复。

（唐文燕）

第四节 骨伤患者的营养护理

骨伤后机体局部或全身受到损害，引起机体内神经、激素与生化代谢发生复杂变化，营养支持需求等于甚至大于治疗需求。如早期骨伤后引起的应激反应使机体营养物质代谢增强；大面积创伤患者，在很大程度上需要依靠营养作为主要的治疗方法。不适当饮食不利于治疗，甚至会导致严重后果；骨伤中大量的失血致营养物质丢失；骨伤的愈合使机体对营养物质的需求增加；骨伤后疗程一般较长，伤后大多食欲不振，消化能力减弱，导致营养供应不足，影响机体的修复。因此，要使机体组织从损伤到完全愈合，应在治疗的同时配以合理的饮食、足够的营养，可起到促进骨折愈合、缩短疗程的作用。对于骨折延迟愈合以及儿童、孕妇和老年骨折患者，营养支持与饮食调理尤显重要。

一、骨伤愈合与营养护理

骨伤愈合与机体营养状况关系密切。骨伤后，尽管机体处于负氮平衡时期，但身体以其他部位的组织和肌肉提供营养素，用来合成胶原使伤口开始愈合。若骨伤前营养不良，骨伤后又未注意营养支持，则伤口难以愈合，营养不良又导致免疫功能下降，易继发感染。

（一）骨伤愈合过程中的营养需求

骨伤愈合是一个必须有蛋白质、氨基酸、不饱和脂肪酸、碳水化合物、维生素 A、维生素 C 以及微量元素铁、铜、锌等营养素的补充才能完成的复杂过程。

1. 高蛋白、高糖、高碳水化合物饮食

由于创面出血、渗出、脓液形成、组织坏死等各种原因造成蛋白质的大量消耗，因此必须供给高蛋白饮食，以减轻伤口水肿，防止感染。以每千克体重计，成人每日需蛋白质 2 ~ 3 g，儿童则为 6 ~ 8 g。而且，在补充蛋白质的同时必须给足够的碳水化合物。因为碳水化合物能参与蛋白质内源性代谢，能防止蛋白质转变为碳水化合物，这也就是葡萄糖的省氮效果，另外，充足的碳水化合物在术前有保护肝脏的作用，有利于患者对手术的耐受；术后最易消化吸收，对消化功能欠佳者尤为适宜。

富含蛋白质的食物有：鸡蛋、鸡肉、鱼、牛奶、猪肉、虾、大米、玉米、小米、小麦、红薯、土豆、大豆、绿豆、花生、白菜等。另外，把几种蛋白质含量较低的食物混合食用可提高营养价值，如谷类和豆类混合食用，可使所含的氨基酸相互补充。

2. 富含胶原的食物

伤口愈合中，胶原纤维和蛋白多糖起重要作用，这二者都有多种氨基酸成分，若依靠内源性肌肉蛋白完成伤口愈合是不够的，故应使患者得到外源蛋白质。富含胶原的食物不仅可以作为获得甘氨酸、脯氨酸的食物来源，同时也获得了较多量的锌。富含胶原的食物有：猪皮、猪蹄、猪尾，里面含有大量的胶原蛋白。

3. 富含膳食纤维的食物

富含膳食纤维的食物可刺激肠蠕动、促进排便。富含膳食纤维的食物有：韭菜、芹菜、黄瓜、粗粮、豆类等。

4. 富含微量元素的食物

富含微量元素的食物能促进骨折的恢复。

富含钙的食物：鱼松、虾皮、虾米、芝麻酱、干豆、豆制品、奶制品等。蔬菜有雪里蕻、茴香、芥菜茎、油菜、小白菜、海带、金针菜、胡萝卜等。

富含铜的食物：瘦肉、肝、水产品、豆类、白菜、鸡毛菜、小麦、粗粮、杏仁、核桃等。

富含锌的食物：牡蛎、虾皮、紫菜、猪肝、芝麻、黄豆、瘦猪肉、绿豆、带鱼、鲤鱼等。

富含铁的食物：动物肝、心、肾、全血、蛋黄、虾米、瘦肉类、鱼类为首选，其次为绿叶蔬菜、水果（红果、葡萄）、干果（柿饼、红枣）、海带、木耳、红小豆、芝麻酱、红糖等植物性食物，但吸收率不如动物性食物。

5. 富含维生素的食物

如足量维生素 C 可使胶原组织成熟，特别是葡萄等水果，不但含有普通营养素，更重要的是含有丰富的硼，它既可促进体内激素合成和保护激素不被迅速破坏，又可降低体内钙、磷、镁的排泄率，从而维护骨骼的硬度，促进骨组织的再生。

富含维生素 A 的食物：植物性食物有菠菜、杏干、韭菜、油菜、茴香、莴笋叶、芥菜、苋菜、胡萝卜、雪里蕻、红薯等；动物性食物有动物肝脏、河螃蟹、鸡蛋、全脂牛奶、黄油、鸭蛋、鹌鹑蛋等。

富含维生素 C 的食物：主要来源是新鲜蔬菜和新鲜水果。

新鲜蔬菜：如青椒、苦瓜、青蒜、菜花、韭菜、红枣、番茄、大白菜、小白菜等。

新鲜水果：如柑、橙、梨子、葡萄、苹果、橘子、红果、鲜枣、草莓等及猕猴桃、刺梨、沙棘等野果。

（二）骨伤愈合过程中的营养护理

护士应熟悉营养学及骨伤患者的代谢与营养特点，因人因病而异，将营养护理及其宣教纳入接待新患者及责任护理的范畴。

1. 医院患者摄取营养的途径

（1）口服：是体内各种营养素最有效、最方便、最合乎生理条件的方式，只要消化吸收功能正常或基本正常，甚至有轻微不正常，都应鼓励患者早日进食，即使患者进食量少，对胃肠功能也起锻炼作用，可为恢复正常饮食创造条件。

（2）管饲：将食物或各种营养物质制成流质或糊状，通过插入胃肠道的细管输入患者体内，以保证患者获得足够的营养物质。

（3）口服加管饲：当患者进食甚少，难以满足机体营养需要时，为满足机体需要，可考虑口服加管饲的进食方式。

（4）静脉营养（胃肠外营养）：少数患者因消化道疾病引起消化、吸收功能紊乱，难以采用上述途径摄取营养素，或经上述途径摄取营养素会加重消化道症状和加重消化、吸收功能紊乱时，可经静脉输入患者每日所需的全部营养素。

2. 骨伤患者的基本饮食分类

（1）普食：与正常膳食一样，以易消化、无刺激性食物为主。常见的有：馒头、包子、饺子、面条、饼、米饭、各种炒菜、鱼、虾、肉、蛋等，每日进食 3 次；油腻、煎炸、辛辣、刺激性食物和调味品不用或少用。

适应对象：消化道功能正常，无心、肝、肾疾病，疾病较轻或疾病恢复期。

（2）软食：介于半流质和普通饮食之间的一种饮食。食物要求以软烂无刺激性易消化为主，如面条、软饭，菜和肉烹饪时都要切碎、炖烂、煮软，每日进食 3 ~ 4 次；不用油炸食物；少用含粗纤维的蔬菜；不用辛辣的调味品，如辣椒、胡椒等；长期用软饭的患者，因蔬菜都切碎、煮软，维生素损失较多，所以要加以补充维生素，多用含维生素 C 丰富的食物，如番茄汁、鲜果汁、菜汁。

适应对象：老幼患者、口腔疾患、术后和肠道疾病恢复期患者。

（3）半流质：外观呈半流状态，易咀嚼、吞咽，比软饭更细软，更易消化，纤维含量少、渣滓少、营养较高的食物，采用少量多餐方式，每日进食 5 ~ 6 次，每次 300 mL；禁用油脂多或用油煎炸的食物，不用味道过于刺激的调味品。

适应对象：发热、体质虚弱、咀嚼困难、手术后的患者及刚分娩的产妇，消化道疾病如腹泻、消化不良等患者。

膳食内容：米面类有大米粥、枣泥粥、碎菜粥、蛋花粥、馄饨、面条等；荤食类有肉类采用筋少的瘦肉制成的肉泥及肝泥、蒸鸡蛋等；乳类有牛乳、羊乳、奶油等制成的软点心；豆类：豆腐脑、豆腐等；菜果类：碎菜类、煮烂的瓜类、土豆、煮水果。

（4）流质：食物为流体状态，或在口腔内可化为液体的食品，容易消化，没有渣滓，也不含有刺激性食物，每日进食 6 ~ 7 次，每 2 ~ 3 小时 1 次，每次 200 ~ 300 mL。因所含热量及营养素不足，只能短期食用。

适应对象：高热、咀嚼吞咽困难、急性消化道炎症、施行大手术和腹部手术后不久的患者。

膳食内容：米面类有米汤、稀藕粉、各类米面糊等；汤类有排骨汤、鸽子汤、牛肉汤、鸡汤、肝泥汤、菜汤等；豆类有豆浆、绿豆汤、赤豆汤、嫩豆腐脑等；乳类有牛奶、牛奶冲蛋花、牛奶蒸鸡蛋、奶油等；饮料有果子汁、水果冻、麦乳精等。

3. 骨伤患者宜选择的食物分类

（1）清热解毒类食物：适用于局部红肿热痛或伤口感染的患者，如苦瓜、西瓜、松花蛋、番茄、芹菜、丝瓜、绿豆、荸荠及各种野菜。

（2）健脾护胃类食物：适用于胃肠功能欠佳而食欲差、食量少的患者，如包心菜、猪肚、牛奶、柚、板栗、大枣、粳米、玉米、扁豆、无花果、胡萝卜、醋、芫荽等。

（3）促消化类食物：可增强食欲促进消化能力，如葱、姜、韭菜、芫荽、胡椒、辣椒、八角、茴香等。

（4）消导类食物：适用于饮食积滞、消化不良的患者，如萝卜、山楂、茶叶、神曲、麦芽、鸡内金等。

（5）通便类食物：适用于小便不畅、便秘的患者，如菠菜、竹笋、番茄、香蕉、蜂蜜等。

（6）止血类食物：适用于外伤后创口渗血不止的患者，如黄花菜、板栗、茄子、黑木耳、乌梅、香蕉、莴苣、枇杷、藕、槐花、猪肠等。

（7）补血类食物：适用于血虚的患者，如桑椹、荔枝、松仁、黑木耳、菠菜、胡萝卜、猪肉、羊肉、牛肝、羊肝、甲鱼、海参等。

（8）补气类食物：适用于长期卧床及气虚的患者，如糯米、小米、山药、马铃薯、大枣、胡萝卜、番茄、豆腐、鸡肉、鹅肉、鹌鹑、牛肉、兔肉、狗肉、青鱼、鲢鱼等。

（9）活血类食物：适用于外伤有瘀血者。如桃仁、菠菜、山楂、酒、醋、蚶肉等。

（10）助阳类食物：适用于胃寒肢冷或骨折愈合缓慢者。如枸杞苗、枸杞、核桃仁、韭菜、泥鳅、花生、刀豆、羊乳、羊肉、狗肉、鹿肉、鸽蛋、鲜鱼、海虾、蚕蛹等。

（11）利水消肿类食物：适用于小便不利或肢体肿胀者。如玉米、赤小豆、黑豆、西瓜、冬瓜、葫芦、白菜、鲤鱼、鲫鱼等。

选择食物，除考虑病情外，还应兼顾体质的不同。偏热体质及热性疾病，选用性质偏寒的食物；偏寒体质及寒性疾病，选用性质偏热的食物。

4. 骨伤患者饮食禁忌

骨伤患者常有疼痛烦躁、失眠等症状，因此，要忌食刺激性、兴奋性食物，如吸烟、饮酒、饮茶、饮咖啡等；忌食辛辣之物，如辣椒等，尽量减少对消化道及呼吸道的刺激；忌食含草酸多的食物，如菠菜、红苋菜、竹笋、茭白、芋头等。

二、骨伤患者分期饮食

骨伤患者康复时间比较长，临床上应根据骨伤修复过程的特点、骨伤的不同时期给予科学合理的饮食调护，才能达到加速骨伤愈合，促进患者早日康复的目的。

（一）骨伤患者饮食原则

按中医学来讲，骨伤患者需要有助于接骨续筋、益气养血、补益肝肾、促进骨伤愈合的食品，因此应给予高蛋白、高糖、富含胶原、富含膳食纤维、富含微量元素与维生素的食物，忌食辛辣刺激性食物，忌食含草酸多的食物。

（二）骨伤患者饮食指导方法

1. 骨伤患者分期饮食

（1）骨伤前期（活血化瘀期）：伤后1～2周，伤肢肿痛，气滞血瘀，失水、失钠严重，情志不畅，胃肠功能减退，出现食欲不振、腹胀、便秘等。

此期饮食以活血化瘀，消肿止痛，清淡通便为主，宜食低脂、高维生素、高钠、高铁、含水分多、清淡可口、易消化、富含胶原纤维、促进肠蠕动、有利于排便的食物，如新鲜蔬菜、香蕉、豆制品、米粥。萝卜、蔗糖均可刺激肠蠕动，蜂蜜、决明子有润肠通便作用，可适当调饮。此期应忌生冷、辛辣、油腻、煎炸食物，以防热毒壅盛，不利于伤口愈合或加重便秘。颅脑、颌面损伤的病员用低脂全流质饮食，每日6餐。昏迷患者用管饲混合、奶匀浆膳等。四肢骨伤轻症患者可用普食，每日3餐，下午加餐维生素AD奶或强化钙酸奶。

推荐食谱：

粥类：小米粥、桃仁粥、大枣甘草米粥、萝卜粥等。

汤类：菠菜汤、消肿汤、百合桃仁汤、萝卜丝汤等。

菜类：小白菜炖排骨、韭菜炒鸡蛋、海米炒油菜、肉炒胡萝卜丝等。

（2）骨伤中期（和血生新期）：伤后3～4周，伤肢肿痛减轻，但气血还不十分调和通顺，脏腑还不够协调，瘀血未尽，骨痂始生。

此期宜选用有调和营血、健脾和胃、消肿利尿、接骨续筋的饮食。可食用大量蛋白质、维生素和含磷、钙质丰富的食物，如牛奶、鸡蛋、排骨汤、瘦肉及海产品等。

推荐食谱：

粥类：赤豆红枣粥、萝卜粥、鲜奶粥、山楂粥、丹参膏等。

汤类：猪骨续骨汤、棒骨人参汤、鸽子汤、花生煮猪脚、菠菜猪血汤、桂圆花生汤、虾皮萝卜汤、鲫鱼炖豆腐等。

菜类：猪蹄炖海带、木耳炖豆腐、木耳炒肉泥、炒豆芽、猪肉炖小白菜、炸花生仁、红烧肘子。

（3）骨伤后期（固本培元期）：伤后5周以上，骨折端已有骨痂生长，但不坚固，伤处肿痛已基本消失，肢体功能尚未完全恢复，患者卧床日久、体质虚弱。

此期应以补气养血、调养肝肾为原则。可食用高蛋白（2～3 g/kg）、高脂肪（2 g/kg）、高糖(500～600 g/d)、高热量（3000～4000千卡/d）、高维生素、高钙、高锌、高铜的食物。如骨头汤、鸡汤、豆制品、动物肝肾、新鲜蔬菜、果品、山萸肉、肉桂炖鳖鱼等食物。此期要注意节制饮食，以免暴饮暴食而影响骨伤愈合。

推荐食谱：

粥类：黄芪粥、粳米大枣粥、八宝粥、木瓜粥、龙眼大枣粥等。

汤类：黄芪炖乌骨鸡、猪肾羊肾鹿肾汤、当归生姜羊肉汤、养生参汤、鲫鱼汤、鸽子汤、乌鸡煲天麻、甲鱼汤等。

菜类：韭菜炒虾仁、牛膝蹄筋、肉片炒豆腐、红烧排骨、红烧蹄筋、红烧鸡块、葱烧蹄筋等。

2. 骨伤手术患者饮食

（1）术前饮食：手术是一种创伤性治疗手段，机体组织从创伤到愈合需要足够的营养，所以说营养状况与手术的耐受力有明显的关系。身体强壮，心理状态好，全身情况良好的患者，抗病能力强，对手术的适应性好，术后恢复得快；反之，营养不良，情绪悲观的人术后康复就比较困难，并发症发生机会也大。因此，术前要对患者做全面的身体检查，并采取相应的预防措施。

患者及家属应注意配合，术前可进食高热量、高蛋白饮食，想方设法增加患者的营养摄入量，减少消耗量，提高患者对手术耐受力。另外，手术前患者还要改掉不良习惯与嗜好，如戒烟、戒酒，纠正偏食，并保持健康的心态，增强体质，提高对手术耐受性。术前 1 日遵医嘱根据手术部位、麻醉方法要求进食。一般情况下，局部麻醉手术者，术前无须禁水、禁食；硬膜外麻醉手术者术前需禁水 4 小时，禁食6～8 小时。全身麻醉手术者，术前需禁水 4～6 小时、禁食 10～12 小时。

（2）术后饮食：患者手术后进食是根据手术部位、麻醉方法、胃肠道功能和患者体质来决定的。

一般情况下，小手术后未出现不良反应者，手术后即可进普食；局部麻醉下手术者，如手术后无任何不适反应，可根据病情安排饮食；硬膜外麻醉一般术后 6 小时可以进食；做全身或半身麻醉大手术者，需待清醒后 3～4 天，在无胃肠不良反应的情况下才开始少量进食。手术后患者经 1～2 天试食如无不适反应，可逐渐增加进食量，并向普通饮食过渡。

手术后第一阶段（术后当日）：患者因疼痛、创伤刺激，精神较差，胃肠蠕动功能弱，饮食以清流质为主。患者可进萝卜丝汤、米汤、藕粉、去油肉汤、蛋花汤等；硬膜外麻醉及蛛网膜下隙麻醉患者术后第一餐进食萝卜丝汤有开胃、护胃、通便消胀的作用。

手术后第二阶段（术后 1～3 天）：患者仍疼痛，精神状态及胃肠功能仍未完全恢复，应以流质、半流质为主，进食牛奶、豆浆、酸奶、蒸蛋羹、蛋花粥、菜泥、肝泥、龙须面甩蛋花、馄饨等。

手术后第三阶段（术后 4～10 天）：病情开始稳定，可进食软饭、肉类制作的软菜、馒头等，如不适，可过渡到普食（参照骨伤患者分期饮食）。

手术后第四阶段（术后 11～21 天）：病情稳定，按照骨伤患者分期饮食及患者的饮食习惯选择食物。

3. 骨伤合并其他疾病饮食护理

（1）骨伤合并高血压患者饮食。

1）饮食原则：宜食低盐、低脂、低胆固醇、低热量、优质蛋白的饮食，以植物油为主，减少含饱和脂肪酸的肥肉或肉类制品，动物内脏含胆固醇高，应少吃，多进食高维生素和含钾含钙的食物，如蔬菜、水果、新鲜乳类、豆类制品。忌饮咖啡、浓茶、酒等刺激性食物。

2）有降压作用的水果：西瓜、山楂、香蕉、柿子、菠萝、橘子、乌梅、苹果等。

3）其他有降压作用的食物：糖醋蒜、芹菜、洋葱、玉米、葱、海带、甜瓜、花生及酸奶等。

（2）骨伤合并冠心病患者饮食。

1）要少食多餐，不暴饮暴食，以清淡素食为主。

2）要低脂肪、低胆固醇（胆固醇的摄入量应该控制在每天300 mg以下）、高蛋白（适当增加植物蛋白）的食物，如鱼、瘦肉、兔肉、豆类及豆制品；少吃或不吃动物脂肪和胆固醇含量高的食物，如肥肉、动物内脏、蛋黄等；对辛辣性食物也应少吃或不吃；炒菜宜选用植物油，如花生油、菜籽油、豆油；可以选食一些有降脂作用的食物，如海带、海参、葵花子、芝麻。

3）高钾，补充维生素每天食盐的摄入量应控制在2~5 g，炒菜宜偏淡，对酱菜、榨菜、盐茶、皮蛋等含钠盐高的食物也应少食；多食用含钾高的食物和水果，如冬菇、竹笋、花生、香蕉、橘子等。多食用含维生素多的新鲜蔬菜和水果，如豆芽、芹菜、萝卜、胡萝卜等。

4）禁烟限酒。

（3）骨伤合并糖尿病患者饮食：饮食治疗是糖尿病治疗的基础，不论是哪种类型的糖尿病，不论病情轻重都应配合饮食治疗。

1）合理饮食调配：少进糖类、根茎类蔬菜，如土豆、白薯、山药；要适当限制水果；应增进粗纤维的食物，如糙米、玉米、豆类、绿叶蔬菜、白菜、绿豆芽、黄瓜、芹菜、西红柿等；多食用精蛋白，如瘦肉、蛋、奶、鱼类。选用植物油，少进动物内脏类食物等。

2）一天中进食次数和主食量，可根据病情、活动量和用降糖药物情况来调整：主食控制：休息者一日200~250 g；可多吃蔬菜，如冬瓜、黄瓜、西红柿、空心菜、小白菜等。病情轻者，每日3餐，主食分配量为1∶2∶2的比例。病情重者，每日主食分为4~6次进餐。若用胰岛素治疗时，可在两餐之间及睡前加餐。加餐量从三餐主食中减下1/3量。加餐可吃面包、鸡蛋、豆腐干、花生米等，以防止发生低血糖。

3）可使血糖下降的食物：桃、菠萝、杨梅、樱桃、黑芝麻、葱、胡萝卜、柚子、南瓜、菠菜根、苦瓜、洋葱。

4）糖尿病患者常食用的蔬菜：苦瓜、南瓜、冬瓜、黄瓜、西红柿、空心菜、小白菜、洋葱、银耳、竹笋、莴苣、木耳等。

5）合理选用水果：a. 把握好吃水果的时机：餐后2小时。b. 把握好吃水果的时间：两次正餐中间或睡前1小时。c. 把握好吃水果的种类：苹果、梨、橘子、猕猴桃合适；香蕉、红枣、荔枝含糖高不宜吃。d. 把握好吃水果的数量：每天可食用水果200 g左右，同时减少25 g主食。

（4）骨伤合并妊娠患者饮食：妊娠期是一个特殊时期，有些食品是不宜摄入的。

1）禁用有堕胎作用的水产品，如螃蟹、甲鱼。

2）禁用滑腻之品，如薏苡仁、马齿苋。

3）杏子及杏仁有滑胎作用，且杏仁中含有剧毒，应忌食。

4）黑木耳不利于胚胎的稳固和生长，应忌食。

5）山楂有活血通瘀的作用，同时又收缩子宫，应忌食。

6）禁烟酒，二手烟（即别人吸烟，而令自己吸入有烟雾的空气）也应避免。

（5）骨伤合并肝炎患者饮食。

1）宜进食：高蛋白、低脂肪、丰富维生素、适量碳水化合物和热量、清淡的饮食。多食水果、芝麻、花生、大豆、香菇、菜籽、玉米、葵花子以及牛、羊、猪的瘦肉、禽蛋、猪腰、猪肚、羊肚。

2）忌进食：烟、酒和方便面等加工食品；各种滋补品、饮料、果奶；忌酸冷刺激胃的水果；梨、干鲜荔枝、黄桃、柚子、橙子、李子、桂圆和糖果、糕饼等甜品；忌辛辣油炸食物和高铜饮食；禁引动肝风食物和发物：虾、蟹、茄子、咸菜、芋头、番薯、春笋；忌暴饮暴食。

三、骨伤患者推荐食谱与配方

（一）粥类

1. 桃仁粥

桃仁 15 g，红糖适量，将桃仁捣烂，水浸，研汁去渣，入粳米、红糖，同入砂锅中，加水 400 mL，用文火煎成稀粥即可，每日 1～2 次，本方具有活血化瘀、通经止痛之效，可用于骨折早期，气滞血瘀者。

2. 山楂粥

山楂 10～20 g，加粳米 100 g 共煮为粥服用，有健脾和胃、消食散瘀止痛之功效。

3. 赤豆红枣粥

赤豆 50 g、红枣 10 颗，加米 100 g 共煮为粥，有清热利尿消肿之功效。

4. 萝卜粥

萝卜 1 个，加粳米 100 g 共煮为粥，有清热利尿消肿之功效。

5. 黄芪粥

黄芪 30 g 浓缩成汁加粳米 100 g，待粥成加橘皮 3 g 稍煮，加红糖调匀服，每日 2 次。

6. 木瓜粥

木瓜 250 g，粳米 50 g。木瓜洗净，切成小片，置锅中，加清水 500 mL，加粳米，急火煮开 3 分钟，改文火煮 30 分钟，成粥，趁热食用，连服 10～15 天。功效：接筋续损，和营通络。

7. 龙眼大枣粥

龙眼肉 50 g，大枣 10 枚，粳米 50 g。龙眼肉、大枣分别洗净，置锅中，加清水 1000 mL，加粳米，急火煮开 3 分钟，改文火煮 30 分钟，成粥，趁热食用，连续 10～20 天。功效：壮阳益气，温补中阳。

8. 莲肉米粥

莲子肉 30 g，粳米 50 g。莲子肉洗净，置锅中，加清水 1000 mL，加粳米，急火煮开 5 分钟，改文火煮 30 分钟，成粥，分次食用，连续 10～20 天。功效：补益脾肾。

9. 大枣甘草米粥

大枣 10 枚，炙甘草 5 g，粳米 50 g。大枣、炙甘草洗净，置锅中，加清水1000 mL，加粳米，急火煮开 3 分钟，改文火煮 20 分钟，成粥，趁热分次食用。功效：调卫调营，缓急止痛。

10. 百合桃仁汤

鲜百合 250 g，桃仁 20 g。鲜百合洗净，桃仁洗净，同置锅中，加清水 500 mL，急火煮开 3 分钟，文火煮 20 分钟，分次食用，连续 10～15 天。功效：活血止痛，和营通络。

（二）汤类

1. 消肿汤

鲜猪长骨1000 g，黄豆250 g，紫丹参50 g，桂皮，盐适量，同煎至豆烂，喝汤食豆。更适于老人、妇女及体质虚弱者。

2. 猪骨续骨汤

猪骨、接骨木、黑豆、猪腰、党参、姜、葱、黄酒适量，把接骨木、党参加水煎煮，去渣留汁，入猪骨，黑豆，猪腰，煮烂加姜、葱、酒即可，每日早晚温服30 mL。

3. 丹参膏

丹参1000 g，加水适量水煎3次，去渣合并3次药液加炼蜜250 g为膏，日服2次，每次30 g，有活血化瘀、调经通脉之功效。

4. 猪肾羊肾鹿肾汤

猪羊鹿肾50 g，粳米100 g，煎服，可补肾气，壮腰膝，填精补髓。

5. 当归生姜羊肉汤

当归20 g，生姜12 g，羊肉300 g，加水1500 mL，同煮即可，食汤与肉，1天3次服完。功能：养血活血、温阳散寒、止痛，适用于骨折损伤后期血虚或瘀血未消。

6. 黄芪炖乌骨鸡

乌骨鸡1只，去毛及内脏，留肝肾，黄芪50 g塞入鸡腹内，加适量水，隔水蒸烂，加食盐少许调味吃肉喝汤，随意服食。能补血养阴、健脾补虚、壮骨健身，更有添精生髓、促进骨折愈合的功效。

7. 猪蹄黄豆汤

猪蹄2只，黄豆100 g。猪蹄洗净，剁碎，置锅中，加黄豆，加清水1000 mL，急火煮开3分钟，加黄酒、姜、葱、精盐少许，改文火煮60分钟，分次食用，连服10天左右。功效：滋养筋骨、滑利关节。

8. 牛蹄筋白芷汤

牛蹄筋100 g，白芷20 g。牛蹄筋洗净，切成小块；白芷洗净，纱布包扎。牛蹄筋、白芷同置锅中，加清水1000 mL，急火煮开3分钟，去浮沫，加黄酒、姜、葱、精盐等，文火煮30分钟，分次食用，连服10～20天。功效：强筋骨，利关节。

9. 猪蹄筋杞桂汤

猪蹄筋100 g，红枣15枚，枸杞子10 g，桂圆肉15 g。干猪蹄筋水发后洗净，切成小段，置锅中，加清水1000 mL，加红枣、枸杞子、桂圆肉，急火煮开5分钟，改文火煮30分钟，分次食用。功效：养气补血，滑利关节。

10. 赤小豆竹笋汤

赤小豆100 g，绿豆100 g，竹笋30 g。将赤小豆、绿豆、竹笋分别洗净，置锅中，加清水500 mL，急火煮开3分钟，文火煮20分钟，分次食用，连服1周。功效：消肿活血，逐血利湿。

11. 薤白鲫鱼汤

鲫鱼1条，薤白25 g。鲫鱼活杀，去鳃、内脏等，洗净，油锅煎至鱼背微黄，加清水500 mL；薤白洗净，纱布包扎，同置锅中，急火煮开3分钟，加黄酒、姜、葱、精盐等，改文火煮20分钟，去薤白，食鱼及汤，连续1周。功效：消肿行气活血，利水湿。

（三）汤饭类

1. 莲藕薏米排骨汤

排骨600 g，莲藕500 g，薏米1汤匙。莲藕洗净，切厚片，薏米洗净，排骨氽水；水开后把原料全部放入，再开后慢火煮2小时后，放盐调味即可。功效：去湿清热，健脾益胃，壮筋骨，且能预防感冒。

2. 肉末香干油菜丝

瘦猪肉，豆腐干，油菜。瘦猪肉剁成肉末，豆腐干（或豆腐片）切成小丝，油菜洗净切丝；热锅放点油，下肉末煸炒；随后放入葱花、豆腐千丝，添适量水，烧片刻，再投入油菜丝，翻炒片刻，加入细盐即成。功效：健脾益胃，壮筋骨。

（四）菜肴类

1. 葱油拌莴笋

莴笋300 g。将莴笋洗净，去皮切成丝，热油加葱末，与莴笋丝拌匀，分次食用。功效：通经络，养筋骨。

2. 焖冬瓜

冬瓜250 g，瘦肉50 g，榨菜8 g，海米10 g，葱花3 g，姜末1 g，蒜泥1 g，肉汤或开水100 g，酱油5 g，白糖2 g，麻油5 g。冬瓜去皮后洗净，切成长约4 cm的厚片，瘦肉剁成肉泥，榨菜和海米剁成泥备用；锅内放适量油烧热后投入葱花、姜末和蒜泥煸炒一下，倒入冬瓜并加入肉汤，烧至滚沸，加入肉泥、榨菜末和海米末，再加入调味品，调好口味，焖烧至冬瓜酥熟时，浇上麻油，装盘即成。本品富含蛋白质、脂肪、碳水化合物，能产生热量174千卡，另含钙、维生素等。

3. 韭菜炒佛手

韭菜250 g，佛手200 g。韭菜洗净，切成小段；佛手洗净，切成小片。油锅烧热，将韭菜、佛手同置锅内，热炒炒熟，分次食用，连续10天。功效：行气止痛，温经通络。

4. 糖醋红曲排骨

排骨500 g，红曲5 g，白醋、料酒、盐、白糖、大料、葱花、姜末各适量。排骨洗净，剁成3 cm见方的小块，倒入料酒、大料、葱、姜、盐、胡椒粉，拌匀腌制20分钟，入油锅中炸至五成熟捞出，入开水锅中，漂去油质备用；锅置火上注水，投入沥干水分的排骨，加入糖、料酒、白醋、红曲，至烂熟时，用旺火把卤汁收干即可。能清热祛痰，消食活血，健脾强胃，常食用可补虚弱、壮腰膝、强筋骨、益力气。

5. 木须肉

猪肉100 g，鸡蛋2只，黑木耳10 g，绍兴黄酒5 g，酱油5 g，精盐、味精、水淀粉适量。猪肉洗后切成肉丝，放碗内加入绍兴黄酒、适量蛋清、精盐和淀粉，拌匀后备用；鸡蛋打在大碗内，加入精盐和味精，搅打匀透；黑木耳浸发洗净后，切成粗丝备用；烧锅热，多放些油，把肉丝放入煸炒至熟，倾在笊篱里，滤去油，然后在锅里加适量的油烧热，倒入鸡蛋炒熟，再加入木耳丝和肉丝，放入酱油和适量水，调好口味，翻炒匀透，装盘即可。味道鲜美，营养丰富，特别适合蛋白质缺乏，热量不足，缺钙、铁及维生素A的人群食用。

6. 滑蛋牛肉

牛肉片100 g，鸡蛋2只，黄酒5 g，酱油3 g，精盐、味精、水淀粉适量。牛肉片放入大碗内，加入黄酒、精盐、味精、酱油和蛋白反复搅拌，再加入淀粉拌匀，鸡蛋打在大碗内，加入精盐和味精搅拌匀透备用；锅内稍多放油置火上烧热后，倒入牛肉片，用菜勺迅速搅开，一熟立即捞出，锅内倒剩下适量油仍放火上，倒入鸡蛋浆，炒至半熟时，加入牛肉片，再炒至蛋熟透后，装盘即可。含蛋白质、铁、锌及维生素比较丰富。

7. 雪里蕻炒肉丝

雪里蕻 125 g，去皮肥瘦肉 150 g，猪油 50 g，香油 10 g，酱油、葱、白糖、盐适量，汤少许。将雪里蕻洗净，沥干，切除疙瘩和叶尖，切成碎块，用开水稍烫，捞出控净水；将肉洗净切成丝；将炒锅置于火上，放入猪油，油热后下肉丝煸炒变色，加入葱末、酱油，放入雪里蕻煸炒几遍，加入盐，放汤少许，开后放白糖，淋香油，翻炒均匀即可。此食谱含蛋白质 22. 0 g，脂肪 115. 7 g，热量 1159. 0 千卡，钙 280. 1 mg。

8. 炒油菜苋

油菜苋 250 g。油菜苋洗净，切成小段，菜油起油锅，将油菜苋炒熟，加少许精盐、味精，分次食用，每日 2 次，连续 1 周。功效：活血祛瘀通络。

（杨素倩）

参考文献

[1] 潘瑞红．专科护理技术操作规范[M]．武汉：华中科技大学出版社，2016.
[2] 孟共林，李兵，金立军．内科护理学[M]．北京：北京大学医学出版社，2016.
[3] 赵艳伟．呼吸内科护理工作指南[M]．北京：人民卫生出版社，2016.
[4] 沈翠珍．内科护理[M]．北京：中国中医药出版社，2016.
[5] 黄金月，夏海鸥．高级护理实践[M]．北京：人民卫生出版社，2018.
[6] 张秀平．妇产科护理学[M]．北京：人民卫生出版社，2018.
[7] 叶文琴，王筱慧，李建萍．临床内科护理学[M]．北京：科学出版社，2018.
[8] 黄人健，李秀华．内科护理学高级教程[M]．北京：科学出版社，2018.
[9] 王兰．肾脏内科护理工作指南[M]．北京：人民卫生出版社，2015.
[10] 李亚敏．急危救治护士临床工作手册[M]．北京：人民卫生出版社，2018.
[11] 李艳梅．神经内科护理工作指南[M]．北京：人民卫生出版社，2016.
[12] 吴惠平，付方雪．现代临床护理常规[M]．北京：人民卫生出版社，2018.
[13] 唐英姿，左右清．外科护理[M]．上海：上海第二军医大学出版社，2016.
[14] 郎红娟，侯芳．神经外科专科护士实用手册[M]．北京：化学工业出版社．2016.
[15] 刘梦清，余尚昆．外科护理学[M]．北京：科学出版社，2016.
[16] 吴惠平，付方雪．现代临床护理常规[M]．北京：人民卫生出版社，2018.
[17] 张静芬，周琦．儿科护理学[M]．北京：科学出版社，2016.
[18] 王建英，王福安．急危重症护理学[M]．郑州：郑州大学出版社，2018.
[19] 贾敏，李春雨．肛肠外科护理[M]．北京：人民卫生出版社，2018.
[20] 陈玉瑛．儿科护理学[M]．北京：科学出版社，2018.